U0389222

高危新生儿早期处理

主 编 魏克伦 刘绍基 钟柏茂

科学出版社

北 京

内 容 简 介

本书全面介绍了出生1周内高危新生儿的早期诊断与治疗，国内外高危新生儿早期处理的新进展、最新研究成果及相关指南。重点阐述了出生后早期高危因素、各系统疾病及并发症的早期处理，新生儿诊疗技术实验室检查方法等内容。

本书内容新颖，具有临床实用性。对产科医师、新生儿重症科医师有重要参考及指导意义。

图书在版编目（CIP）数据

高危新生儿早期处理 / 魏克伦，刘绍基，钟柏茂主编. —北京：科学出版社，2020.9

ISBN 978-7-03-065902-6

Ⅰ. ①高… Ⅱ. ①魏… ②刘… ③钟… Ⅲ. ①新生儿疾病-诊疗 Ⅳ. ①R722.1

中国版本图书馆CIP数据核字（2020）第157855号

责任编辑：郝文娜 / 责任校对：张 娟
责任印制：李 彤 / 封面设计：吴朝洪

科学出版社 出版
北京东黄城根北街16号
邮政编码：100717
http://www.sciencep.com

北京建宏印刷有限公司 印刷
科学出版社发行 各地新华书店经销

*

2020年9月第 一 版 开本：880×1230 1/32
2023年2月第三次印刷 印张：15 1/4
字数：342 000
定价：79.00元
（如有印装质量问题，我社负责调换）

编 者 名 单

主　编　魏克伦　刘绍基　钟柏茂

副主编　何晓光　杨传忠　李　宁　马可泽
　　　　　魏　兵

编　者（以姓氏笔画为序）

马　达	马可泽	王　娟	邓碧滢
列锦艮	朱小瑜	刘绍基	孙云霞
麦敏玲	杜　邦	李　宁	李　松
李金凤	李建波	杨　明	杨传忠
吴凤敏	吴文燊	吴锐发	何晓光
邹瑞坤	陈　勤	范雪金	林锦辉
罗　玲	宗海峰	赵　捷	钟柏茂
姚志广	骆庆明	徐凤丹	黄　鹏
黄天丽	黄雪美	蒋永江	曾　娟
谢玉婷	谢彩璇	赖志君	谭子锋
魏　兵	魏克伦		

前　言

随着新生儿医学的发展，我国新生儿的发病率、病死率及伤残率不断下降，但与世界发达国家相比仍有一定差距。尤其在偏远地区与基层医院，新生儿医疗机构的设备及急救技术水平与城市大医院差距更为明显。特别在新生儿出生后早期，许多常见重症疾病的发生率更高。

新生儿出生后早期是指出生后1周内的新生儿。高危儿包括在妊娠前与妊娠期及分娩过程中母亲具有高危因素，也包括胎儿及出生后早期具有高危因素，如多胎、早产、严重的先天畸形、感染、出血、窒息及需外科手术的新生儿。我国高危新生儿的早期病死率占新生儿病死率的84%。因此，加强高危新生儿的早期处理极为重要。

本书针对我国新生儿出生后早期具有高危因素者，为新生儿专业人员在疾病防治与急救方面进行了新知识、新技术、新指南的全面指导。从医疗到护理，从基础到临床，内容全面、实用、新颖，是一本重要的临床参考书。

本书也汲取了国内外诸多新生儿医学专家与学者的研究成果及新生儿临床新指南，在此向有关作者致以深切的谢意，同时也恳请同行专家给予批评、指正。

魏克伦　刘绍基　钟柏茂
2020 年 1 月 5 日

前 言

目　录

第1章　早期新生儿常见危重临床表现 …………… 1

　第一节　新生儿呼吸窘迫 …………… 1

　第二节　发绀的临床评估 …………… 7

　第三节　早产儿呼吸暂停 …………… 12

　第四节　呕吐与胃潴留 …………… 19

　第五节　血便 …………… 27

　第六节　腹胀 …………… 32

　第七节　新生儿发作 …………… 35

　第八节　新生儿肌张力低下 …………… 40

　第九节　新生儿休克 …………… 47

第2章　新生儿早期营养和液体平衡维持 …………… 60

　第一节　新生儿血糖的管理 …………… 60

　第二节　液体平衡与水、电解质的临床管理 …………… 65

　第三节　新生儿肠内营养 …………… 70

　第四节　新生儿肠外营养 …………… 75

第3章　超低出生体重儿的早期管理 …………… 82

　第一节　超低出生体重儿的体温管理 …………… 82

　第二节　超低出生体重儿的呼吸支持技术 …………… 84

　第三节　超低出生体重儿的胃肠道喂养 …………… 86

　第四节　超低出生体重儿的液体管理 …………… 88

　第五节　超低出生体重儿颅内出血的预防 …………… 89

　第六节　超低出生体重儿动脉导管未闭的处理 …………… 90

第4章 感染性疾病 ································ 93

  第一节 B族链球菌感染与预防 ·········· 93

  第二节 早发型败血症 ···················· 97

  第三节 新生儿感染性肺炎 ·············· 106

  第四节 新生儿化脓性脑膜炎 ·········· 109

  第五节 胎儿炎症反应综合征 ·········· 115

第5章 急性呼吸系统疾病 ················ 127

  第一节 新生儿湿肺 ····················· 127

  第二节 新生儿急性呼吸窘迫综合征 ·· 133

  第三节 肺出血 ·························· 142

  第四节 胎粪吸入综合征 ·············· 144

  第五节 气胸 ····························· 155

  第六节 新生儿肺透明膜病 ············ 160

第6章 心血管系统疾病 ···················· 169

  第一节 新生儿持续肺动脉高压 ······ 169

  第二节 新生儿心律失常 ·············· 181

  第三节 危重新生儿先天性心脏病的早期诊断及

    初始处理 ···························· 200

第7章 新生儿血液病学 ···················· 251

  第一节 新生儿溶血病 ················· 251

  第二节 贫血与胎儿水肿 ·············· 253

  第三节 新生儿凝血功能障碍 ········· 256

  第四节 新生儿血栓性疾病 ············ 259

第8章 胃肠道与泌尿系统疾病 ········ 262

  第一节 新生儿坏死性小肠结肠炎 ·· 262

  第二节 新生儿过敏性胃肠炎 ········· 272

  第三节 急性肾损伤 ···················· 280

第9章 神经系统疾病 ······················ 287

  第一节 缺氧缺血性脑病 ·············· 287

第二节　症状性新生儿动脉缺血性脑卒中 ……………295

第三节　新生儿颅内出血 …………………………………301

第10章　常见外科疾病 ………………………………………307

第一节　食管闭锁 …………………………………………307

第二节　先天性肠旋转不良和肠闭锁 …………………313

第三节　先天性肛门直肠畸形 …………………………319

第四节　先天性膈疝 ……………………………………329

第五节　肺隔离症 ………………………………………335

第11章　危重新生儿的护理 …………………………………344

第一节　早产儿发育支持护理 …………………………344

第二节　新生儿疼痛的评估和管理 ……………………353

第三节　新生儿的皮肤照护 ……………………………370

第四节　新生儿经外周中心静脉导管的建立与管理 …381

第五节　新生儿外周动脉置管 …………………………387

第六节　新生儿毛细血管动脉化标本采样 ……………394

第七节　静脉输液并发症的预防及护理 ………………399

第八节　新生儿气道管理 ………………………………406

第12章　诊疗技术 …………………………………………417

第一节　无创通气技术 …………………………………417

第二节　新生儿高频通气 ………………………………425

第三节　新生儿无创心排血量监测技术 ………………432

第四节　脐血管置入方法 ………………………………435

第五节　新生儿肺部疾病的超声诊断 …………………443

第六节　新生儿亚低温疗法 ……………………………459

第七节　新生儿肾脏替代疗法 …………………………467

第 1 章
早期新生儿常见危重临床表现

第一节　新生儿呼吸窘迫

一、概　　述

新生儿呼吸窘迫（newborn respiratory distress）被定义为至少存在下列标准中的两项：呼吸急促（>60 次/分）、中央性发绀、呼噜呻吟声、肋间或肋下凹陷、胸骨上缘或胸骨下段凹陷和鼻翼扇动，约发生于7%的足月新生儿。

（1）呼吸窘迫可能与脉搏血氧饱和度下降或发绀有关，也可能与之无关。

（2）正常呼吸频率为每分钟40～60次。

（3）呼吸急促是新生儿呼吸窘迫最常见的表现。

（4）新生儿监护病房15%的足月婴儿和29%的晚期早产儿可出现不同程度呼吸窘迫，胎龄34周以下婴儿比例更高。

（5）呼吸窘迫可进展为呼吸衰竭，临床上表现为不同程度的低氧血症、代谢性和（或）呼吸性酸中毒，导致肺血管收缩、胎儿循环持续，动脉导管和卵圆孔水平右向左分流，低氧血症持续加重，并发多器官功能障碍，危及生命，因此临床医师早期发现和处理呼吸窘迫非常重要。

二、病因与发病机制

新生儿出生前，肺部充满液体，胎儿的氧合通过胎盘进行。胎儿娩出后肺充气膨胀，肺泡内液体被气体取代，肺血管扩张，肺内血流量增加。肺泡水平的气体交换使血氧水平上升，并排出二氧化碳，肺血管阻力进一步下降。以上转变过程不能完成或延迟则导致肺的膨胀和通气受阻，出现呼吸窘迫。原因可以是肺部本身的原因，也可以是肺部以外的原因。

1. 肺部本身的原因

（1）肺液吸收延迟：新生儿短暂性呼吸急促（transient tachypnea of the newborn，TTN）。

（2）肺泡缺乏表面活性物质而塌陷：呼吸窘迫综合征（respiratory distress syndrome，RDS）。

（3）气道或肺泡阻塞：吸入性综合征（羊水、胎粪、血液等吸入）。

（4）肺部感染：细菌或病毒性肺炎。

（5）肺容积受压迫减少：气胸、纵隔气肿、肺间质气肿、乳糜胸。

（6）肺发育不良。

（7）其他：膈疝、气管狭窄、喉囊肿、喉头软化症、先天性囊肿腺瘤样畸形（congenital cystic adenomatoid malformation，CCAM）、气管食管瘘。

2. 肺部以外的原因

（1）心血管疾病：先天性心脏病、心律失常、心力衰竭、新生儿持续肺动脉高压（persistent pulmonary hypertension of the newborn，PPHN）。

（2）感染性疾病：败血症、脑膜炎。

（3）其他：休克；延迟过渡（delayed transition）；低血糖症；红细胞增多症或贫血；后鼻孔闭锁（choanal atresia）；中枢神经系统异常：脑积水、颅内出血、癫痫等；神经肌肉异常：膈神经麻痹；母亲药物影响：麻醉镇静药、$MgSO_2$；先天性代谢缺陷（inborn errors of metabolism，IEM）。

三、临床表现

呼吸窘迫常表现为呼吸急促，其他症状可能包括鼻翼扇动、呼噜呻吟声、肋间或肋缘下凹陷和发绀。新生儿也可能有嗜睡、喂养不良、低体温和低血糖等。

1. 气促 呼吸急促是低氧血症、高碳酸血症或酸中毒的一种代偿性机制。在心肺疾病中，气促常见但不具有特异性。

2. 鼻翼扇动 是吸气性扇动，由于鼻翼肌肉收缩，减少鼻孔阻力，从而减少呼吸功。后鼻孔闭锁或分泌物引起的阻塞可使鼻孔阻力增高。偶尔，正常婴儿在进食或活跃睡眠期间会出现鼻翼扇动。

3. 呻吟声 在一些呼吸系统疾病中，为了维持呼吸末正压，呼气时会厌只是部分关闭，气流通过时产生呻吟声。呻吟是新生儿肺病理的一个重要标志，表明婴儿的肺容量或功能残气量较低。视肺部疾病的严重程度不同，呻吟声可为间歇性或连续性。任何出现呻吟的婴儿都应该给予呼吸支持，包括持续气道正压通气（CPAP）或机械通气。

4. 吸气性凹陷 由于横膈膜和胸壁肌肉收缩、胸腔内负压增加所致，在肺实质疾病如呼吸窘迫综合征、肺炎、气道疾病、气胸、肺不张或支气管肺发育不良（BPD）中可观察到凹陷。

四、呼吸窘迫的临床管理

1. 评估和干预方案

（1）目标：提供早期的支持和干预，确保足够的通气和氧合。

（2）治疗原则：新生儿呼吸窘迫的治疗应是全面性和疾病特异性的，应遵循新生儿复苏方案。

1）清理呼吸道：重新检查患儿气道情况。

2）保暖：低温加重 RDS、PPHN 症状；中等温度有利于降低新生儿的能量需求和耗氧量。

3）建立持续的监护：脉搏血氧饱和度、心肺功能、血压、氧浓度监测。

4）评估呼吸窘迫严重程度（表 1-1）：①快速评估，确定危重病变，如张力性气胸、乳糜胸、先天性膈疝或上气道异常。②对每个呼吸窘迫的新生儿，首先必须判断是否将发生呼吸衰竭。对有明显呼吸窘迫和（或）缺氧的婴儿应立即开始治疗，维持血氧饱和度（足月儿和 PPHN 患儿>95%，早产儿为 90%～94%）。

表 1-1　评估呼吸窘迫 Downes 评分表

评分	呼吸频率	发绀	呼吸音	呻吟	吸气性回陷
0	<60 次/分	无	正常	无	无
1	60～80 次/分	室内空气	轻度下降	听诊器可以听到	轻度
2	>80 次/分	吸氧浓度≥40%	明显下降	明显	明显

评分为>6 分提示即将发生呼吸衰竭；每 30 分钟评估一次

5）呼吸支持：包括无创和有创呼吸支持方式（详见第 5 章第二节"新生儿急性呼吸窘迫综合征"）。

无创通气已经成为新生儿呼吸窘迫的标准治疗方案，包括经鼻持续气道正压通气（NCPAP）和无创间歇正压通气（NIPPV），插管机械通气通常应用于病情严重的患儿。

NCPAP 的适应证：①出生时的 Downes 评分为>6 分（表 1-1）；②氧疗维持可接受脉搏血氧饱和度的吸入气氧浓度（FiO_2）需求>0.4；③动脉血气分析（score arterial blood gas，ABG）评分>3 分。

6）维持足够的血红蛋白浓度。

7）液体和电解质管理：电解质、液体、钙和葡萄糖的稳态都同样重要。

8）如果呼吸>60 次/分，可能需要胃管鼻饲以防止误吸。

2. 明确呼吸窘迫的原因，进行病因治疗，包括 PS 替代治疗、抗感染、抗休克、胸腔穿刺等（详见第 5 章第二节"新生儿急性呼吸窘迫综合征"）。

（1）针对性病史询问

1）羊水过少提示肺发育不良。

2）羊水过多提示气管食管瘘。

3）糖尿病母亲的婴儿存在 RDS、TTN 风险，或心脏异常导致呼吸窘迫。

4）胎儿窘迫、羊水胎粪污染可能发生胎粪吸入综合征、气胸、PPHN。

5）胎膜早破、母亲罹患绒毛膜羊膜炎，提示新生儿可能患肺炎或败血症。

6）初始复苏后体温不稳定，临床病情恶化提示感染。

7）喘鸣常与上气道阻塞有关。

8）舟状腹且胸部听诊闻及肠鸣音提示先天性膈疝。

9）不对称的呼吸音提示气胸或气管插管误置于主支气管。

（2）辅助检查

1）血气分析：评估低氧血症的程度和酸碱状态（表 1-2）。

表 1-2　ABG 评分表

项目	0分	1分	2分	3分
PaO_2（mmHg）	>60	50～60	<50	<50
pH	>7.3	7.20～7.29	7.1～7.19	<7.1
$PaCO_2$（mmHg）	<50	50～60	61～70	>70

ABG≥3 分提示需要 CPAP 或机械通气

pH<7.2 加 $PaCO_2$>70mmHg 或 PaO_2<50mmHg（FiO_2>80%），提示完全性呼吸衰竭

2）血糖：低血糖可引起或加重呼吸急促。

3）胸部 X 线/肺部超声：区分不同肺部疾病引起的呼

吸窘迫。

4）血常规：白细胞增多或减少提示感染；血小板减少提示败血症；血红蛋白水平提示贫血或红细胞增多。

5）C反应蛋白/降钙素原/白介素等：评估感染或炎症。

6）血培养：有助于诊断菌血症。

（3）建立急性呼吸窘迫的初步诊断：按发病频率和（或）严重程度，新生儿呼吸窘迫部分病因包括新生儿短暂呼吸急促、呼吸窘迫综合征、胎粪吸入综合征（MAS）、感染、气胸、新生儿持续性肺动脉高压、先天性心脏病及宫内到出生后过渡延迟。其中过渡延迟的诊断是回顾性的，当症状在出生后的最初数小时内消退而不是进展时，可以回顾性地诊断为过渡延迟。这部分患儿占比不多，但数量可观。本病的病理生理机制是患儿没有足够的时间来适应宫外生活，由急促的阴道分娩时肺液残留和肺泡扩张不完全造成。治疗是支持性的，呼吸窘迫在数小时内随着过渡的完成而消失。

注：胎儿循环，胎儿通过胎盘从母体血中获得营养和氧气，排出代谢产物和二氧化碳，由胎盘来的含动脉血的脐静脉进入胎儿体内，一支到肝脏与门静脉吻合后经肝静脉至下腔静脉，一支直接经静脉导管流入下腔静脉。含有混合血的下腔静脉到右心房以后，1/3～1/2经卵圆孔注入左心房，而上腔静脉的血几乎完全由右心房进入右心室，右心室的血流入肺动脉。由于胎儿肺处于不张状态，故肺动脉血仅少量入肺，大部分经动脉导管进入降主动脉，流到全身。降主动脉的血一部分至躯体下部及内脏后经下腔静脉入右心房，其余的血经过腹下动脉至脐动脉流回胎盘，血液经过氧合后再流经下腔静脉回右心房。由此可见，胎儿的左右两侧心脏都向全身输送血液，等于只有体循环而无肺循环。

（李金凤　刘绍基）

第二节　发绀的临床评估

一、概　　述

发绀（cyanosis）是指皮肤和黏膜的颜色变青紫色，发绀的发生取决于血液中还原型血红蛋白的绝对含量，而不是还原血红蛋白与氧合血红蛋白的比值。当毛细血管内的还原血红蛋白含量为 3～5g/dl 时，皮肤或黏膜呈现青紫色改变，肉眼可见发绀。发绀可能是严重的心脏、呼吸道或者神经系统疾病的一种表现。

二、区分发绀、缺氧、低氧血症

1. 发绀　正常情况下，血液中血红蛋白与氧气结合，称为氧合血红蛋白。不能氧合的血红蛋白称为非氧合血红蛋白。非氧合血红蛋白包括脱氧血红蛋白（还原血红蛋白）、碳氧血红蛋白、高铁血红蛋白。每个血红蛋白有 4 个血红素，每个血红素能结合一个氧气，血红素结合氧气的百分比称为血氧饱和度（SpO_2）。血氧饱和度是指 100 个血红素中与氧气所结合的比例，可以在脉搏血氧仪上读出，代表了氧合血红蛋白。因此，发绀的程度取决于血氧饱和度及血红蛋白的浓度。

对于严重贫血者，由于没有足够的血红蛋白，包括没有足够的脱氧血红蛋白，很难达到 5g/dl 这一水平，故发绀很难被发现。这个时候需要通过血氧分压进一步协诊。

2. 缺氧　被定义为组织水平上的氧合失败，通常表现为由于无氧代谢导致的代谢性酸中毒。

3. 低氧血症　是指动脉氧含量降低，通常定义为动脉氧张力［全身动脉氧分压（PaO_2）］低于正常值（80～100mmHg）。PaO_2 与 SpO_2 之间的关系是由氧离解曲线及其影响因素决定的。

发绀、缺氧和低氧血症虽然相互关联，但可以独立存在。

比如，患有发绀型先天性心脏病的患儿可能有低氧血症和发绀，但是只要心排血量或血红蛋白含量充分增加，便可以没有组织缺氧。而心功能下降或严重贫血的患儿可能具有正常的血氧饱和度，但由于总的氧输送量减少而导致组织缺氧，患儿存在缺氧情况。

当排除常见心肺、神经系统引起发绀原因后，患儿仍有发绀则需注意有无高铁血红蛋白血症、一氧化碳中毒的可能，因为异常血红蛋白或高铁血红蛋白的病例可能有临床发绀，但是血氧饱和度是正常的。因此，对于有疑似发绀的患儿，儿科医师需要对患儿进行临床评估及分析。

三、发绀的临床评估及分析

1. 详细完善病史

（1）咨询母亲孕产检时有无发现胎儿心脏畸形，初步了解患儿有无发绀型先天性心脏病可能。

（2）母亲患妊娠期糖尿病，患儿易发生低血糖、红细胞增多症、呼吸窘迫综合征。

（3）母亲罹患胎膜早破、B族链球菌感染、发热等感染性疾病，患儿易并发感染、休克、气胸等。

（4）母亲产前羊水少，患儿易合并肺发育不良；羊水多易合并消化道畸形。

（5）羊水混浊，患儿易发生胎粪吸入及肺动脉高压。

（6）剖宫产、急产，患儿易发生湿肺导致呼吸窘迫。

2. 有无呼吸窘迫　　如果发绀患儿有呼吸窘迫症状，如气促、吸气三四征、鼻翼扇动、呻吟等表现，需优先考虑呼吸道疾病，如肺炎、湿肺、气胸、胎粪吸入综合征等可能。发绀型先天性心脏病患儿如无合并羊水混浊等，一般无呼吸道症状，虽可有气促，但一般无呼吸费力表现。

3. 进行心脏检查　　发绀并伴有心脏杂音患儿，需考虑有无先天性心脏疾病。大血管转位可表现为发绀，但心脏杂音不明显。

4. 有无差异性发绀　发现患儿身体上半部分发绀或者下半部分发绀，通常见于严重的心脏疾病。

5. 发绀的发生时间，持续时间

（1）在喂奶时出现的发绀，常见于食管闭锁及严重的胃食管反流。

（2）突然发生的发绀，需注意有无气胸可能，特别是机械通气患儿。

（3）哭闹后出现发绀，需注意法洛四联症。

（4）间断性发绀常见于有神经系统症状患儿，如新生儿呼吸暂停。

（5）如果持续出现发绀，需注意有无呼吸系统及心脏畸形可能。

四、以发绀为症状的常见疾病

1. 肺部疾病

（1）新生儿呼吸窘迫综合征：常见于早产儿。

（2）新生儿湿肺：常见于剖宫产患儿、急产患儿。

（3）新生儿肺炎：常见于母亲有感染病史，或胎盘病理检查阳性、胎膜早破等。

（4）胎粪吸入综合征：出生时羊水混浊，出生后有呼吸道症状患儿。

（5）气漏综合征：突然出现发绀、血压下降，心音遥远，双肺呼吸音欠对称等，部分患儿有气胸但呼吸音对称。

（6）先天性肺部发育畸形：常见的如膈疝，在病变位置可闻及肠鸣音，有无舟状腹。还有肺囊腺瘤、膈肌发育异常等。

2. 心脏疾病

（1）发绀型先天性心脏疾病：肺动脉闭锁、三尖瓣闭锁、完全性大动脉转位、主动脉弓离断、法洛四联症。

（2）持续肺动脉高压。

（3）严重的充血性心力衰竭。

3. 神经系统疾病　常见于呼吸暂停、脑室周围及脑室内出血、脑膜炎、惊厥发作。

4. 其他疾病

（1）红细胞增多症：患儿常表现为皮肤潮红，查血红蛋白＞220g/L，HCT＞65%，氧分压正常。

（2）高铁血红蛋白血症：有遗传家族史，氧分压正常，高铁血红蛋白水平测定可确诊。

（3）低体温：外周循环差，外周呈发绀表现，受体温影响，氧解离曲线左移。

（4）上呼吸道梗阻：常见疾病如后鼻孔闭锁、喉蹼、气管狭窄、小下颌综合征等。

五、辅 助 检 查

1. 经皮测血氧饱和度。

2. 血气分析：了解氧分压，如红细胞增多、中枢神经系统疾病、高铁血红蛋白血症的氧分压正常。

3. 血常规：了解有无感染，了解有无红细胞增多情况。

4. 测量导管前（右手）及导管后（足）血氧饱和度，帮助判断是否存在动脉导管水平右向左分流。差异性血氧饱和度常见于 PPHN 新生儿及一些罹患心脏病婴儿（如严重主动脉缩窄）；但如果右向左分流主要通过卵圆孔而不是动脉导管，则导管前后血氧饱和度可能没有明显差异。

5. 高氧试验：监测空气情况下患儿的导管前动脉（右侧桡动脉）氧分压，然后将患儿置于100%高氧条件下10～20分钟，监测导管前动脉血氧分压。发绀型 CHD 患儿氧分压很少＞150mmHg，而肺部疾病患儿高氧试验后发绀大部分可缓解，氧分压＞150mmHg。有肺动脉高压疾病患儿氧分压不能明显升高，难以与发绀型 CHD 患者区分。

6. 末梢血糖：注意有无低血糖导致的发绀。

7. 高铁血红蛋白水平：通过高铁血红蛋白水平了解有无高铁血红蛋白血症。

8. 胸部 X 线片：可以提示肺炎、气胸、膈疝、心影增大、心胸比例等情况，有助于分辨心脏或肺部疾病。

9. 肺部彩色多普勒超声（彩超）：近几年肺部彩超的发展可为许多患儿提供实时的床边肺部彩超监测,对于诊断肺实变、肺不张、气胸等提供一定的依据，同时减少辐射，有利于患儿健康。

10. 心脏彩超检查：了解有无先天性心脏畸形。

11. 心电图检查：了解有无心律失常。

12. 头颅彩超检查：了解有无颅内出血。

六、治 疗 方 案

1. 呼吸费力者及早给予呼吸支持，如 NCPAP、无创机械通气、机械通气等，根据血气调整参数。

2. 存在感染疾病的，及早使用抗生素。

3. 如有红细胞增多患儿，应及早进行换血治疗。

4. 有气胸患儿，尽早进行胸腔闭式引流。

5. 存在膈疝、后鼻孔闭锁、先天性心脏疾病患儿，及早进行手术治疗。

6. 有神经系统疾病患儿，如有出血，及早止血治疗；有脑膜炎患儿，及早进行抗感染治疗；呼吸暂停患儿，及早使用咖啡因兴奋中枢。

7. 动脉导管依赖型的先天性心脏病：对于存在需要维持动脉导管开放的先天性心脏畸形，可给予前列腺素 E 维持（临床常用前列地尔），常见疾病包括左心梗阻型（主动脉狭窄、主动脉缩窄、主动脉弓离断、主动脉瓣狭窄、左心发育不良综合征）、右心梗阻型（肺动脉瓣狭窄、室间隔完整的肺动脉闭锁、右心发育不良综合征、三尖瓣闭锁、法洛四联症、三尖瓣下移畸形）、室间隔完整的完全性大动脉转位等。

8. 纠正低体温、低血糖、休克。

9. 高铁血红蛋白血症患儿使用亚甲蓝治疗。

10. 严重持续性肺动脉高压患儿使用一氧化氮松弛肺血管。

（黄天丽　钟柏茂　何晓光）

第三节　早产儿呼吸暂停

一、概　　述

呼吸暂停是指呼吸气流中断。短时间的呼吸停止（5～10 秒）在早产儿中较常见，无心率和皮肤颜色改变，属正常表现。病态的呼吸暂停常伴有心率下降和发绀或苍白，需要临床积极干预。

目前被广泛接受的早产儿呼吸暂停（apnea of prematurity，AOP）定义是：胎龄＜37 周的婴儿呼吸停止时间超过 20 秒，或不足 20 秒但伴有心动过缓（心率≤100 次/分或下降到基础心率的 2/3 以下，且持续时间≥4 秒）、发绀（SpO_2≤80%，且持续时间≥4 秒）或苍白。短暂的气流中断即可导致心动过缓或低氧血症，所以临床上观察到的早产儿呼吸暂停常少于 20 秒。

二、病因和分类

呼吸暂停是新生儿时期呼吸调控异常最重要的疾病之一，通常发生于 34 周以下的早产儿，周数越小发生率越高；体重＜1800g（约 34 周）早产儿有 25%至少发生 1 次呼吸暂停，几乎所有＜28 周的早产儿都发生呼吸暂停。

根据发病机制，呼吸暂停主要分中枢型、阻塞型及混合型三种类型。常见中枢型和混合型；每个新生儿通常只有一种形式的呼吸暂停占主导地位。

1. 中枢型 患儿没有自主呼吸或呼吸动作，但无呼吸道阻塞；原因主要是产生吸气的中枢神经系统驱动力不足或消失。

2. 阻塞型 有呼吸动作，但是缺乏上部分气道开放的神经肌肉控制，尽管患儿持续进行呼吸动作，气流仍无法进入患儿肺内（气流阻塞通常发生在咽部水平）。

3. 混合型 最常见，占 50%以上；气流阻塞后伴发中枢性呼吸暂停，反之亦然。

三、发病机制与病理生理

1. 呼吸中枢发育不成熟

（1）外周化学感受器受体主要位于颈动脉体，通过低氧发挥对呼吸的调节作用，由于在宫内化学感受器已经适应了低氧环境（PaO_2 为 $23\sim27mmHg$），到出生后的富氧环境，外周化学感受器对低氧的呼吸反应常表现为钝化和静默状态，导致呼吸间歇期延长，甚至发生呼吸暂停。这种呼吸调节状态无论是早产儿还是足月儿通常在出生后 2 周才能逐步完善以适应出生后的环境；早产儿因为脑干未成熟，突触连接较少、髓鞘化形成不良可能进一步延迟出生后的调整。

（2）睡眠模式：早产儿睡眠周期中快速眼动（REM）睡眠占优势，在 REM 期潮气量、呼吸频率不规则，血氧饱和度基线不稳定，同时对高二氧化碳和低氧反应较差，因此，早产儿呼吸暂停更常见于 REM 睡眠而非安静睡眠时。当早产儿从 REM 睡眠觉醒时通常是 AOP 发生的前兆，唤醒早产儿更易发生喉部闭合而加剧呼吸暂停的发生。

2. 化学感受器反应

（1）低氧通气反应：早产婴儿出生后对缺氧的通气反应导致呼吸频率和潮气量最初短暂增加，继之自主呼吸下降、通气不足，可能持续数周，这种晚期的自主呼吸下降被称为低氧通气抑制，这可能与早产儿出生后呼吸调节延迟有关。另外，外周化学感受器刺激也可能导致过度通气后继发于低碳酸血症的呼吸暂停。

（2）高碳酸血症通气反应：作为对高碳酸血症的反应，早产婴儿通过延长呼气时间以增加通气，但不增加呼吸频率和潮气量，导致比足月儿更少的分钟通气量。相对于没有发生呼吸暂停的早产儿，这种糟糕的高碳酸血症通气反应在发生呼吸暂停的早产儿中更明显。

3. 神经递质　目前已发现多种神经递质与 AOP 发病相关，这些神经递质的产生导致早产儿通气调控障碍。

（1）GABA 是中枢神经系统主要的抑制神经递质；高碳酸血症能激活延髓的 GABA 神经能受体，阻断 GABA 受体可以预防呼吸抑制和增加呼吸频率。

（2）腺苷是三磷酸腺苷的产物，是大脑代谢和神经活动的综合产物，尤其是缺氧时。腺苷和 GABA 在呼吸调节中相互作用，导致呼吸抑制、膈肌收缩力减弱、周期性呼吸增加。

4. 喉化学反射的通气反应　早产儿喉黏膜的激活可以导致呼吸暂停、心动过缓和低血压，虽然这种反应被认为是一种保护性反射，但过度的反应可能会导致 AOP。这种反射诱导的呼吸暂停称为喉化学反射，是通过喉上神经传入介导的；多种因素如胃内容物反流、呼吸吞咽不协调等致咽部分泌物过多，均可诱导喉化学反射。

5. 遗传变异　可能存在某些促发育调控基因，使具有易患因素者发生呼吸暂停。

四、临床诊断与鉴别诊断

AOP 作为一种排除性诊断，它可以是原发性的，也可以是早产儿的其他疾病的伴随症状。心动过缓和血氧饱和度下降通常是呼吸暂停的后果，气道阻塞也可以发生在持续时间超过 20 秒的呼吸暂停之后。此外，心动过缓（迷走神经机制而不是由低氧血症介导）也有可能导致呼吸驱动力的抑制，从而导致呼吸暂停。

原发性呼吸暂停由不成熟的呼吸控制导致，通常发生在出生后的第 2 天或第 3 天。但如果患儿正在使用辅助通气，临床上则不一定可以观察到呼吸终止的现象。

继发性呼吸暂停则常是多种临床疾病的重要症状：

（1）局部或全身性感染。

（2）颅内出血、HIE、癫痫。

（3）葡萄糖或电解质失衡。

（4）温度：低温、高温。

（5）腹胀：减少肺容积、增加迷走神经刺激。

（6）疼痛。

（7）药物：麻醉性镇痛药、硫酸镁、苯巴比妥等。

（8）血流动力学不稳定：动脉导管未闭、低血容量、贫血。

（9）其他：颈部屈曲、鼻塞、胃排空延迟等。

五、呼吸暂停的影响

原发性呼吸暂停是一种发展障碍，它反映了呼吸驱动力的不成熟和自主神经与副交感神经系统的不平衡，似乎不会直接导致患儿严重的颅内异常或严重的长期神经功能障碍。但患儿呼吸暂停经常伴随血氧饱和度下降和心动过缓，长时间的呼吸暂停和心动过缓会降低体循环压力，导致大脑灌注不足，造成未成熟脑组织的缺氧缺血性损伤，还可能会影响患儿后续的神经系统发育。早产儿本身存在神经损伤风险，因此很难证实呼吸暂停与不良神经发育之间存在何种关系。

六、监　　测

1. 常规心电、血氧饱和度监测

（1）对所有胎龄＜35 周婴儿应至少在其出生后前 1 周

监测，直至无呼吸暂停发生至少 5 天。

（2）最初的低心率报警值通常设置为 100 次/分。

（3）由于阻抗呼吸暂停监护仪不能区别气道阻塞时的呼吸运动与正常呼吸，建议另外使用心率监测代替呼吸监测。

2. **血液检测**　血细胞比容和血培养可以识别贫血、败血症；血生化检查可排除电解质紊乱和代谢紊乱。

3. **影像学检查**

（1）X 线检查：胸部 X 线检查能发现肺部疾病，如肺炎、肺透明膜病等，并对先天性心脏病诊断有一定帮助；腹部摄片可排除坏死性小肠结肠炎。

（2）头颅 CT：有助于诊断新生儿颅内出血和中枢神经系统疾病。

（3）超声检查：头颅超声检查可排除脑室内出血；心脏超声检查有助于先天性心脏病诊断。

4. **多导睡眠描记**　通过监护脑电图和肌肉运动，不但能区别不同类型的呼吸暂停，而且能观察呼吸暂停与睡眠时相的关系，有助于呼吸暂停的病因诊断。

七、治 疗 方 案

原发性呼吸暂停干预标准：呼吸暂停>20 秒；伴有心动过缓、发绀或苍白；在 12 小时内以大于每小时 1 次的频率出现。

AOP 的治疗可以是药理学和非药理学的，作用机制不同，主要包括减少呼吸功、增加呼吸驱动力和增加膈肌收缩力 3 个方面；继发性呼吸暂停根据病因的不同通常需要一些特异性的治疗措施。

1. **减少呼吸功**

（1）俯卧位：可改善胸腹同步、稳定胸壁，且不影响 SpO_2 和呼吸模式。在一项研究中，头部抬高 15° 的俯卧姿势可以减少近 50% 的低血氧发作，但在已经接受持续气道正压通气或咖啡因治疗的新生儿中，这个姿势没有进一步的积极作用。

（2）正压通气：NCPAP 通过鼻塞或鼻面罩输送持续的空氧混合气体，经由咽部向气道传递持续扩张的压力，可以防止咽部塌陷和肺泡肺不张，增加功能残气量、降低呼吸功，改善氧合、减少心动过缓。研究证实 4～6cmH2O 的持续气道正压通气能够显著降低阻塞型和混合型呼吸暂停，建议联合甲基黄嘌呤应用，可作为 32 周以下 AOP 的重要治疗手段，特别是在撤离呼吸机后发生的呼吸暂停。也可以选择 NIPPV 或经鼻高流量氧疗(high-flow nasal cannula，HFNC)。

（3）机械通气：严重和难治性呼吸暂停 NCPAP 和咖啡因治疗无效者需要机械通气，往往是继发的，参数因人而异、因病而异。

2. 增加呼吸驱动力

（1）低流量氧疗：可以降低缺氧和呼吸暂停的程度。

（2）甲基黄嘌呤：腺苷是呼吸中枢神经抑制剂，作为非选择性腺苷受体拮抗剂,甲基黄嘌呤一直是治疗呼吸暂停的主要药物，作用包括增加通气量、改善 CO_2 敏感性、减少周期性呼吸和低氧性呼吸抑制等;主要不良反应包括心动过速、呕吐和神经过敏。咖啡因比茶碱更优，因为具有更长的半衰期（50～100 小时）、更高的治疗指数，并且不需要常规监测血药浓度（治疗血药浓度为 5～20μg/ml）。

甲基黄嘌呤的主要作用机制：①抑制腺苷 A_1 受体兴奋呼吸中枢;②抑制 GABA 能神经元腺苷 A_2 受体,减少 GABA 释放，兴奋呼吸中枢;③增加膈肌的收缩力。

1）咖啡因：首选药物，接受咖啡因治疗的婴儿具有更短的机械通气时间、更低的支气管肺发育不良发生率，而且可以改善 18 个月神经发育的结果,减少脑瘫的发病率和认知延迟;而且可能有额外的益处，尽管其机制尚不清楚。临床使用枸橼酸咖啡因首剂 20mg/kg（相当于咖啡因 10mg/kg）

静脉注射，24 小时后 5~10mg/kg（相当于咖啡因 2.5~5mg/kg）维持，每天 1 次。若呼吸暂停未见好转，可追加 10mg/kg，同时维持量增加 20%。建议出生后 3 天内早期使用，直至 34~36 周呼吸暂停消失或者 5~7 天没有呼吸暂停发生可停用。机械通气的患儿建议在撤机前即开始应用。

2）氨茶碱：首剂 5mg/kg，静脉注射（＞30 分钟），12 小时后维持 2mg/kg，每 12 小时 1 次。使用过程中需监测血药浓度，为 5~15μg/ml。

（3）红细胞输注：贫血会诱发 AOP，输注红细胞增加携氧能力可能有利于 AOP 的治疗，不过目前仍没有证据支持输血治疗 AOP。

（4）多沙普仑（doxapram）：一种强效的呼吸刺激剂，用于治疗甲基黄嘌呤无效的呼吸暂停。多沙普仑的短期副作用包括易激惹、血压升高和胃潴留，剂量超过 1.5mg/(kg·h) 时容易发生；长期副作用尚不清楚。有研究发现多沙普仑可降低脑血流、增加脑耗氧量和减少脑部氧供。鉴于其副作用及潜在危害，多沙普仑仅作为 AOP 的二线用药。

3. 增加膈肌的收缩力　呼吸暂停可能与膈肌疲劳有关，应用增加膈肌收缩力的药物可能是有益的，不过还没有在新生儿中得到证实。

4. AOP 的一些其他治疗方法

（1）保持气道通畅，避免颈部过屈或过伸；及时清理鼻、口、咽部分泌物，吸痰操作要轻柔，减少对咽部的刺激。

（2）保温箱温度维持恒定。

（3）物理刺激：呼吸暂停发作时可先给予物理刺激，如托背、摇床、轻弹足底等，或用气囊面罩加压呼吸。

（4）一些疗效不确定的干预措施：如袋鼠式护理、感官刺激（包括触觉和嗅觉刺激）及二氧化碳吸入等。

（何晓光）

第四节　呕吐与胃潴留

一、呕吐的定义

呕吐是指胃内容物和（或）部分小肠内容物在消化道内逆行而上，自口腔强力排出体外的反射性动作，是消化道功能障碍的一种表现。

呕吐是新生儿常见症状，病情轻重不一，轻者无须特殊处理，重者可危及新生儿生命。呕吐常提示胃肠道的完全或部分梗阻情况，特别在呕吐物含胆汁时，必须视为外科的急症，需要进一步检查确诊。

二、呕吐的病因

广义上将呕吐的原因分为梗阻性病变及非梗阻性病变。

1. **梗阻性病变**　导致新生儿呕吐的梗阻性病变通常是外科急症，呕吐物常伴有胆汁样物。常见的梗阻性病变包括食管闭锁、先天性肠旋转不良、肠闭锁、肥厚性幽门狭窄、腹股沟疝、先天性巨结肠、先天性异常（胎粪性肠梗阻、胎粪性腹膜炎）、肠套叠等。

（1）食管闭锁：出生后即出现频繁口吐泡沫、白色黏液，首次喂养即出现呕吐，并伴随呛咳、发绀、气促、呼吸困难，入院后插入胃管时受阻或从口中翻出。消化道造影即可确诊，为进一步分型确诊可结合胸部 CT 及三维重建进一步协助诊断。

（2）先天性肠旋转不良：是发育异常，中肠肠系膜附着和固定未完全使中肠围绕肠系膜血管旋转，通常表现为出生后第 1 周即出现胆汁样物呕吐。其严重的并发症是肠梗阻及肠坏死，使死亡率增加。肠闭锁可有胆汁性及非胆汁性的呕吐，可发生在肠道的任何一段的位置。其中十二指肠闭锁在腹部 X 线上可具有"双泡征"，这些梗阻型的呕吐需手术治疗。

（3）肥厚性幽门狭窄：引起胃出口梗阻，通常发生在出生后 2 天到 12 周，由于幽门层的肥厚和增生，表现为喷射性呕吐，呕吐物为酸臭味乳白色凝块，体查时可能会触及右上腹橄榄样大小肿块，可通过彩超检查确诊。需手术治疗。

（4）腹股沟疝：也会导致呕吐、腹胀。腹股沟疝出现的第一个高峰年龄段在出生后 1～2 个月，第二个高峰发生在 1 岁左右。其分为可复性腹股沟疝和嵌顿性腹股沟疝，约有 24% 的婴儿出现嵌顿。如看到肿胀的腹股沟区域需警惕有无嵌顿性腹股沟疝，及早请外科会诊，了解有无手术指征。

（5）先天性巨结肠：与先天性神经节巨结肠相关，出生后有不排胎便或胎便延迟排出病史，便秘进行性加重，严重时伴呕吐，呕吐胃内容物，以腹胀、便秘为主，全腹胀，后期常营养不良，一般情况差。需要通过消化道造影进一步协助诊疗。

（6）胎粪性肠梗阻、胎粪性腹膜炎：胎粪性肠梗阻有家族发病情况，单纯型胎粪性肠梗阻出生时外观正常，48 小时内出现呕吐，含胆汁，全腹胀，可见蠕动波，部分可触及包块样物；腹部 X 线片可见颗粒状影，胎粪难排出，难自解胎便；肛门指检时可见少量干性大便。胎粪性腹膜炎常由于穿孔性腹膜炎和粘连性肠梗阻表现存在腹膜炎表现，腹部膨隆、发亮，感染症状严重。

（7）肠套叠：对于小于 3 个月的儿科患者来说较少见，常被怀疑坏死性小肠结肠炎，可通过气灌肠以进一步协助诊断。

2. 非梗阻性病变

（1）胃食管反流：是新生儿呕吐常见的原因之一，是正常的生理过程，轻者常有溢乳，改变体位后可缓解，重者喷射性呕吐，常呕吐奶汁。并且容易合并体重增加不足，拒奶，烦躁，睡眠障碍，食管炎可能，食管外可能会包括咳嗽、喉炎、喘息等情况。

（2）喂养不当：也会导致呕吐，常见的如过度喂养，对新生儿频繁地喂食导致胃内容量过大，无法消化，易导致呕吐。普遍认为新生儿应按需每3～4小时喂养一次。还有配方乳配制错误，浓度过高也会引起新生儿呕吐。

（3）喂养不耐受：常见的牛奶蛋白过敏及配方乳不耐受也会导致呕吐。患儿常无其他器质性病变，偶有呕吐，可有腹泻、血便等消化道症状，可根据患儿有无湿疹、夜闹等症状综合判断，完善 IgE 检查以进一步确诊。

（4）遗传代谢性疾病：如甲状腺功能低下、半乳糖血症、先天性肾皮质增生症等。

（5）坏死性小肠结肠炎：患儿常见症状为解血便，伴呕吐、腹胀，通过 X 线检查可进一步确诊，根据分期决定是否手术治疗。

（6）脓毒症及感染：也会导致呕吐，对于小于28天的发热大于等于 38℃的新生儿均需入院治疗，并采取抗感染治疗，同时完善血培养、尿培养、脑脊液培养检查。新生儿需注意有无泌尿系统感染，呕吐常是泌尿系统感染的一种表现。还有病毒性疾病如胃炎、肠胃炎也会导致呕吐。

（7）胆红素脑病：是由胆红素升高引起的进行性脑病，具有神经毒性，部分患儿也会导致呕吐。

（8）颅内压增高：也会导致呕吐，是由脑积水、神经系统肿瘤、头部创伤、脑膜炎或出血所致。

三、呕吐的临床问诊要点

1. 呕吐的类型

（1）溢奶：纳奶后从嘴角流出，可见于餐后或下一餐前。常见原因：新生儿胃水平状，贲门松弛，纳奶时体位不正确，未及时拍嗝。

（2）一般呕吐：常为纳奶后呕吐，呕吐胃内容物，伴恶心、无胆汁样物，常见于内科疾病。

（3）喷射性呕吐：喷射状，突然发生，呕吐量大，呕吐物为酸臭味奶渣，常见于胃扭转、幽门梗阻。

2. 呕吐物的性状

（1）奶汁样物：白色或透明黏性胃内容物、奶渣等，常来源于胃内。

（2）酸臭味乳白色凝块：常见于幽门及十二指肠梗阻。

（3）胆汁样物：常为绿色类似胆汁样物，常见于先天性畸形，如肠旋转不良、高位肠梗阻、肠道感染可能。

（4）粪臭样物：常见类似墨绿色有臭味的粪便样物，常见于低位性肠梗阻，注意有无胎粪性便秘、麻痹性肠梗阻或其他消化道畸形。

（5）呕吐带血：如为鲜血，注意有无上消化道出血，或母亲有无乳头皲裂，吞咽母血后呕吐所致。如为咖啡样胃内容物，则为陈旧性出血。

3. 伴随症状

（1）有无伴随腹胀：单纯呕吐，无腹胀，精神反应可，需注意有无喂养方式的不当或咽下综合征。有呕吐，伴腹胀时需注意：①如以上腹腹胀为主的下腹凹陷者，看到蠕动波者可能为幽门梗阻，伴有肠型为空肠梗阻；②以全腹膨隆为主者，皮肤紧张，静脉曲张者，常见于低位梗阻，肠鸣音亢进或减弱者，梗阻多在回肠末端、结肠部位。肠鸣音消失则为麻痹性肠梗阻的表现。

（2）有无排便：①有呕吐，无排便者需注意有无先天性肛门闭锁、完全性肠梗阻、胎粪性便秘等可能；②解稀水样便、蛋花样便，注意有无肠炎、消化不良、肠功能紊乱等可能；③解血便者，注意区分鲜血样便还是黏液血便，内科需考虑有无肠道感染、出血性疾病、溃疡、牛奶蛋白过敏等可能，外科需注意有无肛裂、肠道畸形、坏死性小肠结肠炎等可能；④肛门指检时有气体溢出或大便喷射性射出，需注意有无麻痹性肠梗阻、先天性巨结肠等可能。

　　4. 呕吐的辅助检查

　　（1）腹部彩超：近年来随着胃肠道彩超的发展，食管闭锁、坏死性小肠结肠炎、十二指肠隔膜、肠扭转、环状胰腺、肠狭窄均能在彩超中被发现，但部分基层医院彩超技术有限，未能开展此项目。此检查无创、无放射性，但对操作者技术要求高。

　　（2）腹部 X 线片：呕吐患儿可先行腹部 X 线检查，了解有无梗阻，了解是高位梗阻还是低位梗阻，从而判断病变定位。胃部有无双泡征排除有无十二指肠梗阻，腹部有无肠气排除、I 型食管闭锁，结肠有无扩张排除有无肛门或直肠为主梗阻。腹部有无肠壁积气、有无腹脂线消失、有无膈下游离气体，排除有无坏死性小肠结肠炎所致穿孔等改变。

　　（3）胃肠道造影：包括全消化道造影、上消化道造影及下消化道造影，采用经口吸吮或胃管内注入造影剂，新生儿常选用碘克沙醇注射液更安全。根据患儿体重及胃内容量选择剂量，如食管闭锁者注入 2～3ml，动态注意有无反流。全消化道造影者分次缓慢注入 30～50ml，动态观察，检查时间 4～6 小时。怀疑上消化道畸形者，部分注入 10～20ml即可发现病变位置。

　　（4）胃镜检查：适用于上消化道出血、溃疡患者，用于发现病变位置及止血治疗。

四、呕吐的治疗原则

　　1. 病因治疗　外科性呕吐需要手术治疗解除畸形位置，注意部分为急诊手术，部分为限期手术，由外科确定手术指征，术后禁食、胃肠减压、控制感染、营养支持、呼吸、循环支持、后期合理喂养，防术后并发症。

2. 内科对症处理

（1）对于反流患儿，给予体位治疗，头高位，左侧卧位。

（2）对于咽下综合征患儿，给予洗胃治疗。

（3）对于不能禁食患儿，给予营养支持，维持内环境稳定。

（4）对于食管闭锁患儿，防反流窒息。

（5）对于幽门痉挛患儿，尝试用阿托品缓解痉挛。

（6）静脉给予小剂量红霉素以促胃动力。

（7）补充 B 族维生素，促肠道恢复。

（8）如为感染性疾病，行抗感染治疗。

（9）对于胎粪性便秘、先天性巨结肠、结肠冗长，胎粪排出延迟等患儿，可给予结肠水疗，促大便排出。

五、急诊科新生儿呕吐的管理临床路径

急诊科新生儿呕吐的管理临床路径如图 1-1 所示。

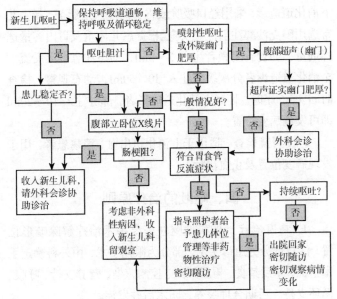

图 1-1　新生儿呕吐的管理临床路径

六、胃潴留的概述

胃潴留是指胃内容物积储而未及时排空造成的现象。针对插有胃管患儿，存在有残余胃内容物，即有胃潴留。通常认为胃管内回抽胃内容物大于等于上次喂养配方奶总量的30%即有异常。

七、胃潴留的初步判断

1. 胃潴留的胃内容物性状　出现胃潴留时需要判断性状：奶汁（是否已消化）、胆汁、粪便、血性物、咖啡样物。

2. 有无伴随症状　胃肠型、腹胀、腹肌是否紧张、肠鸣音。

3. 一般情况　是否有反应差、发热、拒奶、精神萎靡，有无食欲。

4. 有无排便、排气　判断有无梗阻，有无便秘。

5. 根据胃内容物的定位及疾病判断

（1）胃内容物为胆汁样物：常提示肝胰壶腹（开口于十二指肠大乳头）远端梗阻性疾病,常见于出生后24小时以内,如高位肠梗阻、坏死性小肠结肠炎、胎粪性便秘、胎粪性肠梗阻、先天性巨结肠,先天性肠旋转不良,鼻饲管插入过深。

（2）胃内容物为奶汁

1）注意有无喂养配方浓度过高情况及喂养速度是否过快。

2）回抽可见不消化奶汁,注意喂养间隔是否需要延长及奶量是否需要减少。

3）回抽可见消化的配方奶,注意有无胃排空延迟、过度喂养的情况,适当减量及延长喂养时间。

4）除此之外,坏死性小肠结肠炎、感染、幽门狭窄、遗传代谢性疾病、甲状腺功能低下、配方乳不耐受等也会导致胃潴留,而无梗阻表现。

（3）胃内容物呈血性

1）注意有无插胃管损伤。

2）注意是否由吞咽母血引起。

3）排查有无消化道出血、应激性溃疡、缺氧后胃肠黏膜损伤、坏死性小肠结肠炎、胃扭转或重复畸形。

4）凝血功能障碍：维生素 K_1 缺乏、弥散性血管内凝血、其他先天性出血疾病。

八、胃潴留的临床查体及辅助检查

1. 临床查体　检查体温，排除有无感染情况；注意有无精神反应差等感染症状；腹部查体注意有无胃肠型及蠕动波、有无腹胀，分辨上腹胀为主还是下腹胀及是否存在全腹胀，腹部肌肉是否紧张，有无腹膜炎体征。临床常忽略检查有无腹股沟斜疝，疝嵌顿也会梗阻。

2. 辅助检查

（1）如果存在感染症状，及早完善感染指标，排除感染情况，使用抗生素前完善血培养检查。

（2）注意凝血功能及血小板数目，了解有无出血倾向。

（3）注意有无电解质紊乱，排除有无低钾血症、低镁血症等情况。

（4）检查大便常规，了解有无隐血，有无乳糖不耐受患儿的大便 pH 值小于 5.0 表现。

（5）如果胃内容物有绿色胆汁样物，或者持续胃潴留严重，需完善腹部 X 线片，了解有无梗阻情况。同时了解有无肠壁积气、穿孔等表现，必要时摄左侧卧位腹部 X 线片，了解有无膈下游离气体。

九、胃潴留的治疗方案

1. 首先排除有无肠梗阻表现，如存在梗阻，及早排除有无外科疾病，完善消化道造影等检查进一步协助诊断，请外科会诊，了解有无手术指征。

2. 对于感染患儿，及早使用抗生素，根据血培养结果调整方案。

3. 坏死性小肠结肠炎患儿需要根据分期，决定患儿禁食时间及给予抗生素、营养支持治疗。

4. 对于存在电解质紊乱的患儿，及早纠正紊乱。

5. 甲状腺功能低下者及早给予药物治疗。

6. 调整喂养方案，注意配制方式、方法，改用深度水解奶粉喂养等。

7. 灌肠、通便，促进大便排出。

（黄天丽 徐凤丹）

第五节 血 便

一、概 述

血便（bloody stool，hematochezia）是新生儿期常见的症状，临床表现为大便表面带鲜血、血丝便、便中含血水、黏液脓血便或黑粪等。病情轻重不一，大多数病例中血便为自限性疾病，然而如果病因为坏死性小肠结肠炎、麦克尔憩室、静脉曲张破裂及急性肠梗阻等疾病则可危及生命。

二、病 因 学

血便病因多样，可由消化道本身局限性疾病引起，也可为全身性疾病的伴随症状（表 1-3）。

表 1-3 新生儿便血的病因

外源性血便（假性血便）	过敏性疾病
吞咽母体血液：	牛奶蛋白过敏
新生儿咽下综合征	
母乳喂养儿母亲乳头皲裂出血	

胃肠道发育异常	肠道灌注不足
反流性食管炎	新生儿坏死性小肠结肠炎
先天性巨结肠合并小肠结肠炎	急性胃肠黏膜病变
肠旋转不良	血管活性药物
肠套叠	先天性心脏病
麦克尔憩室	
血管畸形	
动静脉瘘	
血管瘤	
肛门结肠裂	
血液系统异常	**感染**
血小板减少性紫癜	新生儿败血症
新生儿维生素 K 缺乏性出血症	细菌（B 族链球菌、大肠埃希菌、
弥散性血管内凝血	李斯特菌）
先天性凝血因子缺乏症	病毒（单纯疱疹病毒、巨细胞病毒）
	感染性肠炎：
	细菌（沙门菌、志贺菌、大肠埃希菌）
	病毒（巨细胞病毒、轮状病毒、诺
	如病毒）

1. 假性血便

（1）新生儿咽下综合征：在分娩过程中，新生儿吞入含较多母血的羊水，可刺激新生儿的胃黏膜引起呕吐、排黑粪、大便隐血阳性，常伴有难产、窒息或过期产。诊断可做 APT 试验，即取患儿呕吐物或大便中血性标本，加水搅匀，使之溶血，沉淀后，取上清液 5 份加 1%氢氧化钠 1份，1～2 分钟后观察，若呈棕黄色，表示血液来自母体，因为成人血红蛋白遇碱则变性，若呈红色，则血液来自新生儿本身，因新生儿血以胎儿血红蛋白为主，具有抗碱性，不变色。

（2）母乳喂养儿母亲乳头开裂出血：常表现为排黑粪，患儿一般情况好，母乳喂养，母亲有乳头皲裂出血的表现。

（3）患儿气管或胃插管或外伤所致鼻咽部或气管出血被吞咽至消化道，阴道出血污染粪便等可引起假性血便。

另外，需要排除一些特殊食物或药物的影响，如铁剂可引起"黑粪"。

2. **过敏性疾病**　新生儿期最常见的是牛奶蛋白过敏（cow's milk protein allergy，CMPA），发病前 1 周常有奶制品进食史，母乳喂养儿可因母亲进食奶制品而发病。临床主要表现为胃肠道症状如奶量减少、呕吐、腹胀、腹泻和便血，部分伴有皮肤症状如湿疹、过敏性皮炎等，呼吸道症状较少见。

3. **胃肠道发育异常**

（1）反流性食管炎：由于频繁的胃酸反流可致食管炎，伴发溃疡时可出现呕血或便血，常伴有顽固性呕吐、营养不良。

（2）先天性巨结肠：当发生小肠结肠炎、肠梗阻等并发症时，可出现血便，并伴有呕吐、腹胀、便秘等症状。其中小肠结肠炎是先天性巨结肠最常见和最严重的并发症，尤其是新生儿期，因大量粪便长期滞留于结肠内，导致肠壁循环障碍，再加以细菌感染而患病。

（3）肠旋转不良：多发于新生儿期，是造成肠梗阻的常见原因之一。主要表现为急性高位肠梗阻，典型症状是出生后 3～5 天开始呕吐，呕吐物含有胆汁，出现胃肠道出血，常提示肠坏死。

（4）肠套叠：新生儿肠套叠较少见，易与新生儿坏死性小肠结肠炎相混淆，病死率高。典型临床表现主要为腹胀、胆汁性呕吐、血便及腹部包块，不典型者仅有烦躁哭闹、面色苍白、精神萎靡、腹胀、食欲缺乏等。

（5）麦克尔憩室（Meckel's diverticulum）：由卵黄管退化不全形成，多发于远端回肠壁，临床可表现为肠梗阻、肠套叠、憩室炎症等。

（6）胃肠道血管畸形：如动静脉瘘、血管瘤等。

（7）肛门结肠裂。

4. 肠道血流灌注不足

（1）坏死性小肠结肠炎（NEC）：由新生儿期一种严重威胁患儿生命的疾病，除血便外，临床上常表现为腹胀、呕吐、腹泻等，严重者发生休克及多器官功能衰竭。腹部 X 线检查以肠壁囊样积气为特征。

（2）急性胃肠黏膜病变：窒息、感染等各种应激因素可引起胃肠道黏膜急性糜烂、溃疡和出血，多于出生后 1～2 天起病，可同时合并有上消化道出血。

（3）血管活性药物：临床上应用血管活性药物时，可引起胃肠道血流量减少，引起胃肠黏膜损伤出血。

（4）先天性心脏病：某些先天性心脏病并发休克、心力衰竭时，可导致胃肠道等器官血流量减少，引起胃肠黏膜损伤出血。

5. 血液系统疾病

（1）血小板减少性紫癜：典型的临床表现为健康产妇分娩的新生儿在无感染或弥散性血管内凝血等情况下，于出生后数分钟至数小时内可迅速出现广泛性瘀点和瘀斑，严重病例可表现为呕血、便血等，血常规表现为血小板减少。

（2）新生儿维生素 K 缺乏性出血症：可分为早发型、经典型及迟发型。其中早发型发生于出生后 24 小时内，除表现为血便外，还可表现为皮肤出血、脐残端渗血、头颅血肿，严重者可出现大量胃肠道出血、致命性颅内出血、胸腔或腹腔内出血，多与母亲产前应用某些影响维生素 K 代谢的药物有关。经典型较常见，发生于出生后 1～7 天，出血部位以脐残端、胃肠道（呕血或便血）、皮肤受压处及穿刺处最常见。此外，还可见到鼻出血、肺出血、尿血、阴道出血等，本型多与纯母乳喂养、肠道菌群紊乱、肝发育不完善等导致维生素 K 合成不足有关。

（3）弥散性血管内凝血（DIC）：重症感染、缺氧酸中毒、新生儿硬肿症、新生儿溶血病及异常产科因素如羊水栓塞等导致 DIC 时, 临床上最常见的症状就是出血, 可表现为血便或呕血等消化道出血、皮肤出血等。

（4）先天性凝血因子缺乏症：一般为单一某种凝血因子缺乏, 临床上罕见。

6. 感染

（1）新生儿败血症：由细菌（B 族链球菌、大肠埃希菌、李斯特菌）或病毒（单纯疱疹病毒、巨细胞病毒）引起的新生儿败血症。

（2）感染性肠炎：由细菌（沙门菌、志贺菌、大肠埃希菌）或病毒（巨细胞病毒、轮状病毒、诺如病毒）感染引起的肠炎, 起病急, 症状重, 大便有黏液, 可能带脓血, 常伴发热、呕吐、腹泻。

三、诊断和鉴别诊断

血便的诊断需依据详细的病史采集、体格检查及相应的临床表现及实验室、影像学等检查。快速识别消化道出血的症状和体征, 评估出血量的部位和多少, 明确是否为活动性出血, 是否存在循环功能障碍, 迅速对患儿进行评估、稳定和复苏。

1. 出血定位的判断　便血同时伴有呕血, 可能为上消化道出血；黑粪、果酱样便、咖啡色便不伴呕血可能为小肠或右半结肠出血；鲜红色便或暗红色便提示左半结肠或直肠出血；血与成形便不相混或便后滴血提示病变在直肠或肛门；大便混有黏液和脓血多为肠道炎症。

2. 病情严重程度的判断　以下情况提示出血量大：暗红色血便同时伴有呕血；伴有生命体征不稳定, 如心率增快、血压下降出现休克；除肾衰竭外, 还有尿素氮升高等。

3. 辅助检查　血常规、粪常规+隐血、粪培养、出凝血时间、凝血酶原时间、肝功能、血型、尿素氮等。X 线检查可排除肠梗阻和肠穿孔, 对小肠扭转、NEC、胎粪性腹膜炎尤为重要。内镜检查, 能确定出血部位及情况, 并能在直视下行活检和止血。

四、血便的治疗

1. 禁食：视病情轻重，可采取禁食，并保持患儿安静，监测生命体征。

2. 对症治疗

（1）快速止血：维生素 K 缺乏性出血症患儿用维生素 K_1、凝血酶进行止血。

（2）纠正休克、抗感染等。

（3）输血治疗：出血量大，可输新鲜红细胞悬液 10～20ml/kg。

（4）保证能量及血容量，纠正酸碱平衡。

3. 对因治疗：针对血便的具体病因，采取相应措施治疗。如为上消化道出血，可给予胃管充分减压，洗胃（予以 1%碳酸氢钠洗胃至液体清亮，灌注去甲肾上腺素），予以西咪替丁、云南白药止血，灌入蒙脱石散、磷酸铝凝胶保护胃黏膜。

4. 内镜下止血。

5. 手术治疗：对非手术治疗无效且需要每日大量输血者，疑有胃肠道坏死或穿孔时，需手术探查和治疗。

（徐凤丹）

第六节　腹　　胀

一、概　　述

腹胀（abdominal distention）是新生儿期常见症状之一，临床表现为腹部局限性或全腹膨隆,严重者可伴有腹壁皮肤紧张、发亮，可见到胃肠型。其病因复杂，病情轻重不一，严重时可危及生命，必须及时处理。关于新生儿腹胀的大样本文献报道少见,仅有一些小样本病例分析及有腹胀表现的病例报道。

二、病因及鉴别诊断

腹胀一般可分为生理性腹胀和病理性腹胀两种。

1. **生理性腹胀**　正常新生儿，特别是早产儿在喂奶后可有轻度腹胀，但无其他症状，也不影响生长发育，无须治疗。

2. **病理性腹胀**　研究显示，早期新生儿病理性腹胀的主要原因包括消化道先天发育畸形、感染及缺氧、胎粪性便秘、坏死性小肠结肠炎等。

（1）消化道先天发育畸形：如先天性巨结肠、肛门闭锁、肠旋转不良、肠闭锁、肠重复畸形、后尿道瓣膜等。消化道先天发育畸形常伴有机械性肠梗阻，在梗阻近端由于吞入气体、食物发酵产生气体、进食摄入的液体及肠道分泌的消化液等大量积聚而引起腹胀，病情进展也可导致肠壁水肿及静脉淤滞，出现肠穿孔、败血症等，腹胀进一步加重。此外，临床常见呕吐、出生后 24 小时内不解胎粪等。越高位的肠梗阻，呕吐越频繁。肠梗阻常伴出生后 24 小时内不解胎粪，但要注意，部分性肠梗阻，尤其是左侧的病变，可能出现"假性腹泻"，这是由于梗阻部位上方肠道分泌过多肠液，导致水样大便增多；而完全性肠梗阻在发病初期，可能会排出胎儿期肠道积聚的分泌物，表现为胶冻样大便。

（2）感染及缺氧：常可导致麻痹性肠梗阻，临床表现为腹胀。

感染包括肠道内感染（如细菌、病毒等导致的肠炎）和肠道外感染（重症肺炎、败血症等）。致病微生物导致肠道内正常菌群紊乱，肠道黏膜屏障破坏，肠道内致病微生物发生易位；重症感染引起全身炎症反应综合征，大量细胞因子、内毒素、炎症介质释放，造成肠道微循环障碍；细菌产生的毒素抑制神经系统，造成中毒性肠麻痹；腹胀使肠管壁受压，造成胃肠血液循环及消化功能障碍，加重腹胀。

机体在应激状态下全身血流重新分布，胃肠道血管收缩，血流量减少达 50%以上。随着缺血、缺氧时间延长，肠道黏膜上皮细胞缺氧、坏死、脱落及肠壁水肿使肠蠕动减低，肠内容物淤滞，细菌繁殖及通透性改变，导致腹胀。

（3）胎粪性便秘：正常新生儿一般于出生后 12 小时内开始排出胎粪，少部分新生儿在出生后 24～48 小时才开始排便，但有部分新生儿因胎粪稠厚而长时间积聚于乙状结肠和直肠内，超过 48 小时仍不排胎粪，临床可出现呕吐、腹胀、拒奶和烦躁哭闹等一过性低位肠梗阻的症状，称为胎粪性便秘，也称为胎粪栓塞。查体可见腹胀、腹壁肠型，腹部 X 线片可见小肠及结肠充气或有胎粪颗粒阴影。早产儿胃肠蠕动能力弱，更易出现胎粪性便秘。

（4）坏死性小肠结肠炎（NEC）：是新生儿重症监护病房最常见的一种肠道急症，也是危害新生儿尤其是早产儿生命的一种严重疾病。临床上主要表现为腹胀、呕吐、腹泻、便血，严重者发生休克及多器官功能衰竭，腹部 X 线检查以肠壁囊样积气为特征。NEC 是由多种因素导致的、危害新生儿生命的严重疾病，主要发生在早产儿，胎龄越小、出生体重越低，NEC 发病率就越高。临床主要依据患儿的临床表现、腹部影像学检查及血清炎性指标进行诊断。

（5）其他：各种原因引起的腹水及气腹均可导致腹胀；乳母、临产妇或新生儿应用阿托品、阿片类、氯丙嗪、茶碱类药物也可引起新生儿腹胀；腹部占位性病变如肝脏肿瘤、肾胚胎瘤、畸胎瘤等也可引起局部腹膨隆。

三、辅 助 检 查

常规检查包括血常规、粪常规+隐血、电解质检查；腹部 X 线立位片对胃肠穿孔、气腹、肠梗阻、胎粪性便秘有较大诊断意义；腹部 B 超可协助诊断腹水、肿瘤、囊肿、腹腔脏器肿大等；消化道钡剂或泛影葡胺造影对诊断消化道畸形有意义。

四、治　　疗

1. 对症治疗　胃肠减压，清洁灌肠。

2. 对因治疗　排气，保持肠道菌群平衡，改善肠道微循环，抽放腹水或腹腔内游离气体等。

感染性疾病控制感染，低氧血症者保证供氧，纠正水、电解质紊乱，保证能量供应等。如为外科疾病，应针对病因及时进行手术治疗。

（徐凤丹）

第七节　新生儿发作

一、概　　述

新生儿发作（neonatal seizures）是指发生在新生儿期的癫痫发作，与其他类型的癫痫发作相同，是发作性、反复和刻板的临床事件。具体指足月儿出生后 28 天之内，或早产儿校正胎龄 44 周之内，可表现为运动、行为和自主神经系统功能的异常，伴随异常脑电活动。

新生儿发作通常由急性神经损伤引起，如脑卒中或缺氧缺血性脑病（hypoxic-ischaemic encephalopathy，HIE），但也可能存在罕见的原因，如先天性代谢疾病或新生儿癫痫综合征。

1. 发作与惊厥　"seizures"来自希腊语，我国译成"发作"。发作性事件分为癫痫发作（epileptic seizure）和非癫痫发作（non-epileptic seizure，NES）。

惊厥（convulsion）是一种非自主的、有一系列主动肌参与的收缩，表现为全身或局部肌群突然呈强直性和（或）阵挛性肌肉收缩，常伴有意识障碍。惊厥可以是癫痫发作，也可以是非癫痫发作，但无论是癫痫发作还是非癫痫发作，惊厥只是其中一种形式。

2001 年 ILAE 认为惊厥意义含糊，主张弃用，但至今仍被广泛使用。在国内文献中，"新生儿惊厥"（neonatal convulsion）与"新生儿发作"一直按同样概念在使用。

2. 癫痫发作与癫痫　癫痫发作：指因脑部神经元异常过度或同步性活动而出现的一过性体征和（或）症状。强调癫痫发作必须有临床表现，这既可以是患者主观感觉到的症状，也可以是客观观察到的体征。发作具有突发突止、一过性的特点。脑部神经元异常过度或同步性活动是癫痫发作的基础。癫痫（epilepsy）指以反复癫痫发作为共同特征的慢性脑部疾病状态。癫痫发作并不一定是癫痫。

非癫痫发作：由各种原因造成，表现类似于癫痫发作的临床发作事件。

二、临 床 表 现

新生儿发作临床表现轻微，症状不明显，有时难以与发作间歇期的正常行为或生理现象鉴别。新生儿发作持续时间通常 10 秒至 20 分钟，发作间隔平均 8 分钟。

1. 分类　采用 Volpe 方案（表 1-4）。

新生儿发作分为个类型：微小发作、阵挛发作、强直发作、肌阵挛发作；可单独或几种类型同时存在（40%为单类型发作）。

表 1-4　新生儿发作的 Volpe 分类方案

临床发作	电发作*	
	常见	不常见
微小发作 50%	+	
阵挛 25%		
局灶	+	
多灶		+
强直 5%		
局灶	+	

续表

临床发作	电发作*	
	常见	不常见
全身性		+
肌阵挛 20%		
局灶，多灶		+
全身	+	

*表示特定的临床发作类型与脑电图记录到的电发作的同步或不同步性

（1）微小发作（subtle seizure）：是早产儿和足月婴儿最常见的发作类型，症状包括：①眼部异常，凝视、眨眼、持续睁眼、眼球偏离；②嘴和舌头出现反复性的动作；③四肢特异性动作，骑脚踏车、划船、拳击；④自主神经系统功能异常，血压/心率变化、脸色苍白、唾液或分泌物增多、呼吸暂停（足月儿，不伴心动过缓）。

（2）阵挛发作：表现为面部、肢体或躯干肌节律性的重复动作（1~3 次/秒），局灶或多灶（可游走），多有局灶病变如脑卒中或代谢异常。

（3）强直发作：表现为面部、肢体或躯干肌或其他部位肌肉的持续收缩（僵硬、保持某种姿势；肢体和躯干的强制性伸展类似于去大脑或去皮质姿势）。

（4）肌阵挛发作：单一或多次的弯曲性抽搐，多发生在屈肌肌群，上肢常见。与阵挛发作相比，肌阵挛发作频率更快。

2. 新生儿发作综合征 少见，目前 ILAE 收录的新生儿期的癫痫综合征仅以下 4 种。

（1）良性新生儿发作（非家族性）。

（2）良性家族性新生儿发作。

（3）早发性肌阵挛脑病。

（4）大田原综合征。

在新的 ILAE 分类中，良性新生儿发作（非家族性）和良性家族性新生儿发作,使用"发作"替代"惊厥",并强调有癫痫发作,但不需要诊断为癫痫;而早发性肌阵挛脑病和大田原综合征归为癫痫性脑病。

3. 新生儿癫痫发作与新生儿非癫痫发作

(1)癫痫发作根据定义,所有的新生儿发作都是癫痫发作,以异常过度同步化的阵发性神经元放电为特征。以异常过度同步化的阵发性神经元放电为特征。

Kellaway 和 Mizrahi 教授提出,在新生儿癫痫发作中,局灶阵挛、局灶强直和某些类型的肌阵挛发作是真正的癫痫发作,电-临床同步性较好,与局灶的脑损害高度相关。而许多轻微发作、全身强直和一些肌阵挛发作很可能是非癫痫性发作(发作时不伴脑电异常),通常与弥漫性脑损害有关,如 HIE;非癫痫性新生儿发作被认为是由于受皮质控制的脑干强直机制异常释放所导致的过度反射行为(在缺乏皮质抑制的情况下,脑干易化作用增强)。

(2)非癫痫发作:常为各种器质性病变或功能性病变引起的发作性症状、生理性发作及心因性发作等。由于在临床发作时不伴有发作期脑电图痫样放电,故又称为假性癫痫发作。新生儿期非癫痫发作有如下一些疾病。

1)良性新生儿睡眠肌阵挛(benign neonatal sleep myoclonus):婴儿在睡眠中出现肌阵挛性样动作的良性状态,常发生在出生后前几周,2~3 个月后消失,属于正常生理现象。

2)颤动(tremor)和惊跳(jitteriness):颤动指绕固定轴的不自主的、节律性的等幅振动,可分为高频(>6Hz)、低幅(<3cm)的细颤和低频(<6Hz)、高幅(>3cm)的粗颤;颤动是新生儿期最常见的非癫痫发作,出生后 3 天内的健康新生儿约 2/3 可出现细微的颤动。反复发生的颤动称为惊跳。

临床上区分惊跳和发作可依据:①惊跳不伴有异常的眼睛

运动和自主神经系统的异常；②惊跳可以是自发性或刺激诱发，不伴意识障碍；③惊跳的弯曲期和伸展期在幅度上是相等的，即快慢一致，而阵挛发作（clonic seizure）具有快慢相；④惊跳可以通过轻微的被动屈曲和颤动肢体的制动来停止。

3）新生儿惊跳病（neonatal hyperekplexia）：属 5q 染色体甘氨酸受体亚单位基因异常所致的遗传性疾病，为常染色体显性遗传。患儿表现为清醒时全身僵硬，夜间肌阵挛发作和过度惊恐反应。

4）非惊厥性呼吸暂停。

5）快速眼动（REM）睡眠运动。

三、临 床 管 理

1. 建立静脉通道，持续生命体征监护。

2. 维持正常的体温、血糖、电解质、氧合和通气、血压及循环灌注，避免继发损伤。

3. 开始脑电图或振幅整合脑电图监测，建议同步对患儿进行录像。

4. 开始寻找原因。

四、治　　疗

1. **病因治疗**　治疗癫痫发作的根本原因对于防止临床恶化、进一步的脑损伤及不良的长期神经发育结果至关重要。因为抗惊厥药物未必能阻止脑电图癫痫发作，即便它能有效减少或消除临床表现（电临床分离）。

2. **药物治疗**　目前关于治疗新生儿发作的最佳药理学治疗策略的证据有限，基于疗效及潜在副作用风险，苯巴比妥被推荐为首选使用的药物，但是对于二线治疗的首选药物仍没有达成共识。

（何晓光）

第八节　新生儿肌张力低下

一、概　　述

新生儿肌张力低下 (hypotonia) 是指新生儿出生后早期出现肌张力低下，该类婴儿也称为松软儿 (the floppy infant)、松弛婴儿，临床表现为四肢屈肌张力减低，双上肢前臂弹回缓慢或消失，围巾征肘部超过胸部中线，双下肢过度外展，腘窝角＞90°，做竖头反应时，头往后垂，不能与躯干保持在一直线上数秒。常伴哭声减弱，吃奶差，活动减少等临床表现。

二、病　因　学

新生儿肌张力低下病因复杂，可分为原发性肌张力低下和继发性肌张力低下两种类型。原发性肌张力低下包括中枢性肌张力低下、周围性肌张力低下或两者兼有导致的混合性肌张力低下；继发性肌张力低下是非特异性短暂性肌张力低下，也可发生于非神经系统疾病，提示与心、肺、肾、胃肠道或内分泌系统疾病有关。

三、临床表现、诊断及鉴别诊断

1. 原发性肌张力低下　包括中枢性肌张力低下和周围性肌张力低下（表 1-5）。

表 1-5　中枢性肌张力低下与周围性肌张力低下的鉴别

特点	中枢性肌张力低下	周围性肌张力低下
无力	轻、中度	非常明显（瘫痪）
深部腱反射	减弱或升高	消失
定位反应	迟缓	消失
运动发育迟缓	有	有
俯卧位和仰卧位时反重力运动	部分存在	常消失

续表

特点	中枢性肌张力低下	周围性肌张力低下
牵拉坐起	头往后垂	明显的头往后垂
认知	延迟	正常

（1）中枢性肌张力低下：常伴警醒力下降、生长发育迟滞、轻度肌力下降，由上运动神经元损害所致。临床常见于新生儿缺氧缺血性脑病、颅内出血、中枢神经系统感染（新生儿期以化脓性脑膜炎最常见）、脊髓内损伤和先天性代谢性疾病的能量危象、染色体病如 21-三体综合征、Prader-Willi 综合征（Prader-Willi syndrome，PWS；俗称小胖威利综合征，是染色体 15q11～q13 区域相关的基因组印迹缺陷性疾病。患儿在新生儿期表现为严重的中枢性肌张力低下，吸吮差，喂养困难和体重不增。患儿多存在特殊面容，如前额窄、杏仁眼、较小且双侧嘴角下垂的嘴型和色素缺失等。诊断主要根据新生儿期即出现的肌张力低下、喂养困难等临床表现和基因检测。）及 Angelman 综合征，单基因病如新生儿肾上腺脑白质营养不良等，脊髓疾病如良性先天性肌张力低下等。

（2）周围性肌张力低下：常伴警醒力正常、明显肌力下降、深部腱反射减弱或消失，由下运动神经元损害所致。如脊髓前角细胞损害导致的脊髓性肌萎缩症、伴呼吸窘迫的脊髓性肌萎缩症、糖原贮积症、新生儿脊髓灰质炎等，神经-肌肉接头病，如重症肌无力等，肌肉病如先天性强直性肌营养不良、先天性肌营养不良、先天性肌病（由遗传导致的一组疾病，主要表现为松软儿、自主运动减少，面部和颈肌受累明显，常发生呼吸问题，深反射常降低或消失。诊断需要依靠肌肉病理检查和基因检测）等。

1）先天性强直性肌营养不良：这是发生于新生儿期最常见的神经-肌肉疾病，典型病例在胎儿期可出现胎动过少和羊水过多。临床典型表现包括肌张力减退、双侧马蹄内翻足和其他挛缩，主要影响下肢（膝和髋屈曲畸形），并伴有显著的吸吮和吞咽困难，因面神经无力，两侧面瘫，口常呈三角形张开，因呼吸肌无力，通常在出生后前几周需要呼吸机辅助呼吸。

2）先天性肌营养不良：包括一组不同起源的肌病，特征为无力（常在出生时就开始）和肌肉活检有营养不良性改变。新生儿期最常见的类型包括 Walker-Warburg 综合征、肌-眼-脑病及 Fukuyama 先天性肌营养不良。

Walker-Warburg 综合征是中枢神经系统受累最严重的类型，临床常表现为严重新生儿肌张力减退、无力、视注意力不良和机敏度降低，伴眼部畸形（包括视网膜发育不全、小眼、青光眼、前房畸形等）。头颅 MRI 表现为Ⅱ型无脑回畸形伴典型多小脑回鹅卵石样皮质，严重白质异常（脱髓鞘或囊性改变）。也较常见小脑发育不良、脑干发育不良、Dandy-Walker 综合征或脑膨出。

肌-眼-脑病是一种罕见的类型，常在出生时或出生后第 1 个月内出现症状，表现为肌张力减退和无力。脑 MRI 显示广泛神经元迁移异常，如巨脑回和多小脑回，也常伴脑干和小脑发育不良及脑室周围白质异常改变。

Fukuyama 先天性肌营养不良目前仅在日本发现，临床特征为出生时轻到中度肌张力减退、无力程度进行性加重、关节挛缩、CK 浓度高、中到重度精神发育迟滞和频发癫痫。70%患儿有眼部异常。脑 MRI 显示结构性改变如巨脑回和多小脑回，白质区可见低密度灶。

该类患儿的诊断及分类主要依靠肌肉活检。

3）运动神经元异常：脊髓性肌萎缩是新生儿期最常见的运动神经元疾病，累及新生儿的类型包括Ⅰ型脊髓性肌萎缩、Werdnig-Hoffmann 病。临床表现为严重的肌张力减退，有特征性肩内旋和前臂旋前，有严重的呼吸肌无力，但面部肌肉不受累，常表现出明快的表情且非常机敏。舌肌束震颤常见。

4）先天性肌病：可分为线状体肌病、中央轴空病、肌管性肌病、微轴空病四类，其中常在新生儿期发病的为线状体肌病及肌管性肌病。

线状体肌病在新生儿期常见的类型包括严重先天性类型及经典型先天性类型。严重先天性类型患儿出现典型的"胎儿运动不能"特征，包括羊水过多、关节挛缩、呼吸衰竭、完全无运动等，预后很差。经典型先天性类型特征为肌张力减退、全身无力，主要累及面部和中轴肌肉，喂养困难。肌肉活组织检查可见大量红染的杆状结构。

肌管性肌病临床表现变化多样，取决于遗传模式，常见的 X 连锁型引起男性严重表型，如羊水过多、胎动减少、显著的肌张力减退、不同程度的眼外肌麻痹、出生时呼吸衰竭（常是致命性的）等。

5）先天性肌无力综合征：为遗传病，可分为突触前、突触和突触后三类。临床特征是累及眼球、延髓、肢体及呼吸肌的疲劳性无力、呼吸暂停，乙酰胆碱受体抗体阴性。在新生儿期表现的先天性肌无力综合征主要包括：①先天性肌无力综合征合并阵发性呼吸暂停（家族性婴儿期肌无力）。患儿出生时即表现为肌张力减退、延髓肌和呼吸肌无力，但症状可逐渐好转，当发生感染等疾病时症状出现并加重。而发作间歇可以无临床症状，在 2Hz 频率的重复刺激下，可出现肌无力，对抗胆碱酯酶治疗反应良好。②运动终板乙酰胆碱酯酶缺乏。患儿可表现为瞳孔对光反射迟钝，运动神经刺激时存在反复复合动作电位。抗胆碱酯酶治疗无效。

2. 继发性肌张力低下　出现败血症、窒息、低体温、低血糖、甲状腺功能低下等疾病，或出现脱水、酸中毒、休克、心力衰竭、呼吸衰竭等严重情况时，新生儿可表现为肌张力低下。母亲分娩前曾应用降压药、镇静药、镇痛药或麻醉药，新生儿出生后可表现为肌张力低下，并常伴有反应低下,呼吸浅弱。患重症肌无力的母亲所生育的新生儿可出现一过性重症肌无力,患儿出生后数小时内发病,典型表现包括吸吮-吞咽不良、全身性肌张力减退、面神经无力、啼哭微弱,喂食时易疲劳,呼吸困难可能需要机械通气辅助呼吸,偶有上睑下垂和眼肌麻痹。90%的患儿在 2 个月内康复,最迟 4 个月内康复。母亲和患儿抗乙酰胆碱受体(AchR)抗体阳性。应用抗胆碱酯酶(新斯的明)治疗,15~30 分钟后症状改善,持续 1~3 小时。

研究显示,新生儿肌张力低下的病因构成中有 60%与遗传-代谢性疾病有关。临床上,在排除急性、继发性原因(如新生儿缺氧缺血性脑病、颅内出血、中枢神经系统感染、败血症、颅脑创伤、药物导致的状态等)导致的肌张力低下后,要重点排除遗传-代谢性疾病。诊断思路可参见图 1-2。

四、辅 助 检 查

1. 实验室检查　血电解质、甲状腺功能、血清肌酸激酶、动脉血气分析、TORCH 筛查;血液、尿液、脑脊液细菌培养;新生儿代谢性疾病筛查。

2. 分子遗传学检查　包括染色体核型分析、基因芯片/单核苷酸多态(SNP)分析(微缺失/重复综合征)、比较基因组杂交阵列(Array-CGH)、DNA 甲基化/多重连接依赖性探针扩增(MLPA)分析、DNA 测序、突变分析、外显子测序等。

3. 影像学检查　MRI、CT、磁共振波谱分析、肌肉影像学检查等。

4. 神经-肌肉检查　肌电图检查、肌肉组织活检术等。

五、治　　疗

1. 病因治疗　新生儿肌张力低下的病因复杂,应针对病因采取个体化治疗方案。

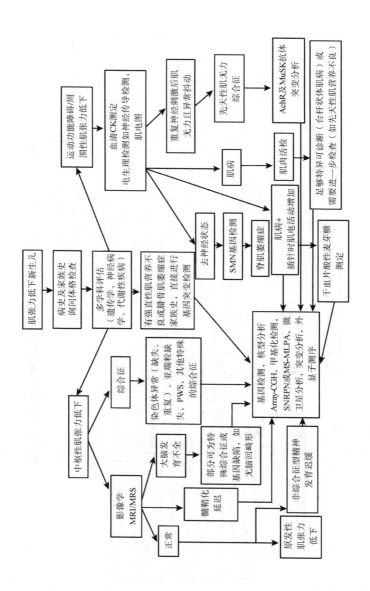

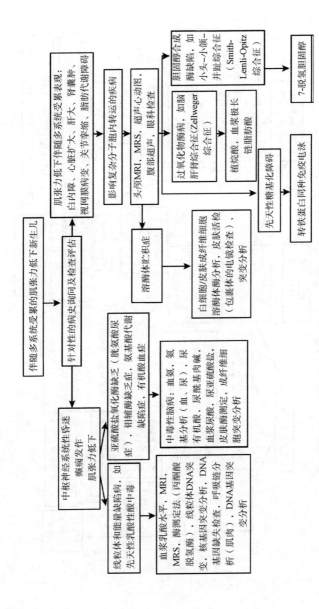

图1-2 遗传代谢病导致的新生儿肌张力低下的诊断流程图

2. 对症治疗　肌张力低下的新生儿如果因呼吸肌受累表现为呼吸暂停、通气不足或低氧血症，可视病情给予气管插管或持续气道正压通气治疗。对于喂养困难和（或）吞咽障碍的患儿，应给予静脉营养支持或鼻饲管喂养。

3. 康复治疗　对吞咽障碍的患儿可给予吞咽功能训练；对全身肌张力低下的患儿，康复治疗的目的是维持肌肉伸展性，预防关节挛缩和脊柱畸形，防止出现皮肤张力。

（徐凤丹）

第九节　新生儿休克

一、概　　述

休克指的是不同原因导致机体有效循环血量不足，引起全身器官的急性微循环流量不足、组织氧和营养物质供给不足，进而引起细胞功能障碍，最终导致细胞死亡。循环休克的本质是危及生命的急性循环衰竭，伴有细胞的氧利用障碍。

二、病因学及分类

有效血容量不足被认为是引起休克的根本原因。患儿发生休克可能同时存在一种以上的因素。

1. 低血容量性休克

（1）出血：胎盘出血、胎-母输血或胎胎输血、肺出血、颅内出血、DIC 等。

（2）血浆丧失：脓毒症等导致毛细血管渗漏，血浆外移到血管外组织间隙。

（3）水分丢失：剧烈吐泻、过度利尿。

（4）静脉回流障碍：张力性气胸。

2. 心脏功能障碍

（1）围生期窒息。

（2）脓毒症心肌损伤。

（3）心律失常。

（4）心脏压塞。

（5）代谢异常：低血糖、低血钙等。

（6）心脏或大血管的解剖结构异常。休克的同时伴有心力衰竭，或出生后数日动脉导管关闭时病情恶化（导管依赖）等情况需要考虑先天性心脏病引起的心源性休克。

3. 分布性休克　由于人体的血管不能够维持正常的张力和通透性所致。早期的特征为血管扩张导致的低血压、肤色红润（暖休克期），后期血液重新分布，从周围血管流向重要生命器官，肤色灰暗和皮肤花斑（冷休克期）。

（1）药物。

（2）围生期窒息。

（3）早产儿：一氧化氮增加或调节异常。

（4）脓毒症、炎症反应：脓毒性休克是分布性休克的典型案例，休克发生时，血管张力异常，血管内液体丢失于组织间隙，迅速导致血容量不足（脓毒性休克可能同时合并心功能不全）。

三、临床表现及诊断

无论是哪一类型的休克，诊断的依据都应该包括临床体征、血流动力学指标和生物化学指标。

1. 临床体征　组织灌注不足是休克的核心内容，早期评估皮肤、肾和脑灌注情况对休克的早期识别和复苏具有重要意义。值得注意的是，休克有时可表现为呼吸窘迫。

（1）皮肤灌注：皮肤温度（湿冷）、花斑评分（苍白-花斑-发绀）、毛细血管再充盈时间（CRT）＞2秒（前臂内侧）或＞3秒（足跟）。CRT代表远端毛细血管床从被按压变得苍白后到其恢复灌注的时间，CRT 延长或中心部位与远端肢体之间差距较大，均提示外周皮肤灌注不佳。有研究发现，早期液体复苏后恢复正常 CRT 的患者具有更低的死亡率，而没有反应则提示患儿存在更严重的循环障碍。

（2）肾：尿量减少，<1ml/（kg·h）。

（3）脑：意识状态改变，烦躁不安、嗜睡、少动、肌张力减低。

2. 血流动力学指标　常用指标包括心率、血压、中心静脉压（CVP）、混合静脉血氧饱和度（SvO_2）和中心静脉血氧饱和度（$ScvO_2$）、无创心排血量监测等。

各胎龄新生儿不同日龄正常血压范围：①足月儿第 1 天 MAP>45mmHg，出生后 3 天>50mmHg；②>34 周早产儿，MAP>40mmHg；③<30 周早产儿，出生后 3 天内 MAP 不低于胎龄；④<26 周早产儿，3 天后 MAP>30mmHg。低血压可能反映低循环血容量、低心搏出量或外周血管扩张。需要强调的是，休克早期血压可以正常，但脉压可能缩小。

3. 生物化学指标

（1）动脉血气分析：代谢性酸中毒、碱缺失超过 5～8、低氧血症。代谢性酸中毒是较敏感的指标，pH 值<7.0 提示休克严重，pH 值<6.8 则预后不良。

（2）乳酸和乳酸清除率：连续的血乳酸水平监测有助于评估休克严重程度和评价复苏效果，预测预后（表 1-6）。血乳酸水平的上限通常为 2mmol/L，对高乳酸血症（Lac>3mmol/L）的患儿，在最初 8 小时内，每 2 小时血乳酸下降≥20%可显著降低病死率。

表 1-6　新生儿休克评分

分值	肢端温度	股动脉搏动	血压（收缩压）	皮肤色泽	皮肤血流
0	正常	正常	>8.0kPa	正常	正常
1	凉至膝、肘以下	弱	6.1～8.0kPa	苍白	慢

续表

分值	肢端温度	股动脉搏动	血压（收缩压）	皮肤色泽	皮肤血流
2	凉至膝、肘以上	未触及	≤6.0kPa	发绀、花纹	甚慢

皮肤血流：前臂 CRT<2 秒为正常，2～4 秒为 1 分，>4 秒为 2 分

足跟 CRT：<3 秒为正常，3～5 秒为 1 分，>5 秒为 2 分

分度：3 分为轻度休克，4～6 分中度休克，≥7 分为重度休克

4. 附加检查　胸部 X 线、心电图、心脏与头颅 B 超、凝血功能、肝肾功能、感染指标、细菌培养等检查有助于病因或病情的诊断。

四、治　疗

新生儿休克治疗成功的关键在于早期识别、目标明确，积极的呼吸支持保证通气和氧合、液体复苏恢复和维持循环（正常的灌注和血压）。治疗中保证血管通路，避免输液中断或外渗，否则可能会导致临床情况恶化或反复。必须谨记，休克最初的处理不是建立初步诊断，而是立即开通静脉通路进行扩容。

1. 病因治疗　休克的病因决定了休克的类型和血流动力学特征，积极、准确地治疗原发病极其重要。对脓毒性休克给予有效抗生素控制感染，低血容量休克则积极补充血容量，梗阻性休克则及时解除梗阻因素等。

2. 呼吸支持治疗　肺作为休克最容易受损的器官之一，在休克早期，微循环障碍导致组织缺氧时即可出现轻度呼吸窘迫表现，且进展迅速，在选择呼吸支持时应适当放宽指征，早期使用，且以呼吸窘迫是否改善作为判断休克是否纠正的指标之一。可采取无创正压通气或经鼻高流量氧疗以优化组织的氧输送量，应用过程中注意调节氧浓度，避免高氧和自由基产生相关的不良反应。

3. 液体复苏　是休克治疗的核心内容，早期快速恢复

血管内有效血容量是纠正休克的关键。首剂 10～20ml/kg，初始复苏（1 小时内）液体总量可达 40～60ml/kg，甚至更高。我们强调每次的液体输注前后均需详细评估患儿血流动力学状态，包括全面的临床检查、生理学参数，如 CRT、血压、脉搏、肢端温度、尿量、意识状态等；如果有条件可进行无创心排血量监测等更加高级的血流动力学监测，有助于了解休克的类型和原因，个体化判断患儿是否存在容量反应性、液体过剩或心血管系统衰竭等情况，指导后续的液体复苏。继续维持输液可选择 1/3～1/2 张含钠液，在 6～8 小时以速度 5～10ml/（kg·h）输注。

晶体液、胶体液或平衡液何者更优仍需更多的临床研究证实。不少临床医师首选等渗晶体液（如 0.9%氯化钠），因更易获得且价格不高。白蛋白作为应用大量晶体液进行液体复苏的补充，尤其患儿存在低蛋白血症。如果出血和 DIC，则考虑输注红细胞和新鲜冰冻血浆。

尽早启动高质量液体复苏恢复患儿组织灌注是休克抢救成功的关键，但同样要重视液体过负荷的评估，尤其是脓毒性休克，在病情稳定、血管活性药物逐步下调之后，及时实施液体移除。

4. 血管活性药物的应用　理想的治疗方案设计应该能够有效改善患儿的心脏充盈压（前负荷）、心肌收缩力和外周阻力（后负荷）。液体复苏能够迅速有效增加前负荷，而肾上腺素受体激动剂能够增加心肌收缩力或改变外周血管阻力。

本节主要讨论与血管活性相关的肾上腺素受体：α_1、β_1、β_2 受体和多巴胺受体 D_1。α_1 受体主要分布于血管壁平滑肌细胞，受体激活增加细胞内钙离子浓度，使血管收缩，主要是肠系膜、皮肤和肾小动脉收缩，提高外周血管阻力。β_1 受体主要分布于心脏，受体兴奋引起正性变力（收缩力）和变时（心率）作用，这两种作用均可以增加心排血量

（$CO=HR \times SV$）。β_2 受体主要分布于血管平滑肌和支气管平滑肌，激动后使血管舒张、支气管扩张。D_1 受体激动能选择性舒张肾血管、肠系膜血管及冠状动脉。临床常用药物有以下几种：

（1）多巴胺

1）中等剂量 $5 \sim 10\mu g/(kg \cdot min)$ 时明显激动 β_1 受体，增强心肌收缩力、加快心率，同时兴奋 α_1 受体，增加血管阻力，总体增加心排血量及 MAP。

2）大剂量 $10 \sim 20\mu g/(kg \cdot min)$ 时则以激动 α_1 受体为主，升高血压，同时保持 β 受体作用，发挥一定的正性肌力作用。

（2）多巴酚丁胺：选择性 β_1 受体激动剂，剂量在 $5 \sim 20\mu g/(kg \cdot min)$ 时增加心肌收缩力和心排血量，心率仅略为增快(多巴酚丁胺对心脏的正性变力作用强于变时作用)，总外周阻力变化不大（因其 α_1 受体介导的缩血管效应与 β_2 受体介导的扩血管作用相互平衡）。

（3）肾上腺素：α 和 β 受体激动剂的通常使用剂量为 $0.05 \sim 1.5\mu g/(kg \cdot min)$。

1）低浓度 $0.02 \sim 0.08\mu g/(kg \cdot min)$ 时主要激动 β_1 受体（增加心肌收缩力和心排血量，收缩压升高）和 β_2 受体（血管舒张，外周阻力降低，舒张压下降）。

2）高浓度时 α_1 受体占优势：$0.1 \sim 2.0\mu g/(kg \cdot min)$ 时作用于 α_1 和 β_1 受体；$>2.0\mu g/(kg \cdot min)$ 时主要作用于 α_1 受体，明显的血管收缩、心脏后负荷增加可能降低每搏量。

（4）去甲肾上腺素：α_1（强效）和 β_1 受体激动剂（激动 β_1 受体的作用与肾上腺素大致相等，但激动 α 受体的作用较肾上腺素稍逊色；对 β_2 受体的作用小）逆转低血压的效果明显，特别是在脓毒性休克患儿中。由于 β_2 受体作用弱，去甲肾上腺素不仅增加收缩压（β_1 受体作用），还增加舒张压，总外周阻力升高；剂量从 $0.05 \sim 0.1\mu g/(kg \cdot min)$

开始，逐渐增加，一般不超 1.0μg/（kg·min）。理论上 β_1
受体激动能够增加心率、增加心排血量，但明显的血压升高
引起的反射性迷走神经活动抵消此效应，最终心率变化不大
甚至有所下降，而心排血量因心率的减慢保持不变。

血管活性药物应该在充分、合理的液体复苏后使用，根
据希望激活的受体类型选择不同的药物和剂量组合。如低心
排血量和低外周阻力型休克，需要激动 β_1 受体（可选择多
巴酚丁胺）和 α_1 受体（可选择去甲肾上腺素）；高动力休克
则选择 α_1 受体血管收缩药物，如大剂量的多巴胺[>10μg/
（kg·min）]、肾上腺素（高浓度）或去甲肾上腺素。低动
力性冷休克建议选用肾上腺素 0.05～0.3μg/（kg·min）或中
等剂量多巴胺 5～10μg/（kg·min）；如果患者出现多巴胺抵
抗，则考虑应用肾上腺素维持[0.3～2.0μg/（kg·min）]。

强大的缩血管药物在恢复正常血压数值的同时，可能因
为后负荷的增加而降低每搏量(特别是心肌收缩力下降的患
儿)，同时会减少组织灌注，建议联用具有血管舒张作用的
药物如多巴酚丁胺（同时可以增加心肌收缩力）。婴幼儿脓
毒性休克常伴有心功能障碍，低心排血量性休克常见，因此
具备增加心肌收缩力的药物如多巴胺、多巴酚丁胺和肾上腺
素通常被优先选择。

5. 改善微循环 纠正休克的最终目标是恢复组织灌
注，复苏微循环，消除氧债，改善预后。液体复苏的启动时
机非常重要，有研究发现只有早期的扩容才能够使小血管的
灌注得到改善。也有研究提示，在早期目标导向的液体治疗
中，胶体液对于微循环的复苏具有一定的优势。

其他药物方面，在早期液体复苏之后，可以静脉应用莨
菪类药物如东莨菪碱或山莨菪碱。对于脓毒性休克患儿，山
莨菪碱具有拮抗血管麻痹的效能，同时通过抑制血栓素 A2
的合成而抑制血小板聚集及微血栓形成，最终能够改善微循
环。用法用量：山莨菪碱每次 0.3～0.5mg/kg，东莨菪碱每

次 0.01～0.02mg/kg，20 分钟重复给药 1 次，1 小时内共 3 次，每天 2 轮；用药后患儿可出现颜面轻度潮红、心率轻度增快等现象，此为莨菪类药物"化"的表现，密切监测即可。也可以每次剂量不变，每天 3～4 次，病情好转后逐渐减少每天次数。

6. 其他治疗

（1）皮质激素：当患儿存在液体抵抗、儿茶酚胺抵抗性休克，特别是早产儿肾上腺功能不成熟，存在可疑或已证实的肾上腺功能减退时可静脉给予氢化可的松，每次 0.5～1mg/kg，最快 2 小时起效，每天 2～3 次，共 2～3 天；建议在给予激素治疗的同时测定血清皮质醇水平。新生儿肾上腺功能不全的定义为促皮质素刺激后皮质醇峰质量浓度<180μg/L，或基础皮质醇<40μg/L，或正性肌力药支持下基础皮质醇<180μg/L。

（2）肝素：治疗休克时对疑有 DIC 的患儿目前主张早期应用肝素，不必等待出现高凝状态、DIC 实验室指标阳性，且趋向超小剂量和皮下注射。1U/（kg·h）静脉滴注或每次 20～40U/kg，12 小时 1 次，皮下注射。

（3）纳洛酮：休克时内源性阿片类物质（如 β-内啡肽）释放增加，β-内啡肽可抑制前列腺素和儿茶酚胺的心血管效应，使血管平滑肌松弛，血压下降。纳洛酮是合成的阿片受体拮抗剂，可解除 β-内啡肽对儿茶酚胺的拮抗作用，使 β 肾上腺素能受体增敏，α 和 β 肾上腺素能受体恢复平衡，同时可以改变 G 蛋白水平，增强心脏的兴奋性和敏感性，从而使心脏舒缩功能恢复正常，尤其是围生期窒息缺氧导致的休克。剂量：0.05～0.1mg/kg 静脉注射，必要时 30～60 分钟重复应用，连用 2～4 天。

（4）镇痛镇静药：需要注意心肌抑制作用、全身血管阻力降低、血流动力学不稳定等不良反应。

（5）控制血糖。

（6）对症支持治疗：保证充足的热量和营养供给，能耐受肠道喂养的患儿及早予以肠内营养支持，如不耐受可予以肠外营养；纠正电解质和酸碱平衡紊乱；维持合理的白蛋白和血红蛋白水平。

五、休克的临床监测

临床监测是休克诊治过程中重要的医疗行为。液体复苏的终点需要更多的研究去明确，但微循环参数应该被重视，因为 MAP 和心排血量这些宏观血流动力学指标并不能全面、准确地反映组织灌注。

1. 宏观灌注指标包括无创/有创血压监测、混合静脉血氧饱和度和中心静脉血氧饱和度、超声心动图等。后续治疗血流动力学支持目标是维持中心静脉血氧饱和度＞70%、心脏指数为 3.3～6.0L/（min·m^2）。

（1）超声心动图：包括重症超声，可以测量心搏量（SV）、心排血量（CO）、心脏指数（CI）、射血分数（EF）、下腔静脉宽度等，可以床旁动态监测，有助于早期鉴别休克的原因、评估液体复苏的效果。

（2）超声心排血量监测或生物电阻抗法：无创血流动力学监测仪可以提供 SV、CO、CI、外周血管阻力（SVR）、机体含水量等一系列血流动力学参数。

（3）中心静脉血氧饱和度可提供关于氧输送和氧需求平衡的重要信息，中心静脉血氧饱和度降低提示氧输送不足，尤其是合并血乳酸升高时。类似于其他指标，中心静脉血氧饱和度与混合静脉血氧饱和度均不能单独用于指导诊疗。

2. 外周灌注和微循环微血管的变化在休克的发病机制中占据重要地位，即使全身血流动力学通过复苏恢复正常，持续的微循环障碍也可能会妨碍组织灌注和氧合。组织灌注监测通常包括 CRT、皮肤花纹、身体温度梯度、外周灌注指数（peripheral perfusion index，PPI）。

（1）身体温度梯度：正常情况下手、足温度与躯干温度接近，如果手、足温度低于躯干温度，提示外周灌注不佳。

（2）PPI：使用专门的脉搏血氧监测仪对高危儿进行 PPI 的持续监测，能够了解外周血流的实时变化情况，有助于识别外周循环灌注不足的新生儿。当小动脉收缩、搏动减弱时，PPI 值下降，提示外周灌注不良。De Felice 等提出 PPI 值小于 1.24 提示患儿病情危重，易发生并发症，预后不良；Granelli 和 Ostman-Smith 提出足月儿出生后 1～120 小时外周 PPI 值小于 0.7 应考虑患儿可能罹患严重疾病。

3. 氧输送和氧代谢指标

（1）氧代谢概念

1）氧输送（DO_2）：指单位时间内给组织、器官或整个身体提供的氧气，$DO_2=1.34×Hb×SaO_2×CO+0.003×PaO_2$（其中 $1.34×Hb×SaO_2$ 为动脉血氧含量 CaO_2）。

2）氧需求（oxygen demand）：这是一个理论上的概念，指机体或某个器官在某个特定环境条件下对氧气的需求量；实际氧需求无法测量。

3）氧耗（VO_2）：指单位时间内组织细胞消耗的氧量，$VO_2=（CaO_2–CvO_2）×CO$。

4）氧摄取（O_2ER）：指血液中输送的氧气被组织、器官利用的比例。

5）氧债（oxygen debt）：指氧输送和氧需求之间的差值。

（2）氧耗由氧需求和氧输送两个因素所决定，正常氧输送率约为静息时组织需氧量的 4 倍，即组织摄取了血液中 25% 的氧气，剩余的 75% 作为代谢需求增加时的储备。这种储备能力具有重要的病理生理学意义，机体在发生氧输送危机时仍然能够满足机体有氧代谢的需要。

（3）乳酸和乳酸清除率

1）满足组织氧需求的最低氧输送称为氧输送临界值

（DO_2crit），低于此临界值则氧输送无法满足组织需氧量，氧耗低于氧需，产生氧债，组织缺氧，机体由氧代谢转为无氧代谢，乳酸堆积，碳酸氢盐浓度下降。

2）从氧代谢的角度，休克的发生发展的过程就是氧输送发生变化的过程，休克的治疗就是为纠正氧输送与氧需求失匹配，即降低氧需求和增加氧输送，提高组织氧利用，包括呼吸、循环、血压和功能细胞4个环节。

3）降低氧需求包括控制体温、防治感染、镇痛镇静和降低呼吸做功等。从公式 $DO_2=1.34×Hb×SaO_2×CO+0.003×PaO_2$ 可知，增加心排血量（液体复苏、合理的血管活性药物应用）、贫血时输注红细胞、积极的呼吸支持提高血氧饱和度，均可以增加氧输送，最终达到消除氧债的目的。当然，氧输送增加，但微循环血流分布异常，组织灌注不一定得到改善；同时，休克特别是脓毒性休克可能损害氧摄取和利用的因素，如果出现与病情不相称的低氧耗、SvO_2 升高，同时又存在乏氧的证据，往往提示机体氧代谢已经陷入衰竭，这种情况比高氧耗更不堪。

（何晓光）

参 考 文 献

陈安，杜靖，杜立中，2013. 早期新生儿腹胀临床分析. 中国当代儿科杂志，15（12）：1074-1078.

胡超平，李西华，2018. 婴儿松弛综合征研究进展. 中国现代神经疾病杂志，18（08）：573-576.

李凯江，单振潮，2013. 960例新生儿外科性呕吐的病因探讨. 宁夏医科大学学报，35（8）：902-903.

邵肖梅，叶鸿瑁，丘小汕，2011. 实用新生儿学. 北京：人民卫生出版社.

魏克伦，2012. 新生儿急救手册. 北京：人民卫生出版社.

魏铭，李文斌，2018. 新生儿牛奶蛋白过敏. 中华新生儿科杂志（中英文），33（6）：471-474.

杨青华，郑炳升，周少明，等，2019. 以胃肠道症状为主要表现的婴儿牛奶蛋白过敏280例临床分析. 中国当代儿科杂志，21（03）：271-276.

赵茜茜，2018. 儿童腹胀的临床特点及病因分析（附1561例报道）. 重庆医科大学.

中华医学会儿科学分会免疫学组，中华医学会儿科学分会儿童保健学组，中华
　　医学会儿科学分会消化学组，等，2013. 中国婴幼儿牛奶蛋白过敏诊治循
　　证建议. 中华儿科杂志，51（3）：183-186.

Agyemang A，Nowak-Wegrzyn A，2019. Food protein-induced enterocolitis syndrome：
　　a comprehensive review. Clinical Reviews in Allergy & Immunology，57（2）：
　　261-271.

Alwan R，Drake M，Gurria JJ，et al，2017. A Newborn With Abdominal Pain.
　　Pediatrics，140（5）：e20164267.

Bing Q，Hu J，Li N，et al，2013. Clinical and skeletal muscle biopsy characteristics
　　of 25 patients with floppy infant syndrome. Clinical Neuropathology，32（11）：
　　471-479.

Birdi K，Prasad AN，Prasad C，et al，2005. The Floppy Infant：Retrospective
　　Analysis of Clinical Experience（1990—2000）in a Tertiary Care Facility.
　　Journal of Child Neurology，20（10）：803-808.

Bodensteiner JB，2008. The Evaluation of the Hypotonic Infant. Seminars in
　　Pediatric Neurology，15（1）：10-20.

Bray-Aschenbrenner A，Feldenberg LR，Kirby A，et al，2017. Bloody stools in a
　　3-day-old term infant. Pediatrics，140（3）：e20170073.

Eichenwald EC，2016. Apnea of Prematurity. Pediatrics，137（1）.

Fahey M，2015. Floppy baby. Journal of Paediatrics and Child Health，51（4）：
　　355-356.

Fisher RS，Emde BWV，Blume W，et al，2005. Epileptic seizures and epilepsy：
　　definitions proposed by the international league against Epilepsy(ILAE)and the
　　international bureau for epilepsy（IBE）. Epilepsia，46.

Glass HC，Sullivan JE，2009. Neonatal seizures. Current Treatment Options in
　　Neurology，11（6）：405-413.

Govender P，Joubert R，2016. 'Toning' up hypotonia assessment：A proposal and
　　critique. Afr J Disabil，5（1）：231.

Govender P，Joubert RWE，2018. Evidence-Based Clinical Algorithm for Hypotonia
　　Assessment：To Pardon the Errs. Occupational Therapy International：1-7.

Han SB，Kim J，Moon S，2017. Jejunal perforation as an unusual presentation of
　　total colonic aganglionosis in a neonate：A case report. International Journal of
　　Surgery Case Reports，41：117-120.

Hermansen CL，Mahajan A，2015. Newborn Respiratory Distress. American Family
　　Physician，92（11）：994.

Hiremath G，Kamat D，2015. Diagnostic Considerations in Infants and Children with
　　Cyanosis. Pediatric Annals，44（2）：76-80.

Jing Z，Fernando G，Mu D，2011. Apnea of prematurity：from cause to treatment.
　　European Journal of Pediatrics，170（9）：1097-1105.

Lim YJ，Jo HJ，Chung ML，2018. Omental calcification, necrotizing enterocolitis,
　　and undescended testes after fetal abdomino-amniotic shunting performed for

the management of meconium peritonitis: a case report. J Clin Ultrasound, 46 (8): 546-548.

Macfarlane PM, Ribeiro AP, Martin RJ, 2013. Carotid chemoreceptor development and neonatal apnea. Respiratory Physiology & Neurobiology, 185 (1): 170-176.

Majjiga VS, Bhatt N, Kavianian A, et al, 2015. A newborn with massive intra-abdominal haemorrhage. BMJ Case Reports: r2015211279.

Merves M, Parsons K, Alazraki A, et al, 2019. Significant Hematochezia and Intracranial Bleeding in Neonatal Hereditary Hemorrhagic Telangiectasia. AJP Rep, 9 (1): e10-e14.

Mizrahi EM, 1997. Neonatal Seizures. Encyclopedia of the Neurological Sciences, 62 (2): 402-410.

Mizrahi EM, Kellaway P, 1987. Characterization and classification of neonatal seizures. Neurology, 37 (12): 1837.

Paolillo P, Picone S, 2013. Apnea of prematurity. Journal of Pediatric & Neonatal Individualized Medicine, 2 (2): 154.

Pas ABT, Davis PG, Hooper SB, et al, 2008. From Liquid to Air: Breathing after Birth. Journal of Pediatrics, 152 (5): 607-611.

Poets CF, 2010. Apnea of prematurity: What can observational studies tell us about pathophysiology? Sleep Medicine, 11 (7): 701-707.

Prasad AN, Prasad C, 2011. Genetic evaluation of the floppy infant. Seminars in Fetal and Neonatal Medicine, 16 (2): 99-108.

Prat E, Seo-Mayer P, Agarwal S, et al, 2018. Neonate with urinary ascites but no hydronephrosis: unusual presentation of posterior urethral valves. BMJ case reports, 2018: bcr-2018.225053.

Ratnayake K, Kim TY, 2014. Evidence-based management of neonatal vomiting in the emergency department. Pediatr Emerg Med Pract, 11 (11): 1-20.

Reuter S, Moser C, Baack M, 2014. Respiratory distress in the newborn. Pediatrics in Review, 35 (10): 417-429.

Schmidt B, Roberts RS, Davis P, et al, 2007. Caffeine for Apnea of Prematurity Trial Group. Long-term effects of caffeine therapy for apnea of prematurity. N Engl J Med, 357 (19): 1893-1902.

Tricia Lacy Gomella 著, 2006. 魏克伦, 译. 新生儿学手册. 长沙: 湖南科学技术出版社.

Vargas MG, Miguel-Sardaneta ML, Rosas-Téllez M, et al, 2018. Neonatal Intestinal Obstruction Syndrome. Pediatric Annals, 47 (5): e220-e225.

Volpe J, 1989. Neonatal seizures: current concepts and revised classification. Pediatrics, 84.

Yang T, Huang Y, Li J, et al, 2018. Neonatal Gastric Perforation: Case Series and Literature Review. World J Surg, 42 (8): 2668-2673.

第2章

新生儿早期营养和液体平衡维持

第一节　新生儿血糖的管理

新生儿由于糖原和脂肪储存不足、消耗糖过多、高胰岛素血症、内分泌和代谢性疾病、遗传代谢及其他疾病都会导致低血糖的发生，低血糖可使脑细胞失去基本能量来源，脑代谢和生理活动无法进行，如不及时纠正会造成永久性脑损伤。本节将讨论新生儿低血糖的管理。

一、发生的机制

新生儿暂时性血糖浓度低是正常的，因为葡萄糖的来源在分娩后发生了变化，从来自母体的持续供应变为来自奶喂养的间歇性供应。随着停止经胎盘持续供应葡萄糖，健康足月新生儿的血浆葡萄糖浓度在出生后 2 小时期间降低，达到通常不低于 2.2mmol/L 的最低点，随后到出生后 4~6 小时稳定在 2.5~4.4mmol/L。出生后即刻，血浆肾上腺素和胰高血糖素浓度升高及胰岛素浓度降低引起肝糖原分解（糖原分解），从而维持血浆葡萄糖浓度。出生后 8~12 小时，糖原储备会被消耗殆尽。随后，通过乳酸、甘油和氨基酸合成葡萄糖（糖异生作用），维持血浆葡萄糖水平。随着建立含有充分糖类的喂养，血浆葡萄糖浓度的维持便不再只依靠糖异生。

在通常需要干预（病理性或持续性低血糖）的新生儿中，低血糖症的基础机制包括葡萄糖供应不足、糖原储备不足、葡萄糖生产受损、葡萄糖消耗增加、胰岛素分泌过多、遗传代谢性疾病、内分泌失调等。

二、临 床 表 现

低血糖的临床表现有吸吮无力、喂养困难、哭声弱或音调高、抽搐、意识水平改变（嗜睡或昏迷）、呼吸暂停、心动过缓、发绀、低体温等。因为这些表现为非特异性，所以如果血糖浓度恢复正常后症状没有缓解，则应进行进一步评估以寻找其他可能的原因（如脓毒症）。

三、新生儿低血糖症的处理目标

新生儿低血糖症的处理目标包括纠正有症状患儿的血糖水平；预防有风险患儿发生症状性低血糖；避免不必要地治疗过渡性低血糖的婴儿（过渡性低血糖无须治疗，可自行缓解）；识别有潜在严重低血糖疾病的新生儿。

长期目标是预防新生儿低血糖症的神经系统后遗症。但目前还没找到能够准确预测神经发育结局不良的具体血糖浓度和（或）低血糖持续时间。因此，没有一个精确的血糖浓度值可以界定需要干预的新生儿显著低血糖，并且尚无数据表明任何处理策略在减少神经系统远期不良结局方面较有优势。

尽管如此，由于已观察到新生儿症状性低血糖症与神经发育损害之间的关联，美国儿科学会（American Academy of Pediatrics，AAP）和儿科内分泌学会（Pediatric Endocrine Society，PES）制订了相关的临床指南。AAP 和 PES 的这些推荐的目的是减少新生儿低血糖症引起的神经系统损害，同时尽可能地减少对新生儿正常的过渡性低血糖的过度治疗，因为过渡性低血糖不经治疗便可自行缓解，也不会引起任何远期后遗症。此外，PES指南可指导如何和何时识别有潜在严重持续性低血糖疾病的婴儿。

四、新生儿低血糖症的处理界限值

目前多主张采用不论胎龄和日龄，低于2.2mmol/L就诊断低血糖症，而低于2.6mmol/L为临床处理的界限值。对于疑似或经证实存在遗传性低血糖疾病的新生儿，如有低血糖疾病家族史或体格检查发现的特征符合Beckwith-Wiedemann综合征（Beckwith-Wiedemann syndrome，BWS），我们的目标是维持血浆葡萄糖浓度大于70mg/dl（3.9mmol/L）。因为反复低血糖水平对此人群造成伤害的风险很大，所以该治疗目标设置得较高。

五、治　　疗

低血糖的治疗是一个逐步的过程，应根据患儿是否存在症状和体征及患儿对每一步治疗的反应来进行。以下方案与AAP和PES发布的指南一致。

有数据表明，有症状的新生儿低血糖症可能导致脑损伤。因此，应对有症状患儿采取积极的治疗以增加血糖水平，包括应用胃肠外葡萄糖。

1. 胃肠外葡萄糖及外周静脉输注葡萄糖　对可能发生低血糖者，应从出生后30分钟即开始喂奶（或鼻饲），可喂母乳或婴儿配方奶，24小时内，每2小时喂一次。

如血糖低于需要处理的界限值2.6mmol/L，患儿无症状，应静脉滴注葡萄糖6～8mg/（kg·min），每小时监测微量血糖，直至血糖正常后逐渐减少至停止滴注葡萄糖。对于有症状的患儿，应立即静脉滴注10%葡萄糖2ml/kg，速度为1ml/min。随后继续滴入10%葡萄糖6～8mg/（kg·min）。如果低血糖持续存在，输注速度应根据需要增加，以恢复和维持正常血糖水平。如经过上述处理，低血糖不缓解，则逐渐增加输注葡萄糖量至 10～12mg/（kg·min）。

外周静脉输注葡萄糖的最大浓度为 12.5%，如超过此浓度，应放置中心静脉导管，通过静脉导管输液。治疗期间每小时检测一次微量血糖，如症状消失，血糖正常 12～24 小时，逐渐减少至停止输注葡萄糖，并及时喂奶。出生 24～48 小时后溶液中应给予生理需要量氯化钠和氯化钾。

经外周静脉导管或低位脐静脉导管给予溶液的最大葡萄糖浓度为 12.5%，而经中心静脉导管（包括中心位置的脐静脉导管）给予溶液的最大葡萄糖浓度为 25%。一些严重的情况下，输送足够量的葡萄糖来治疗低血糖所需的输注速率可能会大于维持液的输注速率。在这些情况下，应密切监测患儿的液体和临床状况，以判断是否存在容量超负荷，并寻找肺水肿、心力衰竭和低钠血症的证据。对于依赖高输注速率或葡萄糖浓度＞12.5%的婴儿，需要置入中心静脉导管。某些情况下可能需要利尿剂。

2. 胰高血糖素　一般而言，如果葡萄糖输注速率接近 12mg/（kg·min）或＞160ml/（kg·d），则应考虑其他干预措施。对于胃肠外持续输注最大量葡萄糖但血浆葡萄糖浓度仍持续＜50mg/dl（2.8mmol/L）的少见患儿，应考虑给予胰高血糖素。对于有症状的婴儿，胰高血糖素可经静脉给予，也可皮下注射（若无静脉通路）。对于接受胃肠外葡萄糖输注后仍有持续性低血糖的婴儿，胰高血糖素的起始剂量应为 20～30μg/kg。该剂量可以肌内注射或皮下注射，或是用 1 分钟缓慢静脉注射。对于尚未建立静脉通路的婴儿，肌内注射和皮下注射特别有用。

血浆葡萄糖浓度应在给药后 15～30 分钟上升 30～50mg/dl，并且应当持续约 2 小时，但血糖浓度也可能更快地下降。由于胰高血糖素的作用短暂，必须建立静脉通路，并应频繁检查血糖浓度，必要时应重复给予胰高血糖素。如果应用胰高血糖素后 20 分钟内血浆葡萄糖浓度未上升,则应当再次给予胰高血糖素。胰高血糖素治疗无效提示患儿可能存在糖原贮积症或糖原合成缺陷。这些患儿需要接受进一步评估。对于以最快速率给予胃肠外葡萄糖的婴儿,可连续 24 小时静脉输注总共 1mg 的胰高血糖素,速率为 10~20μg/(kg·h)。

3. 糖皮质激素 对于需要 ≥12mg/(kg·min)葡萄糖输注速率的婴儿,可使用糖皮质激素治疗[氢化可的松 2~6mg/(kg·d),分 2~3 次口服或静脉给药]。然而,由于糖皮质激素的潜在副作用,该药只能短期使用(1~2 天),除非患儿有明确的肾上腺皮质功能减退症而需终身使用糖皮质激素替代治疗。糖皮质激素的作用机制可能是刺激糖异生和减少外周葡萄糖利用。在开始糖皮质激素治疗前,应测定低血糖发作期间的血清皮质醇和胰岛素浓度。

4. 其他药物及治疗方法 对于葡萄糖胃肠外输注和胰高血糖素治疗无效的持续性高胰岛素血症性低血糖症,其他治疗方案包括药物治疗(如二氮嗪和生长抑素)和胰腺切除术,后者适用于内科治疗无效的高胰岛素血症患儿。

六、新生儿低血糖症的后续管理

当血糖浓度稳定并维持在阈值或阈值以上水平时,随着喂养量的逐渐增加,可缓慢逐渐降低葡萄糖的输注速率。逐渐降低葡萄糖输注速率的过程通常需要 2~4 天。在逐渐减慢静脉葡萄糖输注速率的同时,在每次喂养之前都要监测血糖水平,即每 3~4 小时监测 1 次,具体取决于喂养安排。血糖水平应当维持在上文所述的目标阈值水平。

健康婴儿在出生后应尽早喂养。有低血糖风险的婴儿应在出生后 1 小时内喂养。应当频繁地检测血糖水平,从初次喂养后 20~30 分钟开始检测,并在随后的喂养之前检测。应当每 2~3 小时喂养 1 次,并应监测是否有符合低血糖的症状。虽然强烈支持首选母乳喂养，但在无母乳情况下可进行婴儿配方奶粉喂养。血糖的测定：出生后 1 小时内应监测血糖，对有可能发生低血糖者于出生后第 3 小时、第 6 小时、第 12 小时、第 24 小时监测血糖。

在出院之前，对于有低血糖风险的婴儿，若其在出生后 48 小时内，则经过 3 个饱食-空腹循环餐前血糖浓度应＞2.8mmol/L，若其出生≥48 小时，则该浓度应＞3.3mmol/L。一般而言，如果新生儿能在禁食 6～8 小时后维持血浆葡萄糖浓度＞3.3mmol/L，则可以安全出院。

（陈　勤）

第二节　液体平衡与水、电解质的临床管理

刚出生的新生儿从母体宫内的水生环境转变为宫外的干冷环境，需要一个过渡和适应的过程，因此新生儿早期液体疗法的目的也是为了让其能够成功过渡。新生儿水和电解质的稳态会受到出生后的生理适应性，发育对全身水分布及失水的影响。在决定维持生理需要和纠正任何异常情况时，液体和电解质治疗必须考虑这些因素。

一、体内水分的分布

全身水量由细胞外液和细胞内液组成，细胞外液又包括血管内液和间质液。水分在这些分隔间的分布情况随胎龄的增加而变化。与妊娠 27 周时出生的婴儿相比，足月新生儿的全身水量在体重中所占的比例更小，细胞外液量在全身水量中所占的比例更小。

婴儿通常在出生后第 1 周体重会减轻。与足月儿相比，

早产儿的体重减轻更明显（5%或10%～15%），且其体重减轻与多尿有关。足月儿出生后的尿量为1～3ml/（kg·h），早产儿的尿量更多。生理性体重减轻主要是由细胞外液的等渗性减少导致的，但该过程的发生机制尚不清楚。

二、水分的丢失

1. 肾　与足月儿相比，早产儿肾功能方面的有关因素降低，可导致水和电解质失衡。这些因素包括肾小球滤过率、肾小管对钠和碳酸氢盐的重吸收，以及钾和氢的分泌、浓缩或稀释尿液的能力。

数项动物研究表明，某些因素是肾功能不成熟的影响因素。这些因素包括管腔膜上的Na-H交换蛋白和Na-葡萄糖协同转运蛋白，可使滤过的钠和葡萄糖被重吸收，并使氢离子被分泌（导致碳酸氢盐重吸收）。小管周细胞膜上的Na-K-ATP酶泵，可将重吸收的钠释放入体循环。抗利尿激素敏感性水通道蛋白2可允许形成浓缩尿。在出生时，这些转运蛋白处于相对较低的水平，之后逐渐增至成人水平。这些蛋白的水平较低地限制了未成熟儿调节钠排出和保持水分的能力。根据摄入量，处理钠的能力受损可导致低钠血症、高钠血症、容量不足或扩充，而水重吸收功能受损可增加水分过度丢失和高钠血症的风险。

2. 皮肤　在新生儿中，通过皮肤的水分蒸发可导致大量不显性失水。超低出生体重婴儿由于其皮肤非常薄，上述情况可能更明显。在皮肤随孕周的增大和出生后年龄的增长而成熟的同时，水分蒸发减少，妊娠28周后出生的婴儿在出生1周后，其水分蒸发变得不显著。例如，妊娠24周出生的婴儿的不显性失水可能约为200ml/（kg·d），与之相比，足月儿的该数值为20ml/（kg·d）。当皮肤完整性受损时（如大疱性表皮松解症、腹壁缺陷），水分也可能过度丢失。辐射加温器可使通过蒸发丢失的水分增加约50%，加湿和保鲜膜的使用可能使这种水分丢失的程度降至最低。

3. 呼吸系统　在育婴室标准的环境湿度下，足月儿中约 1/2 的不显性失水是由经呼吸系统的水分丢失引起的。出生时的胎龄越小，经呼吸系统的水分丢失越多，但经表皮的水分丢失甚至更多。因此，早产儿经皮肤的水分丢失，比经呼吸系统的水分丢失更多。

三、监 测 方 法

仔细监测对维持新生儿适当的液体和电解质平衡至关重要。监测内容包括进行系列体格检查、测量体重、监测摄入量和排出量、进行实验室检查。

1. 体格检查　包括心血管稳定性的体征（心率、血压和毛细血管再充盈时间）、水合状态（皮肤弹性、黏膜状态、前囟门的饱满度）及是否存在水肿。体重应至少每日测量 1 次。

2. 摄入量和排出量　在出生后最初数天，应严密监测新生儿液体摄入量和尿便排出量，尤其是对于早产儿或那些有急性病的患儿。尿比重也可能是一个衡量液体状态的有用指标。平均约 50% 的所给予的液体通过尿液排出，剩余的液体通过皮肤和呼吸系统丢失。随着补液量的增加，尿液变得更加稀释，在所摄入的水中，1/2 以上会通过尿液排出。相比之下，限制液量通常可导致尿液浓缩，尿液排出量小于水摄入量的 1/2。

3. 血清电解质浓度　对于大多数接受胃肠外液体的新生儿，应测量血清电解质浓度，测量频率为每天 1 次或每 2 天 1 次。具体的监测方案取决于胎龄和出生后的年龄，以及婴儿的临床情况。由于超低出生体重儿存在非常高的不显性失水，在出生后最初数天内，可能需要更频繁地监测血清钠浓度，以避免所给予的自由水不足或过度。对于这些婴儿和重症患儿，我们在其出生后的最初 2～3 天，每 8～12 小时监测 1 次电解质，之后按需进行监测。

4. pH 值对钾离子的影响　钾主要是一种细胞内阳离子。钾在细胞内和细胞外的分布部分取决于细胞内外的 pH 值。因此，血清钾浓度不一定能反映体内钾离子的总量。

5. 液体需要量　在计算液体和电解质的需要量时，必须考虑维持生理需要量、补充进行性丢失量和累积丢失量。维持液体需要量指的是在考虑必要的丢失（如经尿液和大便失水）和不显性失水（如经皮肤和肺失水）后，维持中性水平衡所需要的液体量。液体需要量会受到下列因素的影响：①胎龄和出生后的年龄；②环境的温度和湿度；③肾功能；④是否使用呼吸机（这种情况可影响呼吸系统的水分丢失）。在出生后最初数天内，预期会出现生理性体重减轻。

6. 电解质需要量　对于接受静脉补液的婴儿，由于在出生后最初数天存在相对扩容状态，并且水分的丢失会增加，因此在出生后最初 24 小时内，通常不给予这些电解质。在补钾之前，尿量必须充足。

四、钠、钾的紊乱

电解质紊乱包括血清钠或钾浓度的异常。在细胞外液量正常、减少或增加的情况下，电解质均可发生紊乱。

1. 低钠血症　病因和治疗方法随出生后的年龄而异。

（1）早期新生儿期：在早期新生儿期，低钠血症最常反映的是全身水量过多但钠总量正常。这些原因造成的低钠血症是通过限制液量进行治疗的，该方法通常可使血清钠缓慢恢复至正常水平。然而，如果出现抽搐或嗜睡等神经系统症状，或如果血清钠浓度极低（＜120mmol/L），必须尽快进行纠正。应给予高渗盐水（3%，6ml/kg），输注 1 小时，以将血清钠浓度增至 120～125mmol/L，并消除抽搐。该方法通常可使血清钠浓度增加约 5mmol/L。

（2）晚期新生儿期：相比之下，较晚发生的低钠血症通常是由负钠平衡引起的。这种情况常见于早产儿，其存在钠的过度肾性丢失。病因包括钠摄入量低（因为保钠能力受损）、利尿治疗，以及先天性肾上腺皮质增生症导致的盐皮质激素缺乏。

2. 高钠血症　是指血清钠浓度为 150mmol/L 或更高。这种情况最常见于超低出生体重儿。它通常是由不显性失水和尿排出的速度过高导致的，伴细胞外液体积减少。治疗包括补充游离水，补充的速度要能纠正丢失量并考虑维持生理需要量。

（1）新生儿排出钠负荷的能力降低，特别对于那些早产儿。因此，过度给予钠可导致高钠血症。可发生高钠血症的一种情况是在复苏过程中，对婴儿使用碳酸氢钠治疗。

（2）新生儿高钠血症的一个不常见的原因是尿崩症，该病有时可与缺氧缺血性脑病或中枢神经系统畸形伴随发生。尿崩症患者通常表现为多尿和烦渴。

（3）与细胞外液量不足有关的高钠血症的治疗包括增加游离水的摄入。应避免快速纠正高钠血症（通常定义为每小时＞0.5mmol/L），因为这可能导致脑水肿和抽搐。如果高钠血症是由钠摄入量过多导致的，应减少给予钠；必要时可增加水的摄入。

3. 低钾血症　是指血清钾浓度＜3.5mmol/L，通常是由钾丢失过度导致的。促发因素包括长期使用利尿药、肾小管缺陷或钾离子经鼻胃管或回肠造口大量排出。

低钾血症可引起乏力和瘫痪、肠梗阻、尿潴留，在心电图上可发现传导缺陷（如 ST 段压低、T 波低电压及 U 波）。

4. 高钾血症　是指血清钾浓度＞5.5mmol/L。该异常可由多种原因引起，包括钾清除减少（如肾衰竭和某些类型的先天性肾上腺皮质增生症）、由出血或组织破坏引起的钾释放增加（如脑室内出血、头颅血肿、溶血和肠梗死）及无意中发生的钾补充过度（如针对与利尿治疗相关的低钾血症进行的补钾）。

根据严重程度和发病速度，高钾血症可以没有症状，也可以严重到需按医疗急症进行处理。体征包括心律失常和心血管不稳定性。与高钾血症有关的心电图表现包括 T 波高尖、P 波变平、PR 间期延长、QRS 波群增宽。可能发生心动过缓、室上性或室性心动过速、心室颤动。一旦诊断，应立即停用一切含钾的液体。

五、总结与推荐

新生儿水和电解质的稳态受下列因素的影响：出生后的生理适应性，发育对全身水量分布和失水的影响。在决定维持生理需要并纠正任何异常情况时，液体和电解质治疗必须考虑上述因素。对于接受静脉内补液的婴儿，由于在出生后的最初几日存在相对扩容状态和水分丢失增加，在出生后最初 24 小时内，通常不给予这些电解质。除维持生理需要量外，电解质的丢失量也应得到补充。

（陈　勤）

第三节　新生儿肠内营养

一、肠内营养概念

通过胃肠道提供营养，无论是经口喂养还是管饲喂养，均称为肠内营养。近年来，新生儿肠道内营养的喂养实践已经有了很大的进展，包括乳品的种类、喂养的方法及早期的营养方案等，临床医师应针对不同个体的不同特点设计最佳的喂养计划。

肠内营养适应证包括：①无先天性消化道畸形及严重疾病、血流动力学相对稳定者尽早开奶；②出生体重＞1000g

者可于出生后 12 小时内开始喂养；③有严重围生期窒息（Apgar 评分 5 分钟＜4 分）、脐动脉插管或出生体重＜1000g 可适当延迟至 24～48 小时开奶。

禁忌证包括：①先天性消化道畸形等原因导致消化道梗阻；②怀疑或诊断坏死性小肠结肠炎；③血流动力学不稳定；④如需要液体复苏或血管活性药多巴胺＞5μg/（kg·min）；⑤各种原因所致多器官功能障碍等情况下暂缓喂养。

二、肠内营养配方选择

1. 母乳喂养　是婴儿（其中也包括早产儿）最好的喂养方式。母乳中的蛋白质在质方面优于牛乳，并被认为是独一无二的，但母乳中的蛋白的含量比配方乳少，母乳喂养的婴儿体重不能较快增长即与之相关。母乳可以增加婴儿免疫力，改善婴儿内分泌，易于婴儿消化，促进婴儿神经精神发育。初乳含有更高的蛋白和免疫因子。早期进行母乳喂养的早产儿可降低坏死性小肠结肠炎的发生率。

2. 母乳库母乳喂养　母乳库母乳来源于哺乳期母亲的捐献，由于大多数母乳库母乳来源于足月儿母亲，且很多可能为过渡乳或晚期乳，其成分不适合于早产儿喂养。对比使用库存的足月母乳喂养的早产儿与配方乳喂养的早产儿，随机对照研究（RCT）发现前者生长速度减慢，能量供给不足，氮储备减少，血清磷低，碱性磷酸酶和胆红素水平高，使用 Brazelton 法进行新生儿行为评分低，住院时间延长。另外，母乳存在被人免疫缺陷病毒、T 淋巴源性 1 型病毒、巨细胞病毒及其他病毒污染的可能，使得母乳库的推广受到限制。

3. 母乳强化剂喂养　接受自己母亲乳汁喂养的早产儿，其最初的生长速率及体内氮、脂肪、钠、钾和氯化物的增加水平接近宫内生存时的生长状态，但乳汁中的营养素浓度随时间而逐渐降低。大部分 RCT 结果表明给予母乳强化剂喂养的早产儿，其生长速率与喂养早产儿配方乳者相当。

短期喂养添加钙和磷的强化乳 5～6 周不能提高体内矿物质的水平，但是，喂养这种强化乳 8～12 周的早产儿在钙磷平衡、血清钙、磷和碱性磷酸酶，肾小管对磷的重吸收及骨矿物质的含量方面较喂养非强化乳的早产儿有显著改善。

（1）适应证：体重≤1500g 或胎龄≤34 周且喂养母乳的早产儿；体重＞1500g 但生长不满意的早产儿，体重增加＜15g/（kg·d）；血清 BUN＜2mmol/L 达 2 周以上提示蛋白质摄入不足的早产儿。

（2）需要慎重考虑因母乳喂养导致的风险但不再作为绝对禁忌证的某些情况包括：母亲 HIV 和 HTLV 感染，活动性结核病、HBV、CMV、HSV、梅毒螺旋体感染；母亲接受放射性治疗、抗代谢药物、化疗药物等；罕见的遗传代谢病。

（3）何时添加：建议母乳喂养量达 50～80ml/（kg·d）时开始添加母乳强化剂，需注意早产儿个体差异。

（4）添加速度：开始添加时的比例是 1:50，可以耐受超过 48 小时则增加比例至 1:25。

（5）何时停止：有生长迟缓的早产儿出院后至少持续到纠正胎龄 40 周，或根据生长情况持续到纠正胎龄 52 周。而高危儿、并发症较多和有宫内外生长迟缓的早产儿则需强化的时间较长，可纠正至月龄 6 个月左右，个别早产儿可至 1 岁。但需要注意的是，即使营养风险程度相同的早产儿其强化营养时间也存在个体差异，要根据体格生长各项指标在矫正同月龄的百分位数的决定是否继续或停止强化营养，最好达到 P_{25}～P_{50}，小于胎龄儿＞P_{10}，但注意避免体重/身长＞P_{90}。达到追赶目标，则可逐渐终止强化喂养。

4. 足月儿配方乳喂养　适用于肠道功能发育正常的足月儿或胎龄＞34 周，体重≥2kg 的早产儿，当摄入配方奶约 150ml/（kg·d）时，可满足早产儿能量需要。

5. 早产儿配方乳喂养　较足月儿配方乳喂养具有较高

含量的蛋白质和矿物质。糖类主要来源于乳糖和葡萄糖结合的多聚体；含有 40%～50%的中链三酰甘油可促进脂肪的吸收；含有更多的钙、磷和维生素 D，促进骨骼更好发育；使早产儿体重增加更理想，改善神经发育的预后。胎龄＜34周或体重＜2000g 早产儿可应用早产儿配方乳；胎龄≥34周、体重≥2000g 早产儿可先试喂养标准婴儿配方乳，如不耐受，改用早产儿配方乳。

6. 早产儿出院后配方乳喂养　AAP 建议给予早产儿出院后配方乳喂养至校正月龄 9～12 个月，或身长/体重维持在第 25 百分位以上可改为足月儿配方乳喂养。早产儿出院后配方乳喂养期间可不需额外添加维生素和铁，但需定期随访生长发育情况及营养学检验指标。早产儿出院后配方乳可以防止早产儿营养缺乏，支持追赶性生长，还可以避免早产儿出院后因营养过剩对远期营养的不良影响。早产儿出院后配方乳在国外发达国家已被作为人工喂养早产儿出院后标准喂养方式之一来推行。建议使用早产儿配方奶至校正月龄4 个月。

7. 水解配方乳喂养　具有低敏性，适用于对牛乳、大豆蛋白不能耐受患儿，肠道过敏患儿，肠道喂养不耐受患儿。

8. 无/低乳糖配方乳喂养　适用于原发性或继发性乳糖不耐受的婴儿及肠道功能不全(如短肠综合征、小肠造瘘)的患儿。

9. 特殊配方乳喂养　适用于遗传代谢患儿，根据其疾病类型选用的专门的特殊配方乳，如苯丙酮尿症、枫糖尿症等。

三、肠内喂养总热量

总热量仍然是 105～130kcal/（kg·d）不变（1kcal=4.186J），但是早产儿的热量供应已经细分：普遍需要提高至 110～135kcal/（kg·d），部分超低出生体重儿需 150kcal/

（kg·d）才能达到理想的体重增长速度。因为胎龄越小、体重越低的早产儿住院期间和出院后发生宫外生长迟缓（EUGR）的概率越高，供给更高的热量密度才能满足其追赶性生长的需求。

四、特殊情况下的肠道喂养

1. **短肠综合征**　母乳或水解蛋白配方乳开始肠道喂养，如果不能耐受，可应用稀释奶。如果稀释奶喂养肠道能够耐受，可以先增加量，如果耐受，再改成非稀释乳。

采用持续管饲喂养可以降低单位时间的渗透压和吸收负荷，有利于肠道喂养的建立，一旦耐受尽量改用早产儿配方乳喂养，促进肠道修复。监测血清电解质、pH 值、微量元素、脂溶性维生素和维生素 B_{12}，详细记录胃管、造瘘口或粪便中丢失的液体量，如果排泄量增加 50%或每天丢失超过 40ml/（kg·d），则需要调整肠道喂养计划。

2. **支气管、肺发育不良**　给予热量 140～160cal/（kg·d），以促进生长发育。限制液体量，一般控制在 140～150ml/（kg·d），但较为困难，给予过高的浓缩乳可能导致肾溶质负荷过重。葡萄糖和脂肪的能量比降低到 3：1 或 2：1，可以最大程度地减少 CO_2 的产生和呼吸负荷。

3. **动脉导管未闭**　药物治疗期间出现血流动力学改变的 PDA 或药物治疗期间，肠道喂养应谨慎。如果未开始肠道喂养应延迟肠道喂养。如果已经肠道喂养，继续原来的喂养量，用药期间不加量。如果出现喂养不耐受，减少肠道喂养量。限制液体量不超过 140ml/（kg·d）。

4. **小于胎龄儿（SCA）**　如果产前监测发现存在脐动脉舒张末期血流消失或逆流，延迟肠道喂养开始时间。严密观察下可早期给予少量母乳，多需静脉应用葡萄糖预防和治疗低血糖。SGA 可能需要更多的热量，一旦肠道喂养耐受，尽可能增加热量的摄入以满足新生儿正常生长发育的需要。

注意预防代谢紊乱的发生如低钙血症和低镁血症。

（麦敏玲）

第四节　新生儿肠外营养

一、肠外营养概述

肠外营养是指营养不能或不能完全由胃肠道提供，需从胃肠道外供给营养的临床治疗技术。其可分为全肠外营养和部分肠外营养。

1. 适应证　①早产儿；②先天性消化道畸形：食管闭锁、肠闭锁等；③获得性消化道疾病：坏死性小肠结肠炎等。

2. 禁忌证　①休克，严重水、电解质紊乱，酸碱平衡失调未纠正时，禁用以营养支持为目的的补液；②严重感染；③严重出血倾向；④血浆 TG＞3.4mmol/L，暂停使用脂肪乳剂，血浆 TG＞2.26mmol/L，脂肪乳剂减量；⑤血浆 IBIL＞170μmol/L，脂肪乳剂减量；⑥严重肝功能不全慎用脂肪乳剂与非肝病专用氨基酸；⑦严重肾功能不全者慎用脂肪乳剂与非肾病专用氨基酸。

3. 并发症　①中心静脉导管相关的血行性感染；②代谢紊乱：血糖（高/低）、高三酰甘油血症、代谢性骨病；③肝损伤、胆汁淤积。

二、肠外营养用量标准

1. 液体量的给予需根据实际的临床情况（如光疗、暖箱、呼吸机、心肺功能等各项监测指标）进行调整（表 2-1）。总液体在 20～24 小时均匀输入。

2. 热量：由于食物特殊动力学效应和粪便丢失，肠内营养比肠外营养需要额外补充，肠外营养推荐热量通常为肠内营养推荐热量的 70%～ 80%。足月儿 70～90kcal/（kg·d）。早产儿 80～100kcal/（kg·d）。早产儿能量摄入：出生后第 1 天 30kcal/(kg·d)，以后每天增加 10kcal/(kg·d)，直至 100～120kcal/（kg·d）。

表 2-1 新生儿不同日龄的每天液体需要量[ml/（kg·d）]

出生体重(g)	第 1 天液体需要量	第 2 天液体需要量	第3～6天液体需要量	>7 天液体需要量
<750	100～140	120～160	140～200	140～160
750～1000	100～120	100～140	130～180	140～160
1000～1500	80～100	100～120	120～160	150
>1500	60～80	80～120	120～160	150

三、肠外营养成分

1. 葡萄糖 占总热量的 35%～55%，提供 3.4kcal/g。出生后即可给予。输注浓度不应低于 5%，因为 5%以下葡萄糖张力低可引发溶血；最高输注浓度为外周静脉 12.5%和中心静脉 20%。体重<1000g：4～5mg/（kg·min）开始给予，每天增加 1～2g/kg；体重>1000g：6～8mg/（kg·min）开始给予，每天增加 2g/kg；最大剂量不超过 11～14mg/（kg·min）。需密切监测血糖情况，维持血糖 50～120mg/dl。超低出生体重儿在糖类输注速度<4mg/（kg·min）情况下仍发生高血糖，可短期使用胰岛素维持血糖正常。

2. 氨基酸 占总热量的 10%～15%，提供 4kcal/g。出生后 12～24 小时即可输注。剂量从 1.0～2.0g/（kg·d）[早产儿建议从 1.0g/（kg·d）]开始，按 0.5g/（kg·d）的速度逐渐增至 3.0g/（kg·d），早产儿可增至 3.5g/（kg·d）。而 ASPEN、ESPEN 推荐最大剂量均可用到 4g/（kg·d）。但需注意过高的氨基酸摄入总量、静脉营养时间长可导致高蛋氨酸血症，进而导致肝毒性，促进胆汁淤积的发生。严重胆汁淤积者应减少氨基酸应用，但一般不主张完全停用。牛磺酸对预防早产儿及 NEC 患者因肠外营养引起的胆汁淤积有显著作用。

3. 脂肪乳　占总热量的 30%～50%，能提供较高热量，9kcal/g。出生后 24 小时后可给予。胎龄<28 周：0.5g/（kg·d）开始给予，每天增加 0.5g/kg，最大量 3～4g/（kg·d）。胎龄>28 周：1.0g/（kg·d）开始给予，每天增加 1g/kg，最大量 4g/（kg·d）。输注速度<0.12g/（kg·d）减少发生高脂血症、血小板功能障碍、急性过敏反应、肝色素沉着、肺血管脂质沉积的风险。在肠外营养中加入肝素有降血脂作用，从而避免因脂质代谢不良引起如肝功能异常、胆汁淤积等，使用脂肪乳剂应在中心静脉添加肝素 0.5～1U/ml（全胃肠外营养）。使用脂肪乳剂需定期监测三酰甘油，若 TG>150mg/dl，应减量；TG>220mg/dl，应停止使用。对于体重<1250g、胎龄<30 周的高胆红素血症早产儿，可以维持脂肪乳量为 1g/（kg·d），直至胆红素开始消退，但不推荐禁用脂肪乳剂。

4. 电解质　出生 1～2 天体内钠和氯水平较高，2～4天的血钾水平偏高，故在此期间应适当限制钠钾的摄入，避免导致高钠血症和高钾血症（表 2-2）。钙经胎盘转运，出生后血钙的转运因此终止而下降，若甲状旁腺素的分泌受抑制，则导致低钙血症。

表 2-2　每日所需电解质推荐量[mmol/（kg·d）]

	钠	钾	钙	镁	磷
早产儿	2～3	1～2	0.6～0.8	0.3～0.4	1.0～2.0
足月儿	2～3	1～2	0.5～0.6	0.4～0.5	1.2～1.3

5. 微量元素　静脉营养支持>1 周，应添加（表 2-3）。

表2-3　肠外营养新生儿每日所需微量元素量[μg/（kg·d）]

微量元素种类	早产儿所需量	足月儿所需量
铁	100～200	50
锌	300～500	100～250
铜	20～50	20～30
硒	1～2	2～3
锰	1～3	1～3
钼	0.25～2.0	0.25～3.0
铬	0.25～3.0	0.25～2.0
碘	1.0～1.5	1.0～1.5
氟	—	20

6. 维生素　所有全胃肠外营养的新生儿每日所需维生素推荐量如下：

（1）水溶性：维生素 C 15 000～25 000μg/（kg·d），维生素 B_1 350～500μg/（kg·d），维生素 B_2 150～200μg/（kg·d），维生素 B_6 150～200μg/（kg·d），维生素 B_{12} 0.3μg/（kg·d），烟酸 4000～6800μg/（kg·d），叶酸 56μg/（kg·d），泛酸 1000～2000μg/（kg·d），生物素 5.0～8.0μg/（kg·d）。

（2）脂溶性：维生素 A 150～300μg/（kg·d），维生素 D 0.8μg/（kg·d），维生素 E 2800～3500μg/（kg·d），维生素 K 10.0μg/（kg·d）。

（麦敏玲）

参 考 文 献

蔡威, 陈方, 李敏, 等, 1994. 肝素对新生儿应用外源性脂肪的降血脂作用. 中华小儿外科杂志, 15（1）：6-8.

邵肖梅, 2010. 实用新生儿学. 4版. 北京：人民卫生出版社：108.

邵肖梅, 叶鸿瑁, 丘小汕, 2011. 实用新生儿学. 第4版. 北京：人民卫生出版社.

宋燕燕, 蔡岳鞠, 2012. 新生儿液体治疗中的矛盾和对策. 实用儿科临床杂志, 27（4）：1061-1064.

孙建华，2008. 危重新生儿的液体疗法. 中国实用儿科杂志，（10）：721-723.

早产儿母乳强化剂使用专家共识工作组，中华新生儿科杂志编辑委员会，2019. 早产儿母乳强化剂使用专家共识.中华新生儿科杂志，34（5）：321-328.

周玉娥，2014. 新生儿营养支持. 航空航天医学杂志，（03）：135-136.

A.S.P.E.N，2009. Clinical Guidelines：Nutrition Support of the Critically Ill Child. JPEN J Parenter Enteral Nutr，33（3）：260-276.

Adamkin DH，Polin RA，2016. Imperfect Advice：Neonatal Hypoglycemia. J Pediatr，176：195.

Ali R，Amlal H，Burnham CE，et al，2000. Glucocorticoids enhance the expression of the basolateral Na^+：HCO_3^- cotransporter in renal proximal tubules. Kidney Int，57：1063.

Avatapalle HB，Banerjee I，Shah S，et al，2013. Abnormal neurodevelopmental outcomes are common in children with transient congenital hyperinsulinism. Front Endocrinol（Lausanne），4：60.

Baum M，Amemiya M，Dwarakanath V，et al，1996. Glucocorticoids regulate NHE-3 transcription in OKP cells. Am J Physiol，270：F164.

Baumgart S，1984. Reduction of oxygen consumption，insensible water loss，and radiant heat demand with use of a plastic blanket for low-birth-weight infants under radiant warmers. Pediatrics，74：1022.

Beck JC，Lipkowitz MS，Abramson RG，1988. Characterization of the fetal glucose transporter in rabbit kidney. Comparison with the adult brush border electrogenic Na^+-glucose symporter. J Clin Invest，82：379.

Bertini G，Perugi S，Elia S，et al，2008. Transepidermal water loss and cerebral hemodynamics in preterm infants：conventional versus LED phototherapy. Eur J Pediatr，167：37.

Committee on Fetus and Newborn，Adamkin DH，2011. Postnatal glucose homeostasis in late-preterm and term infants. Pediatrics，127：575.

Constantinescu AR，Lane JC，Mak J，et al，2000. Na（+）-K（+）-ATPase-mediated basolateral rubidium uptake in the maturing rabbit cortical collecting duct. Am J Physiol Renal Physiol，279：F1161.

Devuyst O，Burrow CR，Smith BL，et al，1996. Expression of aquaporins-1 and -2 during nephrogenesis and in autosomal dominant polycystic kidney disease. Am J Physiol，271：F169.

Engle WD，Baumgart S，Schwartz JG，et al，1981. Insensible water loss in the critically Ⅲ neonate. Combined effect of radiant-warmer power and phototherapy. Am J Dis Child，135：516.

Harris DL，Alsweiler JM，Ansell JM，et al，2016. Outcome at 2 Years after Dextrose Gel Treatment for Neonatal Hypoglycemia：Follow-Up of a Randomized Trial. J Pediatr，170：54.

Harris DL，Gamble GD，Weston PJ，et al，2017. What Happens to Blood Glucose Concentrations After Oral Treatment for Neonatal Hypoglycemia? J Pe Diatr，190：136.

Harris DL, Weston PJ, Signal M, et al, 2013. Dextrose gel for neonatal hypoglycaemia (the Sugar Babies Study): a randomised, double-blind, placebo-controlled trial. Lancet, 382: 2077.

Hartley M, Thomsett MJ, Cotterill AM, 2006. Mini-dose glucagon rescue for mild hypoglycaemia in children with type 1 diabetes: the Brisbane experience. J Paediatr Child Health, 42: 108.

Hawdon JM, Aynsley-Green A, Ward Platt MP, 1993. Neonatal blood glucose concentrations: metabolic effects of intravenous glucagon and intragastric medium chain triglyceride. Arch Dis Child, 68: 255.

Hegarty JE, Harding JE, Crowther CA, et al, 2017. Oral dextrose gel to prevent hypoglycaemia in at-risk neonates. Cochrane Database Syst Rev.

Hegarty JE, Harding JE, Gamble GD, et al, 2016. Prophylactic oral dextrose gel for newborn babies at risk of neonatal hypoglycaemia: a randomised controlled dose-finding trial (the Pre-hPOD Study). PLoS Med, 13: e1002155.

Horster M, 2000. Embryonic epithelial membrane transporters. Am J Physiol Renal Physiol, 279: F982.

Kleinman RE, 2009. Pediatrie nutrition handbook. 6h ed. IL: American Academy of Pediatrics, 23-46.

McKinlay CJ, Alsweiler JM, Ansell JM, et al, 2015. Neonatal glycemia and neurodevelopmental outcomes at 2 years. N Engl J Med, 373: 1507.

McKinley LT, Thorp JW, Tucker R, 2000. Outcomes at 18 months corrected age of very low weight (VLBW) infants who received human milk during hospitalization.Pediatr Res, 339: 261-264.

Meier R, Ockenga J, Pertkiewicz M, et al, 2006. ESPEN guidelines on paediatric parenteral nutrition. Clinical Nutrition, 25 (2): 275-284.

Miralles RE, Lodha A, Perlman M, et al, 2002. Experience with intravenous glucagon infusions as a treatment for resistant neonatal hypoglycemia. Arch Pediatr Adolesc Med, 156: 999.

Oh W, Karecki H, 1972. Phototherapy and insensible water loss in the newborn infant. Am J Dis Child, 124: 230.

Omar SA, De Cristofaro JD, Agarwal BI, et al, 2000. Effect of prenatal steroids on potassium balance in extremely low birth weight neonates. Pediatrics, 106: 561.

Omar SA, DeCristofaro JD, Agarwal BI, et al, 1999. Effects of prenatal steroids on water and sodium homeostasis in extremely low birth weight neonates. Pediatrics, 104: 482.

Riesenfeld T, Hammarlund K, Sedin G, 1987. Respiratory water loss in fullterm infants on their first day after birth. Acta Paediatr Scand, 76: 647.

Riesenfeld T, Hammarlund K, Sedin G, 1995. Respiratory water loss in relation to gestational age in infants on their first day after birth. Acta Paediatr, 84: 1056.

Seikaly MG, Arant BS Jr, 1992. Development of renal hemodynamics: glomerular filtration and renal blood flow. Clin Perinatol, 19: 1.

Spencer AU, Yu S, Tracy TF, et al, 2005. Parenteral nutrition-associated cholestasis in neonates: multivariate analysis of the potential protective effect of taurine. JPEN J Parenter Enteral Nutr, 29（5）: 343-344.

Stanley CA, Rozance PJ, Thornton PS, et al, 2015. Re-evaluating "transitional neonatal hypoglycemia": mechanism and implications for management. J Pediatr, 166: 1520.

Thornton PS, Stanley CA, de Leon DD, et al, 2015. Recommendations from the Pediatric Endocrine Society for Evaluation and Management of Persistent Hypoglycemia in Neonates, Infants, and Children. J Pediatr, 167: 238.

Weston PJ, Harris DL, Battin M, et al, 2016. Oral dextrose gel for the treatment of hypoglycaemia in newborn infants. Cochrane Database Syst Rev, CD011027.

Williams PR, Oh W, 1974. Effects of radiant warmer on insensible water loss in newborn infants. Am J Dis Child, 128: 511.

Yu VYH, Jamieson J, Bajuk B, 1981. Breast milk feeding in very low birthweight infants.Aust Paediatr J, 17: 186-190.

Zhou Y, Bai S, Bornhorst JA, et al, 2017. The effect of early feeding on initial glucose concentrations in term newborns. J Pediatr, 181: 112.

第 3 章
超低出生体重儿的早期管理

第一节　超低出生体重儿的体温管理

胎儿在子宫内能维持 37℃ 左右的体温，早产儿出生后 1 小时内体温可降低 2.5℃，在中性环境温度下 6～8 小时才能恢复到正常水平，之后 1～2 天体温仍不稳定。尤其对于超低出生体重儿，若没有有效的保暖更容易发生低体温，严重影响超低出生体重儿的生存率。

出生后最初 1 小时即 "黄金 1 小时" 内，超低出生体重儿不仅会经历从宫内到宫外生存环境的巨大改变，还可能经历复苏、机械通气、建立静脉通路、转运至 NICU 等操作，在这一系列过程中，如何维持超低出生体重儿体温尤为重要。

一、超低出生体重儿黄金 1 小时体温集束化管理

1. 分娩室保暖

（1）调节产房温度：目前，WHO 建议产房温度应控制在 25.0℃ 以上。国内产房温度多维持在 26.0～28.0℃。

（2）采用预热和聚乙烯袋包裹保暖：应在分娩之前打开远红外线辐射床或暖箱，提前预热好与早产儿肌肤相接触物品，如毯子和帽子。使用聚乙烯袋包裹早产儿。

（3）头部保暖：早产儿头部表面占体表面积较足月儿更大，经头颅散失热量更多，出生后予以戴帽子能有效防止低

体温的发生。

2. 黄金 1 小时内转运时体温管理

（1）院内转运：产房与 NICU 距离近，可以及时将超低出生体重儿由产房转运至 NICU 救治。

（2）院外转运：转运路途远，转运时间长，除了用聚乙烯塑料薄膜包裹对超低出生体重儿进行体温维持外，还需要使用转运暖箱。对于需要气道支持者，应使用加热、加湿的气体，这可能直接影响其预后。

3. 黄金 1 小时内入住 NICU 后体温管理

（1）延迟胎脂的处理：不再将出生后立即给予液状石蜡等擦拭头部及全身作为常规处置，可有效减少散热，使体温迅速回升，减少新生儿低体温的发生，但后期需关注皮肤护理，避免带来相关皮肤糜烂等问题。

（2）暖箱的调节：超低出生体重儿入住 NICU 后尽量使用双壁暖箱保暖，能产生更稳定的箱温，减少热量散失和不显性水分丢失，更快且更有效达到中性温度的环境。

（3）护理、治疗操作时的保暖：可以采用加温输液，尽量缩短操作时间，在早产儿身下放置保暖垫或使用辐射热灯，有些暖箱还具有"风帘"功能，从而维持早产儿体温。

二、常用保暖装置

1. 暖箱　使用时将肤温传感器置于腹部，根据传感器所测皮温与预定值的差值情况而供热。同时也应做好湿度的调节。将最初湿度调节为 80%～90%，此外，护理操作尽量集中进行，减少开启暖箱箱门的频率。

2. 辐射保暖台　方便操作，主要用于新生儿急救，因其会使早产儿体温以对流及辐射的方式散热，故在黄金 1 小时内，不推荐使用辐射保暖台进行保暖。

（赵　捷　杨传忠）

第二节 超低出生体重儿的呼吸支持技术

一、出生前管理

产前糖皮质激素已广泛应用于临床,虽然潜在不良反应尚不明确,恰当使用可以改善早产儿预后,包括降低呼吸窘迫综合征、坏死性小肠结肠炎和脑室内出血的发生率,且不会给产妇和胎儿带来明显不良反应。《2019 年欧洲呼吸窘迫综合征管理指南》推荐如下:

1. 对所有存在早产风险的妊娠妇女(34 周前)建议产前使用糖皮质激素,产前至少 24 小时前使用最为理想。

2. 孕周<32 周,至少 1~2 周前曾使用过糖皮质激素的产妇,如存在早产风险,可使用第二剂激素。

3. 34 周以上有自发早产倾向及胎龄 37~39 周之前选择性剖宫产的妊娠妇女也可考虑产前使用糖皮质激素。

二、分娩室的呼吸支持

1. 复苏及氧疗　超低出生体重儿出生后几乎都需要呼吸支持,氧疗是常用治疗手段之一。对于自主呼吸良好的新生儿,尽早选择面罩或鼻塞 CPAP 能减少后期气管插管和机械通气的应用。胎儿血氧饱和度仅为 60%,超低出生体重儿比足月儿上升更慢且数值更低,约 10 分钟达到 85%~92%,而过度用氧会导致早产儿特别是超低出生体重儿的严重并发症,如支气管肺发育不良、早产儿视网膜病变等。复苏时应使用空氧混合仪供氧,同时严密监测血氧饱和度变化。

2019 年欧洲 RDS 管理指南推荐:①有自主呼吸的早产儿,面罩或鼻塞 CPAP 的初始压力至少 6cmH$_2$O。②对于面罩或鼻塞正压通气无效的早产儿给予气管插管,建议给需要气管插管的早产儿补充表面活性物质。③胎龄<28 周的极早产

儿，复苏初始氧浓度从30%开始；胎龄28～31周的早产儿，可采用21%～30%的氧；32周以上采用21%的氧。④目标氧饱和度应在90%～94%，报警限值应设置为89%～95%。

2. 肺表面活性物质治疗 《2019年欧洲呼吸窘迫综合征管理指南》建议：应给予RDS患儿动物源性肺表面活性物质。当患儿需要气管插管时，肺表面活性物质应在气管插管连接的侧管中给予。LISA是有自主呼吸的在使用CPAP的早产儿使用肺表面活性物质的首选方法，前提是临床医师对此技术有经验。对于有持续高氧需求的RDS患儿，若能排除其他问题，则应给予第二剂，个别给予第三剂表面活性物质。

三、无创呼吸支持

CPAP作为经典的无创通气模式，现仍被认为是最佳的无创呼吸支持模式。对所有具有RDS风险的早产儿，出生后应即刻使用CPAP（初始压力6～9cmH$_2$O），早期治疗量肺表面活性物质联合CPAP是RDS患儿的最佳管理方案。

我国2018年制订了早产儿无创呼吸支持的临床应用建议，临床医师需根据患儿情况适当选择NCPAP、NIPPV、双水平气道正压通气、HFNC、经鼻高频通气进行序贯无创通气治疗，进一步减少气管插管和机械通气，改善远期预后。

四、有创呼吸支持

机械通气仍是NICU危重新生儿救治的重要支持手段，目标潮气量容积通气（VTV）模式通过设置目标潮气量和实时降低压力来改善肺顺应性，能够减少机械通气时间，降低肺气漏和BPD发生率。目前尚无统一的撤机标准，拔管后给予相对高的CPAP压力（7～9cmH$_2$O）或NIPPV将提高拔管成功率。

（赵 捷 杨传忠）

第三节　超低出生体重儿的胃肠道喂养

早产儿出生后 7 天内称为转变期,目标是维持营养和代谢的平衡。超低出生体重儿由于自身胃肠道结构和功能发育不成熟,出生后早期常不能适应胃肠道喂养,但延迟开奶或迟迟不能达到全胃肠喂养,会使肠外营养时间延长,同时使相关并发症如胆汁淤积、代谢性骨病、坏死性小肠结肠炎、院内感染等发生率增加,影响早产儿的生长发育。

一、早期优化喂养策略

早产儿由于胎龄和出生体重不同,他们在宫内营养储备的差别很大,在不同的胎龄阶段,他们对营养素的需求是不同的,喂养策略也不同(表 3-1、表 3-2)。从大量的临床研究结果看,不同乳类对早产儿的益处依次为母乳、捐赠人乳、配方乳。对超早产儿来说,母乳和捐赠人乳都是需要强化的。

超低出生体重儿早期胃肠内优化喂养策略可根据各单位的临床实践制订,母乳喂养,早开奶,微量喂养是目前被多数人认可的喂养策略(表 3-3)。

表 3-1　不同胎龄早产儿肠内喂养的营养需求

项目	<28 周	28~31 周	32~33 周	34~36 周
胎儿生长				
体重增长[g/(kg·d)]	20	17.5	15	13
瘦体重增长[g/(kg·d)]	17.8	14.4	12.1	10.5
营养需求				
能量[kcal/(kg·d)]	125	125	130	127
蛋白质[g/(kg·d)]	4.0	3.9	3.5	3.1
钙[mg/(kg·d)]	120~140	120~140	120~140	120~140
磷[mg/(kg·d)]	60~90	60~90	60~90	60~90

表 3-2　优化早产儿肠内喂养的合理策略

项目	ELBW 早产儿	VLBW 早产儿
首选乳类	母乳[a]	母乳[a]
首次喂养时间	出生后 6~48 小时	出生后 6~48 小时
开始 MEF	0.5ml/（kg·h）或 1ml/kg，q 2~3h	1ml/（kg·h）或 2ml/kg，q 2~3h
MEF 持续时间	1~7 天	1~4 天
加奶速度	15~25ml/（kg·d）	20~30ml/（kg·d）
强化母乳	达 100ml/（kg·d）之前[b]	达 100ml/（kg·d）之前[b]
目标能量摄入	110~130kcal/（kg·d）	110~130kcal/（kg·d）
目标蛋白质摄入	4~4.5g/（kg·d）	3.5~4g/（kg·d）

a 首选亲生母亲的母乳或捐赠人乳，如无法获得母乳可使用早产配方乳

b 可在母乳喂养量达 50ml/（kg·d）时开始添加母乳强化剂，当达到 100ml/（kg·d）时必须足量强化

表 3-3　超低出生体重儿早期胃肠内喂养策略

项目	500~799g/24~26 周	800~1000g/27~28 周
首选乳类	母乳	母乳
首次喂养时间	出生后 6~24 小时	出生后 6~24 小时
开始 MEF	1ml/kg，q3h	2ml/kg，q3h
MEF 持续时间	7 天	5 天

二、喂养耐受性的判断和处理

1. 观察胃残余奶量　超低出生体重儿早期均采用管饲喂养，每次喂养前应先抽取胃中残余量，如残余量少于喂养量的 1/3，可将残余打回，连同母乳或配方乳达到预期喂养量。如残余量大于喂养量的 1/3，则减量或停喂 1 次；如胃液中含较多血液、胆汁等则禁食，查找原因。

2. 观察腹胀及排便情况　注意测量腹围，且在固定测量部位和时间进行测量。腹围增加 1.5cm 或腹胀且有张力时应减量或停喂 1 次，并查找原因。由于超低出生体重儿胃肠动力不足，且颅内出血好发于出生后早期，若早期微量喂养可以耐受，即使胎便排出延迟或大便不畅也应避免

早期灌肠排便。若出现喂养不耐受，需积极查找原因再谨慎灌肠排便。

　　总之，超早产儿的个体差异较大，胎龄反映了生理成熟度、并发症及对疾病的反应涉及喂养方案的差异，种种因素均会影响胃肠内喂养的进程，因此在实施喂养过程中应针对不同情况制订个体化的合理策略，不要轻易禁食，使超低出生体重儿顺利地从肠外营养过渡到肠内营养，促进其生长发育。

（赵　捷　杨传忠）

第四节　超低出生体重儿的液体管理

一、新生儿体液特点

　　新生儿期总体液占体重的比例相比成人多，胎龄、体重越小体液所占比例越高，超低出生体重儿总体液占体重的85%以上，受胎龄、日龄影响变化较大，皮肤不显性失水更多，甚至可达 100ml/（kg·d），肾功能不成熟，心血管、胃肠道和中枢神经系统功能不完善，体液调节功能低下，易发生水平衡障碍（表 3-4、表 3-5）。因此，超低出生体重儿出生后水的需要量可根据血钠水平、尿量和体重丢失逐渐增加（见表 2-1）。体重越低，需水量越多，需给予个体化治疗策略。

表 3-4　不同胎龄新生儿早期体液分布

胎龄（周）	总体液（%）	细胞外液（%）	细胞内液（%）
24	86	59	27
28	84	56	28
32	82	52	30
36	80	48	32
40	78	44	34

表3-5　暖箱中性温度下不同体重早产儿的平均不显性失水量[ml/
（kg·d）]

日龄（d）	体重500~750g 早产儿失水量	体重750~1000g 早产儿失水量	体重1000~1250g 早产儿失水量	体重1250~1500g 早产儿失水量
6~7	100	65	55	40
8~14	80	60	50	40

二、水和电解质维持量

超低出生体重儿出生后早期适当的限液、延迟 3~5 天或体重下降 5%~10%时给予钠对于减少动脉导管未闭、坏死性小肠结肠炎和支气管肺发育不良发生是有益的。出生后3天根据电解质水平可以适当补钾。

（赵　捷　杨传忠）

第五节　超低出生体重儿颅内出血的预防

颅内出血是早产儿常见的并发症，多表现为脑室周围-脑室内出血，主要由室管膜下生发层发育不成熟导致，胎龄越小，发生率越高，极低出生体重儿脑室内出血发生率为13%~15%，除了与早产儿自身发育不成熟有关外，早期不恰当的处理及操作也是导致脑室周围-脑室内出血的重要原因。早期积极预防颅内出血的发生可以提高超低出生体重儿生存率和降低伤残率。

一、产前、产时预防

1. 避免早产，必要时进行宫内转运。
2. 产前激素治疗。
3. 出生时不需要立即复苏的早产儿，延迟脐带结扎。

4. 避免产时窒息。

5. 保暖，轻柔操作。

二、产后早期预防

1. 保暖，保持安静，减少干扰，避免剧烈哭闹。

2. 抬高头位 15°～30°，保持头和躯干同一轴面水平位置。

3. 避免低血压及血压波动。

4. 避免扩容剂快速输注或高张溶液使用。

5. 纠正酸碱异常。

6. 纠正凝血异常。

7. 尽量无创呼吸支持。

8. 保护性呼吸支持策略。

9. 处理症状性 PDA。

（赵　捷　杨传忠）

第六节　超低出生体重儿动脉导管未闭的处理

足月儿出生后 3 天内动脉导管的关闭率高达 99.95%，而早产儿，尤其是胎龄<32 周的早产儿近 30%关闭延迟。胎龄越小，动脉导管未闭（PDA）发生率越高，极低出生体重儿 PDA 发生率为 25%，其中 70%需要治疗；超低出生体重儿 PDA 的发生率为 65%，其中 85%需要治疗。目前对于 hsPDA 处理包括支持治疗、药物治疗和手术治疗。

一、支　持　治　疗

1. 液体限制：目前尚无统一标准，当诊断 hsPDA 时液体控制在 130~140ml/（kg·d），以保证足够的能量摄入。

2. 呼吸支持：保持恰当的氧合，血氧饱和度在 90%~95%，应用呼吸机辅助通气的患儿，维持合适的呼气末正压（4~6cmH₂O）和允许性高碳酸血症。

3. 利尿药应用：合并肺水肿时可以适当使用利尿药如氢氯噻嗪、呋塞米。

4. 营养支持：适当的液体摄入以保证能量供给；胃肠喂养与 hsPDA 并无直接相关性，出生后早期可以采用微量喂养策略。

5. 维持正常的血红蛋白含量和血细胞比容。

二、药 物 治 疗

1. 吲哚美辛　目前早产儿PDA治疗常规采用静脉注射剂型。日龄<2 天者推荐首剂 0.2mg/kg，12 小时、24 小时分别给予维持剂量 0.1mg/kg；日龄>2 天者推荐每次 0.2mg/kg，共 3 次，间隔 12~24 小时，每次静脉注射时间不少于 30 分钟。

2. 布洛芬　一般使用首剂 10mg/kg，第 2 次及第 3 次维持剂量 5mg/kg，间隔 24 小时。也有使用高剂量 20mg/kg，第 2 次及第 3 次维持剂量 10mg/kg，治疗效果相当。口服剂型与静脉注射剂型在关闭动脉导管的疗效差异方面无统计学意义。对于口服困难的超低出生体重儿可以选择静脉使用。

3. 对乙酰氨基酚　目前被大部分国家和地区公认的方法是口服该药治疗，推荐剂量为每次 15mg/kg，间隔 6 小时，持续 3 天；静脉注射方法在不同国家和地区有所差异。

三、手 术 治 疗

目前多数认为，临床经支持治疗和药物治疗 2 个疗程仍无效者，考虑手术结扎治疗，但手术不推荐在出生后 1

周内进行，避免引起颅内出血及脑损伤的危险，手术后需密切监护生命体征，及早处理术后并发症如结扎后心脏综合征、肺水肿、声音嘶哑、气胸、膈神经麻痹、出血、切口感染等。

（赵　捷　杨传忠）

第 4 章

感染性疾病

第一节　B 族链球菌感染与预防

B 族链球菌（group B streptococcus，GBS）又称为无乳链球菌，是一种有荚膜的革兰氏阳性球菌，定植于 15%～40% 妊娠女性的胃肠道和生殖道中，是导致新生儿脓毒症和脑膜炎最常见的细菌，严重者可导致死亡。妊娠晚期感染GBS 会增加流产、早产、胎膜早破、产褥感染、新生儿肺炎及新生儿上呼吸道感染的发生率，对新生儿产生不良影响。

一、流行病学特点及发病机制

GBS 是一种条件致病菌，广泛定植于妇女的生殖道和胃肠道，国外报道妊娠妇女 GBS 带菌率约为 20%。若妊娠妇女生殖道存在 GBS 定植，胎膜破裂时 GBS 可由阴道逆行至羊膜腔引起新生儿感染，或 GBS 在患儿通过产道时定植到皮肤或黏膜。新生儿和小婴儿的 GBS 感染按发病年龄分为早发 GBS 感染（＜7 日龄）、晚发 GBS 感染（7～89 日龄）和晚晚发 GBS 感染（≥90 日龄）。新生儿早发 GBS 感染是在子宫内或通过阴道分娩时获得的；晚发 GBS 感染也可在出生时经垂直传播而获得，或在家庭和社区中经水平传播而获得。

早发 GBS 感染的危险因素包括出生胎龄＜37 周、胎膜早破、分娩前至少 18 小时发生胎膜破裂、绒毛膜羊膜炎、临产期间母亲体温≥38℃、本次妊娠中母亲存在 GBS 菌尿、曾娩出过 GBS 感染婴儿，以及母体大量 GBS 定植。晚发 GBS 感染可能与患儿早期带菌，发生前驱的病毒性呼吸道感染使黏膜屏障受损，GBS Ⅲ型可合成大量荚膜多糖蛋白及从母体获得较少免疫抗体有关。

二、临床表现

1. 早发 GBS 感染（EOGBS） 最常表现为全身性脓毒症、肺炎或脑膜炎。常在出生后 24 小时内出现，但也可在出生后 6 天内发生。

（1）全身性脓毒症：不伴感染病灶的脓毒症见于 80%～85%的早发 GBS 感染病例，脓毒症的征象无特异性，包括易激惹、嗜睡、呼吸道症状、体温不稳定、低灌注和低血压。很多在出生后 24 小时内发病的婴儿没有发热，但足月儿也可在出生后第 2 天或第 3 天出现发热。脓毒症既可表现为非特异性征象，也可表现为严重脓毒性休克。

（2）肺炎：发生于约 10%的早发 GBS 感染病例。肺炎的体征包括气促、三凹征、发绀。GBS 肺炎还可能与足月儿的 PPHN 有关。GBS 肺炎的放射影像学表现包括弥漫性肺泡病变，可能难以将其与新生儿肺透明膜病或暂时性呼吸增快相鉴别。GBS 肺炎患者比肺透明膜病患者更常出现胸腔积液。

（3）脑膜炎：7%的早发感染病例会发生 GBS 脑膜炎。早发 GBS 脑膜炎不常表现出中枢神经系统炎症的征象；呼吸系统异常（如气促、喘鸣或呼吸暂停）是最常见的表现。

2. 晚发 GBS 感染（LOGBS） 最常表现为无感染灶的菌血症（65%）。然而，也可发生脑膜炎（25%～30%）和局灶感染。LOGBS 常在出生后 4～5 周发生。

（1）菌血症：晚发 GBS 感染婴儿常出现体温≥38℃。

这些婴儿可能具有既往或间发上呼吸道感染病史。其他临床表现可包括易激惹性、嗜睡、喂养困难、气促、喘鸣和偶发呼吸暂停。20%～30%的晚发 GBS 感染病例有前驱的上呼吸道感染征象。

（2）脑膜炎：占晚发 GBS 感染病例的 25%～30%。最常报道的临床征象是体温不稳定、易激惹或嗜睡，以及喂养困难或呕吐。与早发 GBS 脑膜炎相比，晚发 GBS 脑膜炎更常出现脑膜炎的典型体征（如囟门膨出、颈强直和神经系统定位表现）。

（3）其他局灶性感染：晚发 GBS 感染也可表现为肺炎、化脓性关节炎、骨髓炎、蜂窝织炎和淋巴结炎。晚发 GBS 感染的罕见表现包括心内膜炎、心肌炎、心包炎、肾盂肾炎、眼内炎和脑脓肿等。

3. 晚晚发 GBS 感染 也称为极晚发 GBS 感染或早期婴儿期之后的 GBS 感染，发生于 3 月龄以上的婴儿。晚晚发 GBS 感染最常见于出生时胎龄小于 28 周的婴儿或有免疫缺陷病史的儿童。

三、实验室检查

细菌学检查是诊断 GBS 感染的基本手段，从血液、脑脊液或感染病灶抽取的体液分离出 GBS 即可确诊；从胃液、气管分泌物、皮肤、黏膜分离出病菌，不能诊断为 GBS 感染，因这些部位正常可有 GBS 定植。

快速抗原检测的方法包括乳胶凝集试验、协同凝集试验、对流免疫电泳等，抗原检测的敏感性及特异性均不如细菌培养，但对曾用抗生素治疗的患者，常仍可检出 GBS 抗原是其优点。

四、治　　疗

支持治疗和抗生素治疗联合，必要时脓性积液引流是新生儿和小婴儿 GBS 感染的主要治疗方法。

1. 支持治疗 通常需在重症监护病房中进行治疗，包括通气支持（气管插管和机械通气）；迅速识别和治疗休克；小心维持液体和电解质平衡；纠正贫血；控制癫痫发作。

2. 抗生素治疗 在对 GBS 应用产时抗生素预防性治疗的时代，随着早发 GBS 感染的发病率降低，高达 50% 的早发脓毒症是由耐氨苄西林革兰氏阴性菌引起的。可能需要在早发脓毒症的经验性治疗中加入第三代头孢菌素，但仅用于病情严重的新生儿，尤其是尚未进行腰椎穿刺以排除脑膜炎的婴儿。一旦确认 GBS 是唯一的致病微生物，推荐使用青霉素，对于 GBS 脑膜炎婴儿，建议在治疗 24～48 小时后复查腰椎穿刺以证实脑脊液已无菌，之后再调整抗生素治疗。

GBS 对青霉素、氨苄西林、超广谱青霉素类、第一代和第二代头孢菌素都敏感，对万古霉素也有稍低于上述药物的敏感性，但青霉素是体外实验中抗菌谱最窄及抗菌活性最好的药物。约 30% 的 GBS 分离株对红霉素耐药，20% 对克林霉素耐药，而且这些比率似乎还在增加。建议的治疗持续时间为无感染灶菌血症 10 天、脑膜炎 14～21 天、化脓性关节炎 14～21 天、骨髓炎 21～28 天。

五、预 防

认识到母体定植是早发 GBS 感染最重要的危险因素后，专家推荐了若干策略来预防婴儿 GBS 感染。

1. 一级预防

（1）对妊娠女性的 GBS 定植情况进行筛查，并让 GBS 定植者在临产期间进行产时抗生素预防性治疗（intrapartum antibiotic prophylaxis, IAP）。方法：推荐 IAP 的药物及剂量为青霉素，初始剂量 500 万 U 静脉给予，随后每 4 小时静脉给予 250 万～300 万 U 直到分娩结束；尚未观察到确定对青霉素或氨苄西林耐药的 GBS 分离株，也可以用氨苄西林进行产时抗生素预防性治疗，初始剂量为 2g 静脉给药，随后每 4 小时静脉给药 1g 直到分娩结束，但通常优先选择青霉素。若青霉素过敏但非速发型超敏反应，则推荐使用头孢唑林进行产时抗生素预防性治疗，初始剂量为 2g，随后每 8 小时 1g 直到分娩结束;若青霉素过敏且为速发型超敏反应，则推荐使用克林霉素，每 8 小时静脉给药 900mg 直到分娩结束。

（2）对所有存在早发 GBS 感染特定危险因素的女性在临产时给予治疗。

（3）当 GBS 疫苗可用时，让所有女性接种 GBS 疫苗。

2. 二级预防 对有感染 GBS 风险的新生儿进行二级预防处理，具有如表 4-1 所示。

表 4-1 新生儿 GBS 感染的二级预防

败血症临床表现	母亲 GBS 筛查	母亲高危因素	母亲 IAP	处理情况
有	—	—	—	立即全面诊断并经验性给予抗生素治疗
未出现	阳性	—	未使用	留院观察 24~48 小时，出院前再评估
未出现	阳性	—	超过 4 小时	无须特殊处理
未出现	阴性	有	—	无须特殊处理
未出现	未做	有	使用	无须处理
未出现	未做	孕周＜36 周	未使用	观察，不应早期出院

母体 IAP 不会降低晚发 GBS 感染的风险;尚无有效策略可预防晚发 GBS 感染;"—"为未做或未知

（谭子锋 骆庆明）

第二节 早发型败血症

新生儿败血症是新生儿时期一种严重的感染性疾病,是指病原体侵入新生儿血液并生长、繁殖、产生毒素，从而造成新生儿的全身性炎症反应。根据发病时间可以分为早发型败血症（EOS）和晚发型败血症（LOS）。EOS 往往在出生后 3～5 天出现，多数患儿有明显的呼吸道症状。早发性疾病的特点是突发性和暴发性，可迅速发展为感染性休克和死亡。新生儿早发型败血症目前仍是导致足月儿和早产儿围生期死亡及发生远期并发症的主要原因之一。早发型败血症多数是在产前垂直传播感染或产时从母体生殖道中感染。一些病原体可以在产时经阴道传播，当胎膜破裂后，阴道定植的病原体可以爬行至羊水并传染给胎儿。胎儿或新生儿吸入受感染的羊水时可出现呼吸道症状。新生儿在经过产道时可以直接接触到阴道病原体，从而导致感染。病原体定植在新生儿的主要部位是皮肤、鼻咽、口咽、结膜和脐带。这些部位表面的损伤可以导致感染。新生儿败血症的总发病率为 1‰～5‰。根据美国国家儿童健康与人类发展研究所新生儿研究网络（NICHD-NRN）的数据，极低出生体重儿（VLBW）的发病率要更高，为 2%。

一、病 原 体

引起早发型败血症的病原体在每一时期的情况有所不同。1965 年以前，金黄色葡萄球菌和大肠埃希菌是最常见的分离生物。20 世纪 60 年代末至今，GBS 成为最常见的微生物。由于普遍采用产前 GBS 筛查及预防性使用抗生素，发病率已大大降低。由 GBS 感染引起的早发型败血症的发生率由 1993 年的 1.7‰下降至 2008 年的 0.28‰。第二种引起早发型败血症的常见的细菌是革兰氏阴性杆菌，主要是大肠埃希菌。大肠埃希菌是引起 VLBW 发生早发型败血症的主要微生物。GBS 和大肠埃希菌引起的早发型败血症占所有早发型败血症病例的 2/3。

二、易 感 因 素

1. 母亲感染　母亲妊娠及产时的感染史（如泌尿道感染、绒毛膜羊膜炎等）。绒毛膜羊膜炎是发生新生儿败血症的主要危险因素。临床诊断绒毛膜羊膜炎的标准是妊娠妇女发热体温 $>38℃$，同时存在 $≥2$ 种以下情况：①妊娠妇女白细胞计数增多（ $>15×10^9/L$ ）；②妊娠妇女心动过速（心率 >100 次/分）；③胎儿心动过速（ >160 次/分）；④子宫压痛；⑤羊水恶臭味。

2. 产科因素　胎膜早破，产程延长，分娩环境不清洁或接生时消毒不严，产前、产时侵入性检查等。胎膜早破时间超过 18 小时可以导致败血症的风险增加 10 倍。

3. 胎儿或新生儿因素　多胎，宫内窘迫，早产儿、小于胎龄儿等。早产是与败血症相关的重要因素。出生体重越低和胎龄越小，发生率越高。

4. 其他　既往分娩 GBS 感染的新生儿。缺氧、酸中毒、遗传性代谢性疾病（如易导致大肠埃希菌败血症的半乳糖血症）和免疫缺陷是易发生早发型败血症并加重严重程度的因素。

三、临 床 表 现

1. 全身表现　反应差，水肿，喂养困难，Apgar 评分低等。

2. 体温改变　可有发热或低体温，低体温比发热对诊断败血症的意义更重要。

3. 休克　表现为四肢冰凉，伴花斑，股动脉搏动减弱，毛细血管充盈时间延长，血压降低，严重时可有弥散性血管内凝血（DIC）。

4. 各系统表现

（1）呼吸系统：呼吸暂停、气促发绀等呼吸道症状常是最早出现的感染症状，后多进展为重症肺炎。

（2）消化系统：厌食、腹胀、呕吐、腹泻，严重时可出现中毒性肠麻痹或坏死性小肠结肠炎。

（3）中枢神经系统：表现为嗜睡、易激惹、惊厥、前囟张力及四肢肌张力增高等。

四、辅 助 检 查

1. 细菌学检查

（1）细菌培养：当怀疑早发型败血症时，尽量在应用抗生素前尽早采集血液和体液标本（如尿液、脊髓液和痰液）等培养。怀疑产前感染，出生后取胃液及外耳道分泌物培养，或涂片革兰氏染色找多核细胞和胞内细菌。计算机辅助自动血液培养系统可以在培养 48 小时后识别出94%～96%的细菌。影响血培养结果的因素包括母亲产前使用的抗生素、厌氧菌感染及样本量不足（血液培养要求最少为 1ml）。

（2）病原菌抗原及 DNA 检测：用已知抗体测体液中未知的抗原，对 GBS 和大肠埃希菌 K_1 抗原可采用对流免疫电泳、乳胶凝集试验及酶联免疫吸附试验（ELISA）等方法，对已使用抗生素者更有诊断价值；采用 16S rRNA 基因的聚合酶链反应（PCR）分型、DNA 探针等分子生物学技术，以协助早期诊断。

2. 非特异性检查

（1）白细胞（WBC）计数：出生 12 小时以后采血结果较为可靠。WBC 减少（$<5 \times 10^9/L$），或 WBC 增多（≤3 天者 $WBC > 25 \times 10^9/L$；>3 天者 $WBC > 20 \times 10^9/L$）。

（2）白细胞分类中杆状核细胞/中性粒细胞（I/T）≥0.16。

（3）血小板计数 $\leqslant 100 \times 10^9/L$。

（4）其他：C 反应蛋白（CRP）在炎症发生 6～8 小时后即可升高，通常≥8μg/ml。新生儿在胎儿缺氧、呼吸窘迫综合征、胎粪吸入、创伤和免疫接种后 CRP 均可升高。所以，当 CRP 升高时只能说明存在炎症。CRP 在炎症刺激后 36~48 小时达到峰值。CRP 的生物半衰期为 19 小时，急性期后，CRP 的半衰期每天减少 50%。所以，对于怀疑早发型败血症的新生儿应该连续监测 CRP。血清降钙素原(PCT)是降钙素的前肽，发生感染时升高。

（5）胸部 X 线检查：有呼吸道症状的患者应进行胸部 X 线检查，尽管通常不可能将 GBS 或李斯特菌肺炎与简单的呼吸窘迫综合征区分开来。其中一个显著特征是存在胸腔积液，在 67% 的肺炎病例中发生。

（6）胎盘病理检查：可以进一步明确绒毛膜羊膜炎诊断，帮助早发型败血症的诊断。

五、处　　理

1. 预防　美国和加拿大均制订了对 GBS 定植妊娠妇女产时行预防性抗生素治疗的策略，因此美国 GBS 所致新生儿早发型败血症下降了 70%。我国妊娠妇女 GBS 带菌率为 8%~15%，低于国外，可能与未同时阴道、直肠取材，未使用 GBS 选择性肉汤增菌而直接接种平皿有关。

美国疾病控制与预防中心建议：

（1）任何出现败血症临床表现的新生儿，均应立即进行全面诊断评估并开始经验性抗生素治疗。

（2）母亲 GBS 阳性、产前预防性应用青霉素超过 4 小时、新生儿表现正常者，不需进一步评估或观察。

（3）母亲 GBS 阳性、产前预防性应用青霉素不足 4 小时或未应用抗生素、使用非青霉素治疗者，需要进行有限诊断评估，新生儿 24 小时内不应出院；出院时，应再次评估新生儿并告知父母败血症的表现；如家长有能力在出现败血症症状时迅速转运至医院，则出生后 24~48 小时可以出院。

（4）如果 WBC ≤ 5.0×10^9/L，应考虑进行全面诊断评估和经验性抗生素治疗。

（5）母亲 GBS 阴性伴感染高危因素，新生儿表现正常，不需要评价 GBS。

（6）母亲 GBS 状况未知伴感染高危因素，产前预防性应用青霉素超过 4 小时，不需要特定干预。

（7）母亲 GBS 状况未知伴感染高危因素，产前预防性应用青霉素少于 4 小时，需要有限诊断评估，新生儿 24 小时内不应出院。

（8）新生儿表现正常、妊娠周少于 36 周、母亲 GBS 状况未知时，应进行有限诊断评估，新生儿不应早期出院。

（9）新生儿表现正常、母亲可能有绒毛膜羊膜炎时，需要有限诊断评估败血症。

近期研究表明，我国 GBS 已经成为 NICU 新生儿早发败血症重要的致病菌，占 31.0%。目前早期新生儿感染仍是严重影响我国新生儿生存率和预后的主要原因之一。如何正确规范地评估、检查和治疗并避免抗生素滥用受到越来越多新生儿科医师的重视。

2. 抗生素运用　抗生素在血培养结果出来之前就应该使用。根据经验，通常使用氨苄西林抗感染，主要考虑 GBS 和大肠埃希菌是最常见的微生物。第三代头孢类药物头孢噻肟只怀疑存在脑膜炎时使用。当培养结果出来时，根据培养和抗生素效果调整抗生素（表 4-2）。如果证实为 GBS 感染的早发型败血症时，青霉素是首选药物。

3. 呼吸支持　保证足够的氧合的氧气。有呼吸道症状者需要考虑给予氧疗或呼吸机支持。

4. 休克处理　由于 EOS 容易发生休克，所以需要监测患儿血压和器官灌注情况，如果出现休克，需要进行抗休克治疗。休克处理参考《美国重症医学会儿童和新生儿脓

表 4-2　新生儿早发型败血症抗生素的用法及间隔时间

抗生素	<1200g	1200~2000g		>2000g	
	0~4周	0~7天	>7天	0~7天	>7天
青霉素*	2.5万~5万U q12h	2.5万~5万U q12h	5万~7.5万U q8h	2.5万~5万U q8h	2.5万~5万U q6h
苯唑西林*	25mg/kg, q12h	25mg/kg, q12h	25~50mg/kg, q8h	25~50mg/kg, q8h	25~50mg/kg, q6h
氯唑西林*	25mg/kg, q12h	25mg/kg, q12h	25~50mg/kg, q8h	25~50mg/kg, q8h	25~50mg/kg, q6h
氨苄西林*	25mg/kg q12h	25mg/kg q12h	25~50mg/kg q8h	25~50mg/kg, q8h	25~50mg/kg q6h
哌拉西林	50mg/kg, q12h	50mg/kg, q12h	100mg/kg, q12h	50mg/kg, q12h	75mg/kg, q8h
头孢唑林	20~25mg/kg, q12h	20~25mg/kg, q12h	20~25mg/kg, q12h	20~25mg/kg, q12h	20~25mg/kg, q8h
头孢呋辛	25~50mg/kg, q12h	25~50mg/kg, q12h	25~50mg/kg, q8h	25~50mg/kg, q8h	25~50mg/kg, q8h
头孢噻肟	50mg/kg, q12h	50mg/kg, q12h	50mg/kg, q8h	50mg/kg, q12h	50mg/kg, q8h
头孢哌酮	50mg/kg, q12h	50mg/kg, q12h	50mg/kg, q8h	50mg/kg, q12h	50mg/kg, q8h
头孢他啶	50mg/kg, q12h	50mg/kg, q12h	50mg/kg, q8h	50mg/kg, q8h	50mg/kg, q8h
头孢曲松	50mg/kg, qd	50 qd	50mg/kg, qd	50mg/kg, qd	75mg/kg, qd
头孢吡肟	50mg/kg, q8h	50mg/kg, q8h	65mg/kg, q8h	50mg/kg, q8h	65mg/kg, q8h
万古霉素**	15mg/kg, qd	10mg/kg, q12h	15mg/kg, q12h	15mg/kg, q12h	15mg/kg, q8h
阿米卡星△	7.5mg/kg, qd	7.5mg/kg, qd	10mg/kg, qd	10mg/kg, qd	7.5mg/kg, q12h

续表

抗生素	<1200g 0~4周	1200~2000g 0~7天	1200~2000g >7天	>2000g 0~7天	>2000g >7天
奈替米星	2.5mg/kg, qd	2.5mg/kg, q12h	2.5mg/kg, q8h	2.5mg/kg, q12h	2.5mg/kg, q8h
氨曲南	30mg/kg, q12h	30mg/kg, q12h	30mg/kg, q8h	30mg/kg, q8h	30mg/kg, q6h
亚胺培南+西司他丁	10mg/kg, q12h	10mg/kg, q12h	10mg/kg, q12h	10mg/kg, q12h	15mg/kg, q12h
克倍宁	10mg/kg, q12h	10mg/kg, q12h	15mg/kg, q12h	15mg/kg, q12h	20mg/kg, q12h
环丙沙星	5mg/kg, q12h	5mg/kg, q12h	7.5mg/kg, q12h	7.5mg/kg, q12h	10mg/kg, q12h
甲硝唑	7.5mg/kg, q48h	7.5mg/kg, q12h	7.5mg/kg, q12h	7.5mg/kg, q12h	15mg/kg, q12h

*并发化脓性脑膜炎时剂量加倍; **用药>3天应监测血药浓度, 最佳峰浓度为20~32μg/ml, 谷浓度<10μg/ml; △用药>3天应监测血药浓度, 最佳峰浓度为6~8μg/ml, 谷浓度<2μg/ml

毒性休克血流动力学支持临床实践指南》(图 4-1)。给予 10ml/kg 的扩容液体,观察是否肝大和呼吸做功增加。第 1 个小时内可能需要最多 40ml/kg 液体,应避免低血钙、高血糖和低血糖。严重休克患儿液体复苏时应给予血管活性药物支持。多巴胺可作为一线药物使用,但需注意肺血管阻力的增加。初期推荐小剂量多巴胺[< 8μg/(kg·min)]和多巴酚丁胺[最大 10μg/(kg·min)]联合应用。如反应不佳,可使用肾上腺素 0.05~0.30μg/(kg·min)。

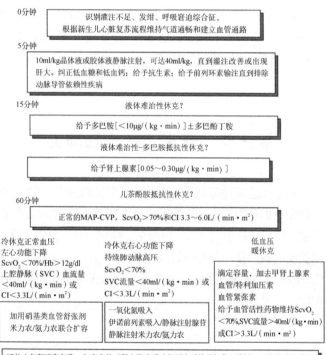

图 4-1 美国重症医学会儿童和新生儿脓毒性休克血流动力学支持临床实践指南

5. 内环境处理　监测血气分析、电解质及血糖。在 EOS 过程中容易发生血糖异常，治疗低血糖或高血糖。如果患儿出现代谢性酸中毒可以给予液体替代治疗或适当给予碳酸氢钠补充。

六、预　　后

EOS 的病死率仍然很高。早发性疾病病死率为 5%～10%，晚发性疾病病死率为 2%～6%。对于早期发病的 VLBW 婴儿，病死率更高（根据 NICHD NRN 最近的报道为 16%）。与 GBS 相比，大肠埃希菌败血症的病死率更高。所以 EOS 的及时诊断和治疗显得尤为重要。

（吴文燊）

第三节　新生儿感染性肺炎

新生儿感染性肺炎是新生儿期最常见的感染性疾病，也是最常见的死因之一。其发病率为 3.7/1000。感染可发生在产前、分娩过程中或产后，由细菌、病毒、立克次体、原生动物或真菌的任一种类引起。新生儿早期肺炎多在宫内被感染，称为宫内感染性肺炎。新生儿后期肺炎与婴儿肺炎大致相同。

一、诊　　断

1. 分类及病因　新生儿感染性肺炎有多种分类方法，如按发病时间分为早发型肺炎（出生后 3 天内起病）和晚发型肺炎（出生 3 天以后起病）等，其中按获得途径进行分类的方法最有用。

（1）宫内感染性肺炎：通过吸入污染的羊水或血行传

播。主要的病原体为病毒，如风疹病毒、巨细胞病毒、单纯疱疹病毒等；其次为细菌，如大肠埃希菌、GBS、克雷伯菌、李斯特菌等。

（2）分娩过程中感染性肺炎：胎膜早破24小时以上或孕母产道内病原体上行，污染羊水。胎儿分娩时吸入污染的羊水或母亲阴道的分泌物，发生感染。常见的病原菌为大肠埃希菌、肺炎链球菌、克雷伯菌、B族溶血性链球菌等。

（3）出生后感染性肺炎：密切接触人员患有呼吸道感染性疾病，也可由于新生儿患中耳炎、败血症等血行传播至肺部，或来自医源性途径如抢救器械消毒不严格，护理操作不规范。

（4）呼吸机相关性肺炎（VAP）：目前已成为NICU主要获得性感染。患儿病情重，免疫功能低下，侵入性操作多，消毒隔离不严，手卫生不严格，机械通气时间延长是造成VAP的主要原因，每用机械通气1天，感染发生率增加1%～3%。

2. 临床症状

（1）早发型肺炎：常表现为出生时或出生后不久发生呼吸窘迫。患儿可伴有嗜睡、呼吸暂停、心动过速及灌注不良，有时进展为脓毒性休克。一些婴儿会出现肺动脉高压。其他体征包括体温不稳定、代谢性酸中毒及腹部膨隆。这些体征都不是肺炎的特异性表现，呼吸窘迫也可由非感染性原因引起。

（2）晚发型肺炎：以新生儿总体状况的改变为特征，可以包括呼吸暂停、呼吸过速、喂养困难、腹部膨隆、黄疸、呕吐、呼吸窘迫及循环衰竭等非特异性表现。呼吸机依赖婴儿对氧及呼吸机的需求可能增加，或者可能存在脓性气管分泌物。

（3）宫内感染性肺炎：发病时间较早，多在出生后24小时内发病；产程中感染一般在出生后数天至数周发病，发病时间因不同的病原体而异；而出生后感染相对较晚，可发生在新生儿期任何时候。

（4）其他：可表现为呼吸急促、呼吸困难，出现发绀、口吐白沫、呛奶、反应差等。体温可正常、升高，也可不升。少数患儿有咳嗽、低热。早产儿肺炎症状不典型，常表现为呼吸暂停、拒奶、不哭或哭声无力、体温不升等。严重者可出现呼吸衰竭、心力衰竭、DIC、休克或持续肺动脉高压。

3. 体征　早期呼吸音减弱或粗糙，以后可闻及湿啰音，早产儿呼吸浅表，仅于深吸气时听到。其他体征如三凹征、不同程度的口唇发绀、鼻翼扇动等。

肺炎的体征不具特异性，因此新生儿只要存在突发的呼吸窘迫或其他疾病表现就应进行肺炎和(或)脓毒症的评估。

4. 辅助检查

（1）血常规、血小板计数、痰培养、血气分析及 PCT、CRP 检查，疑似合并败血症者做血培养。

（2）胸部 X 线检查：①肺纹理增强及肺气肿表现；②两肺下野可见点片状阴影；③大片状阴影加肺不张表现。

二、特殊病原菌感染性肺炎

1. 金黄色葡萄球菌肺炎　在新生儿中常有发生，经呼吸道或血行传播到肺发生肺炎。临床中毒症状重、体温不稳、精神萎靡、循环不良等，常并发休克、化脓性脑膜炎、脓胸、肺脓肿、肺大疱、骨髓炎等。

2. 乙型溶血性链球菌肺炎　多发生在宫内，患儿出生后 3 天发病。X 线表现与 RDS 不易区别，后期呈大片磨玻璃影。在分娩过程中或出生后感染者与细菌性肺炎相似，X 线表现呈大片或小片分散状实变。血、脑脊液、气管分泌物培养及对流免疫电泳、乳胶凝集试验可助快速诊断。

3. 大肠埃希菌肺炎　可由母亲垂直传播给婴儿，也可由医护人员水平传播。临床中毒症状重、精神萎靡、拒奶、不哭、体温不升、呼吸窘迫、黄疸及贫血，可出现脓胸、肺大疱及肺脓肿，黏液有臭味。

三、治疗要点

1. 呼吸道管理：雾化吸入，体位引流，定时翻身、拍背，及时吸尽口鼻分泌物。痰多而黏稠者随时吸痰，并可做超声雾化，每天 2 次。

2. 给氧：有低氧血症时可用头罩、经鼻高流量氧疗或鼻塞 CPAP 给氧。呼吸衰竭时可行机械通气，使动脉血 PaO_2 维持在 $6.65 \sim 10.7kPa$（$50 \sim 80mmHg$）。

3. 抗生素：首选氨苄西林和（或）头孢噻肟，然后根据疗效及药敏结果调整用药。

4. 液体及热量供应：见新生儿液体疗法。

5. 支持疗法：静脉注射免疫球蛋白 $500 \sim 800mg/$（$kg \cdot d$），连用 $3 \sim 5$ 天。

6. 注意观察有无胃食管反流，尤其是隐匿性反流，可加重病情或使病情反复，及时给予患儿鼻饲喂养及胃动力药可能促进病情恢复。

7. 如果已用抗生素治疗的肺炎发生恶化，尤其是接受正压通气的患儿，需考虑感染衣原体、支原体、百日咳鲍特菌、卡氏肺孢子虫等特殊病原体可能，应考虑红霉素和复方磺胺甲噁唑。

（马可泽）

第四节　新生儿化脓性脑膜炎

新生儿化脓性脑膜炎是指由各种化脓性细菌所引起的软脑膜炎症，是新生儿期严重的感染性疾病之一，常继发于败血症。其起病隐匿，临床症状不典型，常不能与无脑膜的新生儿脓毒症相区别。最常见的临床体征为体温不稳定、易激惹或嗜睡、喂养困难或呕吐,常缺乏典型神经系统症状,诊断困难。其死亡率从 20 世纪 70 年代的将近 50%降低至目前的 10%～15%。但在此期间,其并发症发生率相对没有改变。由于感染损害其发育中的脑部,幸存者仍具有出现神经系统后遗症和终身损害的高风险。

一、病因及感染途径

在发达国家,GBS、大肠埃希菌和其他革兰氏阴性杆菌是新生儿脑膜炎的最常见原因。一项对美国近 400 000 例新生儿进行的前瞻性监测研究发现,在出生后 72 小时内发生脓毒症或脑膜炎的新生儿中,有 72%的新生儿感染由 GBS 和大肠埃希菌所致。

早发型感染指在出生后最初 3～6 天获得的感染,特别是在出生后最初 2 天内获得的感染,反映了母亲生殖道菌群的垂直传播。

晚发型感染指患儿出生 1 周以后获得的感染,提示为医院内获得性感染或社区获得性感染,但此时定植于新生儿的母体菌群仍可能是感染源。

二、临床表现

1. 患儿常有前驱感染病史,如上呼吸道感染、中耳炎、肺炎、鼻窦炎、脐炎、败血症及各种化脓性感染等。

2. 体温不稳定:为最常见的表现。体温不稳定包括发热(肛温>38℃)或低体温(肛温<36℃)。足月儿更可能出现发热,而早产儿更可能出现低体温。约 60%的细菌性脑膜炎新生儿出现体温不稳定。

3. 神经系统表现:新生儿脑膜炎的神经系统征象包括易激惹、嗜睡、肌张力低下、震颤或颤搐及癫痫发作。易激惹常见，多见于 60% 的患儿。

与革兰氏阳性病原体引起的脑膜炎相比，癫痫发作更常作为革兰氏阴性病原体引起的脑膜炎的初始表现，并且通常为局灶性而非全面性。新生儿脑膜炎出现初始表现时，囟门饱满（非隆起）和正常颈屈表现是普遍情况，囟门隆起见于约 25% 的患儿，颈强直见于约 15% 的患儿。

4. 其他表现：喂养困难/呕吐（50%）；呼吸窘迫（呼吸过速、呼噜音、鼻翼扇动、三凹征和呼吸音减低）（33%～50%）；呼吸暂停（10%～30%）；腹泻（20%）。

三、并　发　症

新生儿化脓性脑膜炎的急性神经系统并发症包括脑水肿（血管源性和细胞毒性）、颅内压增高、脑室炎、脑炎、脑积水、脑脓肿、脑梗死和硬膜下积液或积脓。如出现这些并发症，则可能需要进行额外的评估、神经外科会诊和（或）延长抗生素治疗的时间。慢性并发症包括脑积水、多囊性脑软化和脑穿通畸形及脑皮质和白质萎缩。急性并发症以硬膜下积液及脑室管膜炎最为常见。

1. 硬膜下积液　在新生儿化脓性脑膜炎中硬膜下积液的发生率为 10%～60%。然而，有临床意义的硬膜下积液较少见，其临床表现通常不明显或不存在，可包括囟门隆起、头围生长加快或颅内压增高等体征。诊断依据：正规抗生素治疗 4～6 天或以后，患儿体温持续不降或退而复升；颅内高压症状缓解不明显或再次出现颅内高压症状；硬脑膜下腔的液体超过 2ml，蛋白质含量 > 0.6g/L，红细胞数 < $100×10^6$/L。

2. 脑室管膜炎　正规抗感染治疗后仍有持续高热、频繁惊厥及颅内高压等表现，排除硬膜下积液后，应考虑该诊断。诊断标准：①脑室液细菌培养或涂片获阳性结果，与腰椎穿刺液一致；②脑室液白细胞计数 ≥ $50×10^6$/L，以多核细胞为主；③脑室液糖含量<1.66mmol/L 或蛋白质含量>0.4g/L；④腰椎穿刺示脑脊液已接近正常，但脑室液仍有炎性改变。确诊只需满足①，或②加上③和④之一。但脑室穿刺属于有创检查，技术要求高，常规开展难度高，可通过临床表现及影像学（如头颅超声、CT 及 MRI）检查以明确诊断。

四、实验室检查

1. 外周血细胞计数异常　白细胞计数明显升高或降低，未成熟中性粒细胞与总中性粒细胞的比值升高、血小板计数减少。

2. 血培养　阳性率可达 45%~85%。如果在化脓性脑膜炎新生儿腰椎穿刺（之前或之后）的 3 天内进行血培养，将脑脊液培养与血培养结果相匹配,则脑脊液培养中为阳性的细菌在血培养中常也呈阳性。

3. 脑脊液检查　存在脓毒症征象时，应进行腰椎穿刺，理想情况是在开始抗生素治疗前进行。当临床不稳定不能在初始诊断性评估行腰椎穿刺时，应予以足够剂量的抗生素治疗脑膜炎，直到患儿的病情允许再进行脑脊液评估。

典型化脓性脑膜炎患儿的脑脊液压力增高,外观混浊或呈脓性，细胞计数>$10×10^9$/L，以中性粒细胞为主，蛋白质含量升高（早产儿>1.5g/L，足月儿>1.0g/L）及糖含量减低（早产儿<1.1mmol/L，足月儿<1.7mmol/L），潘氏试验（++~+++）。

五、诊断与鉴别诊断

1. 诊断　任何表现出脓毒症或脑膜炎临床表现的小于 1 月龄的婴儿，以及血培养结果为阳性的新生儿应怀疑为新生儿脑膜炎。从脑脊液培养中分离出细菌性病原体可确诊为化脓性脑膜炎。

2. 鉴别诊断

（1）病毒感染：单纯疱疹病毒性脑膜脑炎、CMV、肠道病毒、风疹和先天性水痘。

（2）螺旋体感染：梅毒和莱姆病。

（3）寄生虫感染：弓形虫病。

（4）支原体感染：人型支原体感染和解脲脲原体感染。

（5）真菌感染：假丝酵母菌病、球孢子菌病和隐球菌病。

（6）创伤：蛛网膜下腔出血和创伤性腰椎穿刺。

（7）恶性肿瘤：畸胎瘤、髓母细胞瘤、脉络丛乳头状瘤和癌。

六、治　　疗

1. 一般治疗　维持液体平衡，预防低血糖，控制癫痫发作，提供氧气和机械通气设备支持及营养支持。

2. 抗生素治疗　采用可充分渗入脑脊液的药物进行恰当的广谱抗生素治疗，并且应尽快开始。当获得脑脊液和血培养（包括药敏试验）的结果后，可根据需要调整抗生素治疗。原则为足量用药、静脉用药、足疗程，治疗革兰氏阴性杆菌脑膜炎的疗程至少 3 周，而革兰氏阳性菌至少 2 周。

（1）病原菌未明者：过去首选氨苄西林加一种氨基糖苷类药物（通常是庆大霉素），由于前者对大肠埃希菌大多不敏感，后者存在耳、肾毒性，故现首选头孢曲松 100mg/（kg·d）或头孢噻肟 200mg/（kg·d）。疗效不显著者尽早联合用药。

（2）已知病原菌的治疗：病原菌明确后根据药敏结果选择结果抗生素，详见表 4-3。

表 4-3　常见病原菌的化脓性脑膜炎的抗生素选择

病原菌	首选替代治疗
脑膜炎双球菌	青霉素、磺胺类，第二、三代头孢菌素
肺炎链球菌	青霉素、头孢曲松、头孢哌酮、万古霉素
葡萄球菌	苯唑西林、第三代头孢菌素、万古霉素
流感杆菌	氨苄西林、氯霉素、头孢曲松、头孢哌酮、万古霉素
大肠埃希菌	氨苄西林、庆大霉素、头孢吡肟、美罗培南、阿米卡星、头孢呋辛
铜绿假单胞菌	头孢唑肟、庆大霉素、头孢吡肟、美罗培南、喹诺酮类

（3）糖皮质激素：目前提倡在首次使用抗生素前 15～30 分钟或同时短程使用地塞米松（每次 0.15mg/kg，q6h，连用 4 天）。但迄今为止，国外的研究学者都认为，新生儿发生化脓性脑膜炎时，不推荐使用糖皮质激素辅助治疗。

3. 综合治疗　①积极退热；②降颅压：甘露醇（0.5～1.0g/kg，q6h 至 q12h），必要时联合使用呋塞米；③控制惊厥：地西泮、苯巴比妥、水合氯醛等，重者可短期使用抗癫痫药物。

4. 并发症治疗

（1）硬膜下积液：大部分硬膜下积液可自行消退。穿刺的适应证包括怀疑积液被感染（如硬膜下积脓）、即将发生颅脑不相称、神经系统定位体征和（或）似乎与积液相关的颅内压增高表现。一侧穿刺时总放液量＜30ml，双侧＜50ml，根据液量多少每天或隔天穿刺，硬膜下积脓如果较大量则最好通过手术引流治疗。

（2）脑室管膜炎：由于脑脊液循环由上至下单向流动，鞘内注射药物不易到达脑室，故现多不再鞘内给药，可放保留导管于侧脑室注入抗生素，隔天一次，1～2 周为 1 个疗程。但国外资料显示全身静脉给药结合脑室内注射抗生素治疗新生儿化脓性脑膜炎合并脑室炎在病死率上比单独全身静脉应用抗生素增高 3 倍，所以应避免脑室内注射抗生素。

（谭子锋）

第五节　胎儿炎症反应综合征

一、概　　述

胎儿炎症反应综合征（fetal inflammatory response syndrome，FIRS）是胎儿体内固有免疫系统被激活的一种状态，是全身炎症反应综合征（systemic inflammatory response syndrome，SIRS）在胎儿体内的特殊表现。胎儿免疫系统被微生物、缺氧、炎性因子等激活后发生全身炎症反应，大量炎症因子释放，导致出现胎儿或延续至新生儿期的多器官功能障碍、新生儿早发性感染等临床状态。

FIRS 的诊断标准包括脐带血 IL-6＞11pg/ml，病理学诊断为脐带血管炎和（或）胎盘绒毛血管炎。患有 FIRS 的胎儿，其胎膜早破、早产的发生率显著增加，出生后脓毒症及呼吸系统（呼吸窘迫综合征、支气管肺发育不良、肺炎）、神经系统（颅内出血、脑室周围白质软化、脑瘫）、消化系统（坏死性小肠结肠炎）等多系统疾病的发病率也明显增高。

二、FIRS 的发病机制

1997 年，Gomez 发现大部分微生物侵入羊膜腔内的胎儿体内可检测到全身细胞因子反应，随后在以 SIRS 的标志物 IL-6 对早产胎儿的研究中发现，脐带血 IL-6 浓度＞11pg/ml 的胎儿出生后呼吸窘迫综合征、脓毒症、严重新生儿疾病的总体发病率较 IL-6≤11pg/ml 的胎儿显著增加，并首次提出 FIRS 的概念，认为以胎儿血 IL-6 升高为特征的胎儿炎症反应是导致严重新生儿疾病发病率的独立危险因素。

1. FIRS 的免疫机制　SIRS 是机体对严重感染、创伤、烧伤、缺氧等因素产生的失控性全身炎症反应的统称，而 FIRS 则被看作 SIRS 在胎儿中的表现。

胎儿免疫是一种较为特殊的状态，既要通过免疫耐受维持其在母体内的稳定性，又可通过增强对病原体的免疫反应来抵抗外来侵害。FIRS 与 SIRS 的发病机制和病理生理过程基本相似，本质为胎儿免疫系统过度激活和失控性炎症反应。机体遭受刺激因素触发炎症反应，抑炎反应随即启动，首先发生局部炎症反应，当强烈的炎症反应大于抑炎反应时，局部炎症无法控制，则出现炎性细胞活化、炎性介质释放增多，白细胞及内皮细胞黏附性增强，氧自由基和脂质代谢产物增加，形成级联放大反应，导致炎症介质、细胞因子失控性释放，并激活补体、凝血、抗凝等多个系统，致使机体的自身出现免疫性损害和多器官功能障碍。

IL-6 是急性炎症反应中导致组织损伤的主要介质，并能刺激肝脏产生急相反应物 C 反应蛋白等。在 FIRS 胎儿血中，多种炎症因子如 IL-1、IL-8、TNF-α 等也显著增高。

2. FIRS 的触发因素　SIRS 可以由感染和非感染因素诱发，同样来自母体和羊膜腔的感染因素和非感染因素均可触发 FIRS。

（1）感染因素触发的 FIRS：羊膜腔内感染因素是导致 FIRS 的主要因素之一。正常情况下，羊膜腔内是无菌的，微生物侵入羊膜腔是造成胎儿宫内感染的先决条件。微生物到达羊膜腔的途径主要有以下 4 种：从下生殖道上行感染；血源性感染；宫腔镜检查、羊膜腔穿刺、脐带穿刺等侵袭性操作造成的医源性感染；自输卵管经腹膜腔逆行播散。

从阴道和宫颈上行感染是宫内感染最常见的途径，一般可以分为 4 个阶段。

第 1 阶段：阴道和宫颈内正常菌群被致病性微生物取代。

第 2 阶段：致病微生物在子宫颈下段羊膜与绒毛膜之间入侵、繁殖。

第 3 阶段：微生物侵犯胎儿血管造成绒毛血管炎和（或）侵入羊膜腔内导致羊膜腔内感染。

第 4 阶段：微生物和（或）其产物自不同部位侵入胎儿体内，胎儿与污染的羊水接触的位置，如呼吸道、消化道、皮肤、结膜等部位均可发生感染，进而触发 FIRS。外耳道的感染还可进一步侵犯鼓膜及中耳造成中耳炎。

值得注意的是，羊膜腔内感染不仅发生于胎膜早破的情况，细菌可以侵犯完整的胎膜进入羊膜腔内。约 60%胎膜完整的早产儿其羊水中也可检测到细菌标志物，且大部分感染为亚临床状态，母体并未出现发热、子宫压痛等临床型胎盘绒毛膜炎的表现。在这种情况下，除非进行羊水穿刺检查，否则难以检测到病原体。羊水穿刺检查中最常见的是生殖道支原体（尤其是解脲支原体）、阴道加德纳菌、梭杆菌属等。真菌也可通过阴道侵入羊膜腔。多种微生物同时在羊水中发现的概率约为 30%。

单核李斯特菌、梅毒螺旋体、鼠疫杆菌、巨细胞病毒等可通过血源途径感染胎儿。细菌经母亲血循环进入绒毛间隙，侵入胎盘绒毛血管及胎儿循环，启动 FIRS。母体内某些病毒、疟疾、寄生虫等感染，即使不能通过胎盘到达胎儿，也能触发 FIRS，从而影响正常的胎儿发育。

（2）非感染因素触发的 FIRS：需强调的是，并非只有感染因素才能触发 FIRS，胎儿血中 IL-6 的升高并不特指 FIRS 由感染导致，FIRS 更不等同于宫内感染。

与 SIRS 能由非感染因素如缺血缺氧、创伤、自身免疫性疾病等引起一样，羊膜腔内炎症、胎盘绒毛膜炎、胎儿缺氧、免疫性疾病等均可以诱发 FIRS。例如，非感染的 Rh 同源免疫性贫血的胎儿血浆中 IL-6 升高；慢性缺氧胎儿血、肺、心脏和脑中 IL-6 与 TNF-α 蛋白水平显著增高，但在羊水和胎膜中无显著改变；在非感染情况下，机体应激和细胞死亡所释放的凋亡、焦亡信号，以及组织损伤所产生的"警告素"（热休克蛋白、S100 蛋白等），均可通过损伤分子模式导致羊膜腔内炎症因子增高而触发 FIRS。

因此，非感染因素导致的 FIRS，胎儿 IL-6 水平亦可升高，非感染性 FIRS 也是患儿围生期发病率的独立危险因素。

3. FIRS 与羊膜腔内炎症、胎盘绒毛膜炎、脐带炎的关系 胎盘的急性损伤定义为中性粒细胞侵袭胎盘各个结构。例如，中性粒细胞侵袭至绒毛膜、羊膜，即为急性绒毛膜羊膜炎；侵袭绒毛血管树，即为绒毛血管炎；侵袭脐带，包括脐动脉、脐静脉和沃顿胶质，则为脐带炎。绒毛血管炎和脐带炎是 FIRS 的标志。

基于胎盘的解剖结构，急性绒毛膜羊膜炎源于母亲。进入羊水的微生物及其产物、警告素等损伤信号均可触发感染或非感染性羊膜腔内前炎症反应，主要表现为羊水中性粒细胞数目增高及 IL-1、IL-6、IL-8、TNF-α 等炎症因子浓度增加。羊膜腔的内皮细胞、胎儿的黏膜、皮肤等既是炎症反应的靶器官，也是炎症的反应器官，受刺激可大量生成炎症介质、细胞因子、中性粒细胞趋化蛋白等。绒毛膜羊膜层通常不存在中性粒细胞，在胎盘的绒毛间隙中则存在母体循环中的中性粒细胞。发生急性绒毛膜羊膜炎时，中性粒细胞在羊膜腔内中性粒细胞趋化蛋白的作用下由绒毛间隙迁移至绒毛膜羊膜层，进而参与炎症反应。因此，侵袭到绒毛膜羊膜的炎症较局限于绒毛膜的炎症更容易引发 FIRS。在胎膜早破早产的研究中发现，羊膜腔内检出微生物合并组织型胎盘绒毛膜炎母亲的胎儿较单一羊膜腔内检出微生物或组织型胎盘绒毛膜炎及羊膜腔内未检出微生物且无胎盘绒毛膜炎者，FIRS 的发生率明显增高，亦支持 FIRS 与由羊膜腔内炎症所致的胎盘绒毛膜炎相关。同时，胎盘急性损伤导致胎盘血流量减少，致使胎儿发生缺氧缺血性损伤，进一步触发非感染性 FIRS。

　　只有源于胎儿自身血液循环的中性粒细胞才能侵入绒毛血管和脐带血管，所以胎盘绒毛血管炎和脐带血管炎的病理改变均源自胎儿。脐血管炎始自脐静脉，波及脐动脉；在羊水中的中性粒细胞趋化因子的作用下，中性粒细胞自脐带血管移出侵入沃顿胶质；脐带炎早期为沿脐带长轴分布的多发性局灶性炎症，后病变融合为脐带全长。脐带炎与炎症反应和器官损害的主要机制之一——内皮细胞激活密切相关，因此出现脐带炎的新生儿脓毒症发病率高，且远期不良预后如慢性肺疾病、脑瘫等发生率均较无脐带炎的新生儿高。基因分析显示，脐静脉壁比脐动脉壁更容易倾向于前炎症反应，因此脐静脉首先发生炎症改变，脐动脉炎则是 FIRS 的进展。无论是脐血管内 IL-6 的浓度和 FIRS 并发症的发生率，脐动脉炎的胎儿均高于单纯脐静脉炎的胎儿。

三、FIRS 的诊断

　　胎儿脐带血 IL-6＞11pg/ml，病理学诊断为脐带血管炎和（或）胎盘绒毛血管炎，均为 FIRS 的诊断标准。

　　近年来，超声检查作为一种无创、安全、便捷的监测手段，从多方面评估胎儿脏器功能及循环改变，在辅助胎儿 FIRS 的宫内诊断方面显示出优越性，包括超声测量胎儿胸腺体积减小、胎儿脾静脉脉冲式血流、肾上腺体积增加、心功能异常、羊水过少等。

四、FIRS 与新生儿疾病

　　FIRS 与新生儿疾病发病率密切相关。患有 FIRS 的胎儿，其胎膜早破、早产的发生率显著增加，出生后脓毒症、肺损害、支气管肺发育不良、脑室周围白质软化、脑瘫、坏死性小肠结肠炎等多器官多系统疾病的发病率也明显增高。据早产儿的研究显示，FIRS 患儿脐血 IL-6 大于 26.7pg/ml、37.7pg/ml 和 17.5pg/ml 分别是呼吸窘迫综合征、死亡和多脏器功能损害的预测值。

1. FIRS 与中枢神经系统损伤　　FIRS 与新生儿脑瘫相关。发生 FIRS 时，胎儿免疫系统过度激活，促炎症细胞因子如 IL-1、TNF-α、单核细胞趋化蛋白-1、巨噬细胞炎症蛋白-β 和 INF-α 及致炎因子 IL-1β 和 IL-6 表达增高，影响中枢神经系统发育，导致胎儿脑室内出血、脑白质损伤。研究表明，绒毛膜羊膜炎是早产儿脑室周围白质软化和脑瘫的独立高危因素，有绒毛膜羊膜炎病史的早产儿，28%的患儿可发展为脑瘫。宫内感染时，小胶质细胞激活导致炎症因子生成、释放兴奋性毒性代谢产物、氧自由基等，在脑室周围白质软化中发挥重要作用；细菌的内毒素可导致中性粒细胞激活、巨噬细胞浸润、神经元细胞内钙离子超载和脑白质坏死。妊娠中期宫内感染可影响神经元从脑室向新皮质区迁移，导致大脑皮质发育异常。妊娠晚期宫内感染所释放的大量细胞因子可造成少突胶质细胞和小胶质细胞损伤并导致认知和行为异常。胎盘绒毛血管炎导致一氧化氮合成障碍，脑血流调节机制异常，引发颅内出血。

FIRS 也可增加患儿未来孤独症、精神分裂症、神经感觉中枢缺陷和精神异常的发生率。

2. FIRS 与循环系统的损伤　　超声多普勒监测到在未足月胎膜早破，尤其是证实了羊膜腔内感染的胎儿，存在左心室持续性顺应性增高，提示 FIRS 胎儿体内存在类似成人脓毒症的血流动力学代偿机制。在宫内低血压和缺氧时，心室顺应不能增加的胎儿无法通过提高每搏输出量和心排血量来增加脑血流，从而容易导致脑灌注不足和中枢神经系统损伤。在未足月胎膜早破胎儿中观察到严重脓毒症造成的心肌抑制可以导致胎死宫内。

出生伴有组织型胎盘绒毛膜炎的新生儿可存在包括平均压和舒张压下降在内的多种血流动力学异常,出生后的血压与胎儿脐带血 IL-6 浓度相关。因此,推测在胎儿期即有低血压的情况发生,FIRS 引起的脑内炎症反应和胎儿系统性低血压增加了脑损伤的似然比,增加了脑室周围白质软化和脑瘫的发生概率。研究发现伴有胎盘低灌注病理改变的组织型胎盘绒毛膜炎(包括绒毛血管化不良、绒毛间体积增大、总毛细管床减少等),与胎儿出生后矫正胎龄 24 个月的神经系统发育异常显著相关。

3. FIRS 与肺损伤　FIRS 有加速胎肺成熟的作用。羊水中 IL-1、IL-6、IL-8 和 TNF-α 的产生与释放增加,胎肺短期内暴露在微生物及炎性介质中,促使肺泡表面活性物质蛋白(SP-A、SP-B、SP-C、SP-D)表达增加,可以诱发肺发育成熟。但是,长时间高促炎细胞因子环境诱导炎症细胞在胎肺聚集,活化的中性粒细胞和巨噬细胞释放大量氧自由基,同时引起肺细胞凋亡增加和增殖降低,血管内皮生长因子及其他血管生长因子表达降低,最终导致胎肺的直接损伤和氧化应激损伤,并影响肺血管发育和肺泡化进程,同时还可激发全身氧化应激反应。因此有学者认为,以肺泡和肺微血管发育不良为主要特征的早产儿"新支气管肺发育不良"是炎症介导的肺损伤的结果,而 FIRS 则是"新支气管肺发育不良"发病的关键环节。

新近研究显示,FIRS 与胎粪吸入综合征(MAS)有关。对羊水污染新生儿的研究显示,MAS 患儿合并有组织型胎盘绒毛膜炎和脐带炎的比例、母亲羊膜腔内炎症发病率均较未发生 MAS 者显著增高。MAS 患儿羊水微生物检出率是未发生 MAS 的新生儿的 2 倍,没有羊膜腔内炎症的新生儿无发生 MAS 者。出生有脐带炎的新生儿 MAS 的发病率较无脐带炎的新生儿增高 4 倍。因此,提出了 FIRS 是 MAS 发病的新机制。

4. FIRS 与肾损伤　FIRS 造成胎儿肾损害，主要表现为羊水过少。在早产胎膜早破中，羊水指数≤5cm 者，胎儿脐血中 IL-6 升高，羊水 IL-6、IL-8-1β、TNF-α 等炎症因子升高及组织型和临床型胎盘绒毛膜炎的发生概率均较羊水指数＞5cm 者升高；在脐带穿刺脐带血培养阳性者，羊水过少较脐带血培养阴性者发生概率增加。羊水本身具有天然的抗菌功能，过少的羊水导致抗菌功能减弱。

5. FIRS 与其他器官　FIRS 胎儿内分泌应激方面表现为皮质醇/脱氢表雄酮比例异常。胎儿血浆皮质醇浓度与 IL-6 水平呈显著正相关，皮质醇/脱氢表雄酮比例增高与胎儿镜检查至分娩的时间缩短显著相关。这种情况类似于成人 SIRS 时血浆皮质醇水平增加。胎儿皮肤是 FIRS 的靶器官和反应器官。对胎龄 21～24 周分娩不久即死亡的新生儿皮肤的研究发现，母亲有胎盘绒毛膜炎的新生儿上皮细胞 TLR-2 表达较母亲没有胎盘绒毛膜炎的新生儿显著升高，在前者的真皮和上皮细胞交界处，炎症浸润的单核细胞表达 TLR-2 和 TLR-4。这提示胎儿的皮肤在 FIRS 中参与微生物及其代谢产物的抗原提呈过程。

6. FIRS 与早产和围生儿死亡　宫内感染所产生的 FIRS 是导致早产的重要原因。研究发现，超过 40% 的早产儿与宫内感染有关，且绝大多数表现为亚临床感染。胎龄＜28 周的早产儿宫内感染和（或）炎症发生率高达 90%。宫内感染时，大量炎症细胞因子生成，使前列腺素合成酶的合成及活性增加，诱发早产；上调催产素及催产素受体表达，促进宫缩；刺激基质金属蛋白酶（MMP-8）释放导致胎膜早破。胎儿下丘脑-垂体-肾上腺轴被激活，刺激胎盘滋养细胞促肾上腺皮质激素释放激素（CRH）的合成和分泌，使母血中 CRH 升高，从而促进子宫收缩，最终导致早产。

胎儿本身在启动早产中起积极作用。胎儿通过前炎症因子的释放而刺激宫缩、诱发早产，是其逃离宫内不良环境的自我保护机制。在早产胎膜早破的妊娠妇女中,无论羊水的炎症状态如何,FIRS 均与即将发生的早产密切相关。很可能在胎盘未出现绒毛膜炎等炎症损伤时,即由胎儿的炎症反应因素触发了早产。宫内感染发生时,如胎儿反应机制不能诱发早产,则可能会导致宫内死胎。度过新生儿期的新生儿,其胎盘绒毛血管炎的发生率远较围生期死亡者高。有研究发现,等位基因 2 的纯合体的胎儿 IL-1 受体拮抗剂过度表达,限制了炎症反应并触发了早产的能力,与胎死宫内的机制密切相关。死产与胎盘的急性炎症如绒毛膜羊膜炎、蜕膜炎及脐带炎有明显相关性,胎盘急性炎症是低出生体重儿、死产及围生儿死亡的独立危险因素。

五、FIRS 的治疗

FIRS 的治疗策略如下:

1. 终止妊娠。
2. 针对可能侵入羊膜腔的细菌进行抗生素治疗。
3. 下调炎症反应。
4. 上述综合治疗。

终止妊娠是治疗 FIRS 的首选,但对于妊娠周数过小的胎儿,需权衡早产与宫内感染的利弊,给予恰当的抗生素治疗可以延长妊娠周数、改善结局。抗炎症因子 IL-10、巨噬细胞迁移抑制因子、抗氧化剂等可下调过度的炎症反应,对减轻 FIRS、改善预后起到一定的作用。

(李 宁)

参 考 文 献

花少栋,封志纯,2013. 胎儿炎症反应综合征. 中国小儿急救医学,20(3):329-332.

江载芳,申昆玲,沈颖,2015. 诸福棠实用儿科学(上册). 北京:人民卫生出版社.

李文斌，常立文，2013. 胎儿炎症反应综合征与新生儿疾病. 临床儿科杂志，31
　（9）：801-804.

邵肖梅，叶鸿瑁，丘小汕，2011. 实用新生儿学. 第 4 版. 北京：人民卫生出
　版社.

魏克伦，2012. 新生儿急救手册. 北京：人民卫生出版社.

魏克伦，刘春峰，吴捷，2013. 儿科诊疗手册. 第 2 版. 北京：人民军医出版社.

张谦慎，2012. 北美新生儿早发败血症的评估和抗生素治疗. 中国新生儿科杂
　志，27（4）：284-286.

中华医学会儿科学分会新生儿学组，编辑委员会中华医学会中华儿科杂志，
　2003. 新生儿败血症诊疗方案. 中华儿科杂志，41（12）：897-899.

朱煜，阚清，周晓玉，2016. 新生儿 B 组链球菌感染的危险因素及预防. 中国
　新生儿科杂志，31（3）：233-234.

Rennie JM，2009. 罗伯顿新生儿学. 刘锦纷译. 北京：北京大学医学出版社.

Andrews JI，Diekema DJ，Hunter SK，et al，2000. Group B streptococci causing
　neonatal bloodstream infection：antimicrobial susceptibility and serotyping results
　from SENTRY centers in the Western Hemisphere. Am J Obstet Gynecol，183：859.

Baker CJ，Barrett FF，Gordon RC，et al，1973. Suppurative meningitis due to
　streptococci of Lancefield group B：a study of 33 infants. J Pediatr，82：724.

Bang AT，Bang RA，Morankar VP，et al，1993. Pneumonia in neonates：can it be
　managed in the community? Arch Dis Child，68：550.

Barnett ED，Klein JO，2010.Bacterial Infections of the Respiratory Tract//Jack
　Remington，Jerome Klein，Carol Baker，et al. Infectious Diseases of the Fetus and
　the Newborn Infant. 7th ed. Elsevier Saunders：Philadelphia.，276.

Barton L，Hodgman JE，Pavlova Z，1999. Causes of death in the extremely low birth
　weight infant. Pediatrics，103：446.

Biedenbach DJ，Stephen JM，Jones RN，2003. Antimicrobial susceptibility profile
　among beta-haemolytic Streptococcus spp. collected in the SENTRY Antimicrobial
　Surveillance Program--North America，2001. Diagn Microbiol Infect Dis，46：291.

Chang CJ，Chang WN，Huang LT，et al，2003. Neonatal bacterial meningitis in
　southern Taiwan. Pediatr Neurol，29：288.

Davies PA，Aherne W，1962. Congenital pneumonia. Arch Dis Child，37：598.

Davis AL，Carcillo JA，Aneja RK，et al，2017. American College of Critical Care
　Medicine Clinical Practice Parameters for Hemodynamic Support of Pediatric and
　Neonatal Septic Shock. Crit Care Med，45（6）：1061-1093.

de Louvois J，Halket S，Harvey D，2005. Neonatal meningitis in England and
　Wales：sequelae at 5 years of age. Eur J Pediatr，164：730.

Dennehy PH，1987. Respiratory infections in the newborn. Clin Perinatol，14：667.

Duke T，2005. Neonatal pneumonia in developing countries. Arch Dis Child Fetal
　Neonatal Ed，90：F211.

Eichenwald EC，1997. Perinatally transmitted neonatal bacterial infections. Infect
　Dis Clin North Am，11：223.

Francis F，Bhat V，Mondal N，et al，2019. Fetal inflammatory response syndrome

（FIRS）and outcome of preterm neonates - a prospective analytical study. J Matern Fetal Neonatal Med, 32（3）: 488-492.

Garenne M, Ronsmans C, Campbell H, 1992. The magnitude of mortality from acute respiratory infections in children under 5 years in developing countries. World Health Stat Q, 45: 180.

Gaschignard J, Levy C, Romain O, et al, 2011. Neonatal Bacterial Meningitis: 444 Cases in 7 Years. Pediatr Infect Dis J, 30: 212.

Gibson RL, Nizet V, Rubens CE, 1999. Group B streptococcal beta-hemolysin promotes injury of lung microvascular endothelial cells. Pediatr Res, 45: 626.

Guilbert J, Levy C, Cohen R, et al, 2010. Late and ultra late onset Streptococcus B meningitis: clinical and bacteriological data over 6 years in France. Acta Paediatr, 99: 47.

Heath PT, Nik Yusoff NK, Baker CJ, 2003. Neonatal meningitis. Arch Dis Child Fetal Neonatal Ed, 88: F173.

Hussain SM, Luedtke GS, Baker CJ, et al, 1995. Invasive group B streptococcal disease in children beyond early infancy. Pediatr Infect Dis J, 14: 278.

Kim CJ, Romero R, Chaemsaithong P, et al, 2015. Acute chorioamnionitis and funisitis: definition, pathologic features, and clinical significance. Am J Obstet Gynecol, 213（4 Suppl）: S29-52.

Kunze M, Klar M, Morfeld CA, et al, 2016. Cytokines in noninvasively obtained amniotic fluid as predictors of fetal inflammatory response syndrome. Am J Obstet Gynecol, 215（1）: 96.e1-8.

May M, Daley AJ, Donath S, et al, 2005. Early onset neonatal meningitis in Australia and New Zealand, 1992-2002. Arch Dis Child Fetal Neonatal Ed, 90: F324.

Moore MR, Schrag SJ, Schuchat A, 2003. Effects of intrapartum antimicrobial prophylaxis for prevention of group-B-streptococcal disease on the incidence and ecology of early-onset neonatal sepsis. Lancet Infect Dis, 3: 201.

Nizet V, Gibson RL, Rubens CE, 1997. The role of group B streptococci beta-hemolysin expression in newborn lung injury. Adv Exp Med Biol, 418: 627.

Nizet V, Klein JO, 2016. Bacterial sepsis and meningitis. In: Infectious Diseases of the Fetus and Newborn Infant, 8th ed, Remington JS, Klein JO, Wilson CB, et al. Philadelphia: Elsevier Saunders.

Phares CR, Lynfield R, Farley MM, et al, 2008. Epidemiology of invasive group B streptococcal disease in the United States, 1999-2005. JAMA, 299: 2056.

Polin RA, Harris MC, 2001. Neonatal bacterial meningitis. Semin Neonatol, 6: 157.

Pong A, Bradley JS, 1999. Bacterial meningitis and the newborn infant. Infect Dis Clin North Am, 13: 711.

Puopolo KM, Eichenwald EC, 2010. No change in the incidence of ampicillin-resistant, neonatal, early-onset sepsis over 18 years. Pediatrics, 125: e1031.

Regan JA, Klebanoff MA, Nugent RP, 1991. The epidemiology of group B streptococcal colonization in pregnancy. Vaginal Infections and Prematurity Study

Group. Obstet Gynecol，77：604.

Schuchat A，1999. Group B streptococcus. Lancet，353：51.

Stoll BJ，1997. The global impact of neonatal infection. Clin Perinatol，24：1.

Stoll BJ，Hansen NI，Sánchez PJ，et al，2011. Early onset neonatal sepsis：the burden of group B Streptococcal and E. coli disease continues. Pediatrics，127：817.

Tita AT，Andrews WW，2010. Diagnosis and management of clinical chorioamnionitis. Clin Perinatol，37（2）：339-354.

Verani JR，Mcgee L，Schrag SJ，2010. Prevention of perinatal group B streptococcal diseaserevised guidelines from CDC，2010. MMWR Recomm Rep，59（RR-10）：1-36.

Volpe JJ，2001. Bacterial and fungal intracranial infections//Neurology of the newborn. 4th ed. Philadelphia：WB Saunders Company.

Weisman LE，Stoll BJ，Cruess DF，et al，1992. Early-onset group B streptococcal sepsis：a current assessment. J Pediatr，121：428.

第 5 章

急性呼吸系统疾病

第一节　新生儿湿肺

一、概　　述

新生儿湿肺又称为新生儿暂时性呼吸困难（transient tachypnea of the newborn, TTN），是由肺内液体聚积引起的，主要表现为出生后立即或数小时内出现呼吸急促、呻吟、三凹征、鼻翼扇动、发绀、血氧饱和度降低等，是一种自限性疾病。总体发病率为 0.3%～12.0%，其中经阴道分娩为 0.3%～3.0%，择期剖宫产为 0.9%～12.0%。

TTN 是引起新生儿呼吸窘迫最常见的原因之一，国外报道 TTN 占呼吸窘迫病例的 40%。近年来重症 TTN 较前多见，有些病例呼吸困难比较严重、持续时间比较长，常合并气漏、持续性肺动脉高压，甚至发生呼吸窘迫综合征等，表现为严重低氧血症，需要无创呼吸支持或机械通气，应高度重视。

二、围生期因素及发病机制

胎肺液的产生、作用与清除

（1）胎肺液的产生：胎儿肺充满着由肺上皮细胞分泌的一种液体即肺液。肺液通过氯离子泵来自肺毛细血管和肺泡细胞的主动分泌，并从气道断续流出至羊水，胎肺液随胎龄的增长而增加，至胎龄 34～35 周达最大量，以后逐渐减少，胎儿出生前肺液约为 30ml/kg。

（2）胎肺液的作用：防止出生前肺泡黏着，促进肺发育和生长；肺泡将氢离子、氯离子主动分泌到肺泡液，而将碳酸氢根离子主动转运回血浆，参与调节胎儿酸碱平衡；由于胎肺液保持肺泡呈扩张状态，有利于出生后充气扩张。

（3）胎肺液的清除：妊娠晚期（35 周左右），肺泡上皮细胞 Na^+ 离子通道（ENaC）开放，主动重吸收 Na^+，同时伴肺液的重吸收，使肺液通过 ENaC 从肺泡腔进入肺间质，进而进入血管及淋巴管，促进肺液重吸收。

ENaC 由 α、β、γ 亚基组成，胎龄越小，其表达越低，在临近足月时，表达显著增加。在产程发动过程中，胎儿体内应激激素如糖皮质激素、儿茶酚胺类、前列腺素等分泌增加，儿茶酚胺特别是去甲肾上腺素的分泌增加，抑制了肺泡 Cl^- 的活性，肺液分泌停止，同时增强 ENaC 活性，增加 Na^+ 和肺液重吸收，使肺液快速转运，也可促进肺成熟及肺表面活性物质的生成。经阴道产新生儿通过产道时胸部受到 9.3kPa（95mmHg）的压力挤压，有 20～40ml 肺液经口、鼻排出，剩余的液体在出现自主呼吸后由肺泡经毛细淋巴管及毛细血管进入肺间质，再通过肺内淋巴及静脉系统内吸收。

三、TTN 病因与发病机制

TTN 是由于分娩后胎儿肺液的清除延迟，肺液蓄积过多引起。任何引起肺液渗透压增高，肺淋巴管、毛细血管、肺间质静水压增高，肺淋巴管、肺毛细血管渗透压降低，损伤肺泡上皮细胞通透性及影响肺淋巴管、毛细血管等转动功能的因素均可影响肺液的正常清除和转运，导致肺液的潴留。

1. 剖宫产与 TTN　剖宫产儿缺乏产道挤压，肺液的潴留增多，增加患 TTN 风险。而择期剖宫产更因缺乏产程发动，胎儿体内应急激素如儿茶酚胺类等分泌不足，肺泡上皮 ENaC 活性较弱，对 Na^+ 重吸收减少，减少肺液吸收，增加发生 TTN 风险。

2. 早产儿与 TTN 早产儿发生 TTN 的主要机制是胎儿期肺泡上皮细胞 Cl^- 离子通道开放，分泌肺液，同时胎龄越小，ENaC 的表达越低，Na^+ 和肺液重吸收少。自胎龄 35 周开始，肺泡上皮细胞 Cl^- 离子通道逐渐关闭，肺液分泌减少。ENaC 表达显著增强，Na^+ 离子通道开放，促进肺液重吸收。所以，胎龄小于 35 周出生的早产儿，肺泡上皮 Cl^- 离子通道仍处于开放状态，仍有大量肺液分泌，而 Na^+ 离子通道仍未开放，肺液重吸收还未建立，容易发生 TTN。早产儿因肺发育未成熟，肺表面活性物质缺乏，易造成肺泡壁的损伤，肾上腺素受体敏感性差及血浆蛋白水平低，血浆胶体渗透压相对较低，使肺液脉管系统吸收障碍，引起肺液吸收障碍；早产儿胸廓较小，呼吸肌薄弱，肺顺应性差，气体交换面积减少更易于延迟肺液吸收；早产儿血中儿茶酚胺分泌不足，使 ENaC 重吸收 Na^+ 减少，使肺液吸收减少。

3. 其他因素与 TTN 围生期窒息也增加了 TTN 的发病率，窒息可导致羊水吸入，增加肺内液体，由于缺氧酸中毒，血管渗透性增强，血浆外渗，使间质液增加，而妊娠期高血压产妇体内水钠潴留，使胎儿肺液增加，促进了 TTN 的发生。

妊娠妇女在产程中使用大剂量麻醉镇静药可影响肺泡扩张和肺血管的扩张，使肺毛细血管内的静水压持续处于高水平，从而影响肺液的吸收和清除，增加发生的 TTN 风险。脐带结扎延迟、胎盘输血、过期产儿及糖尿病母亲儿均可能存在高黏血症，致肺间质及肺泡内液积蓄过多，影响淋巴管的转运，阻碍肺液的吸收。

四、临床表现

1. 临床症状与体征 TTN 一般症状较轻，可自行缓解。

主要表现为出生后立即或在数小时内出现呼吸急促、呻吟、发绀、三凹征、鼻翼扇动、血氧饱和度降低等。但有些重症TTN病例呼吸困难非常严重，表现为难以纠正的严重低氧血症，如果12小时内未缓解，常并发呼吸窘迫综合征、持续肺动脉高压等，病情危重，需要机械通气等治疗，病死率高。

2. 胸部 X 线表现

（1）肺泡积液征：肺野呈斑状、云雾状密度增高影。

（2）间质积液征：呈网状条纹影。

（3）叶间胸膜和胸膜腔积液：量少，以右肺上、中叶间较多。

（4）肺门血管淤血扩张：肺纹理影增粗、边缘清楚，自肺门呈放射状向外伸展。

（5）肺气肿征：透光度增加。

新生儿湿肺的 X 线表现的演变具有特征性，早期摄片并动态观察有助诊断。肺泡积液、间质积液和肺血管充血是一连续的过程。吸收程序一般自外向内、由上而下。X 线征象与临床表现相对应。其中 24 小时吸收且两肺清晰者占71.0%，72 小时吸收者占97.8%，偶有延长至4天者。

3. 肺部彩超表现　　近年报道使用肺部超声检查诊断TTN，正常肺泡含大量气体，而超声波遇到气体难以穿透，几乎全被反射，TTN 患儿由于肺泡积液，超声检查可见肺泡积液征象。TTN 肺部水肿的吸收自外周开始，由上肺野向下肺野逐渐吸收，由此出现上肺野 B 线稀疏，下肺野 B 线密集融合的双肺点征象。双肺点是湿肺的特异性超声征象，敏感度和特异度均可达100%。

五、实验室检查

1. 血气分析　　轻症患儿血气可以正常，或由于呼吸频率快而表现轻度 CO_2 降低；重症可出现低氧血症、高碳酸血症和代谢性酸中毒。

2. 肺液分析　有助于与羊水、胎粪吸入相鉴别。TTN 患儿肺液内不含胎脂、毳毛、尿酸、胎粪等成分。

六、诊断与鉴别诊断

1. 诊断　主要依据病史、临床表现及肺影像学检查，TTN 一般于出生后立即或数小时内出现呼吸困难，轻症病例症状持续数小时逐渐减轻，重症病例呼吸困难严重，症状可持续数天。胸部 X 线片可见双肺透亮度下降、斑片状渗出影、网状、增粗、肺泡及间质积液、肺淤血、肺气肿及叶间、胸腔积液等。肺部超声示仅有双肺点而没有实变对 TTN 的诊断具有特征性意义。

2. 鉴别诊断

（1）新生儿呼吸窘迫综合征（NRDS）：早产儿湿肺常较重，在临床上与轻症 RDS 不易区别，除通过胸部 X 线片鉴别外，主要根据病程，RDS 病程长，需氧和呼吸支持时间也较长，即使是 I、II 期 RDS，病情需 1 周以上才能缓解。

肺超声在 RDS 及 TTN 的诊断上具有优势。RDS 时，由于肺表面活性物质缺乏导致肺不张，同时出现肺泡水肿，肺泡气-液界面使超声束发生反射，形成多条 B 线，同时出现胸膜线不光滑、中断，A 线不均匀、消失，声像图在肺不张区域表现为特征性的肺实变；随着肺泡水肿程度加重，B 线密集加重，出现肺泡-间质综合征，严重的则表现为白肺。TTN 的主要超声表现为仅出现双肺点，没有改变。这是由于肺部水肿的吸收自外周开始，由上肺野向下肺野逐渐吸收，由此出现上肺野 B 线稀疏，下肺野 B 线密集融合的双肺点征象。仅有双肺点而没有实变对 TTN 的诊断具有特征性。

（2）新生儿肺炎：宫内或产时感染，如肺炎或败血症，早期可能只表现呼吸窘迫（全身炎症反应表现），应注意孕产史有无感染的高危因素，监测全身感染中毒症状和实验室依据（血常规、C 反应蛋白、血培养等），如存在高危因素或实验室检查有可疑，或呼吸窘迫在 4～6 小时无改善，应考虑使用抗生素。

（3）吸入综合征：患儿有围生期窒息史，有的羊水被胎粪污染，出生时常需要复苏，复苏后很快表现出呼吸困难，胸部 X 线片主要显示斑片影（羊水吸入）或粗颗粒影（胎粪吸入），可伴有肺不张或肺气肿，临床病情也较湿肺更重，病程更长，胸部 X 线片病变吸收较湿肺慢。

七、治　疗

1. 护理

（1）保温：尤其是早产儿，应置于暖箱或辐射式暖台，体温保持在 36～37℃。

（2）供给液量和营养：由于患儿呼吸急促，经呼吸道不显性失水增多，应该注意补充液量；当呼吸困难明显，可经鼻（或口）饲管喂养，静脉输液维持需要量。注意监测血糖和电解质。

2. 对症治疗

（1）本病为自限性，轻症者不需要特殊治疗，有缺氧症状者，给予氧疗，保持内环境稳定，注意液量和热量的摄入，监测血糖、电解质和血气，24～48 小时复查胸部 X 线片或肺部彩超，了解肺液吸收情况。

（2）病情较重者，尤其是低出生体重儿，应加强临床管理。

（3）监测生命体征，定期复查血气和胸部 X 线片，严密观察病情进展，有些患儿胸部 X 线片可在数小时进展为"白肺"。

3. 呼吸支持　患儿呼吸困难明显，可行鼻塞持续气道正压通气，大多数患儿经 NCPAP 治疗，病情很快稳定，并逐渐好转，但少数有围生期窒息或低出生体重儿，可能情况无改善，当胸部 X 线片显示"白肺"或吸入氧浓度＞0.6，压力＞6cmH$_2$O，PaO$_2$ 仍＜50mmHg，或低出生体重儿出现呼吸不规则、呼吸暂停等，应及时气管插管，机械通气。TTN 患儿若无其他并发症，一般用呼吸机 2～4 天。应用呼吸机时，注意气道管理，防止感染。

4. 监测和预防感染　一般不必使用抗生素预防感染，但在患儿住院期间，应注意消毒隔离，医护人员护理操作时应严格洗手，避免发生医院感染。

（李金凤　何晓光）

第二节　新生儿急性呼吸窘迫综合征

急性呼吸窘迫综合征（acute respiratory distress syndrome，ARDS）是指多种病因引起的肺部急性炎性反应，以弥漫性的炎症细胞浸润、肺泡上皮细胞及肺泡毛细血管内皮细胞损伤、肺表面活性物质破坏及肺泡陷塌为主要病理改变。新生儿 ARDS 的主要临床表现为不同程度的低氧血症，炎性渗出伴肺顺应性下降，胸部 X 线片可见双肺弥漫性透光度下降。

与成人 ARDS 相比，新生儿 ARDS 在高危因素、病因及病理生理等方面均存在特殊性，常与围生期新生儿疾病叠加，临床病症更严重，具有更长的病程和更高的病死率，往往需要更高级的呼吸支持及多器官综合支持。

一、概　　述

ARDS 诊断始于成人，由 Aschbaugh 等在 1967 年提出。2015 年小儿急性肺损伤共识会议（the Paediatric Acute Lung Injury Consensus Conference，PALICC）明确了小儿急性呼吸窘迫综合征的定义及分类。

1989 年，Faix 及其同事描述了 11 名足月新生儿出现与围生期窒息、胎粪吸入、血液吸入相关的 ARDS 表现，第一次使用足月新生儿 ARDS 的概念，他们提出"ARDS 可以并且确实发生于新生儿"，并认为 ARDS 与某些更典型的新生儿呼吸系统疾病相叠加，从而造成临床情况加重。2017年，国际性多中心多学科协助组首次制订了新生儿 ARDS 诊断标准，即蒙特勒标准。

二、病因及发病机制

1. 病因　各种肺内、外高危因素均可以导致新生儿 ARDS。

（1）直接因素：包括严重肺部感染，严重肺液吸收障碍，肺出血，不适当的呼吸支持，低氧血症，氧中毒，胎粪、胃内容物、血性羊水吸入，呛奶，溺水，有毒气体吸入和肺部挫伤等。

（2）间接因素：由肺外组织器官通过全身炎症触发肺部病变，达到 ARDS 标准，包括胎儿宫内炎症反应综合征，早发性或晚发性新生儿败血症，新生儿坏死性小肠结肠炎，窒息，寒冷损伤，脑损伤，低血压，输血、换血，体外循环，弥散性血管内凝血，频繁呼吸暂停，创伤和心脏手术等。

2. 发病机制　ARDS 的发病机制主要与以下两方面有关。

（1）ARDS 发生前存在全身炎症反应和（或）肺部炎症反应。

（2）继发性肺表面活性物质功能下降和量的减低。肺泡上皮、肺毛细血管内皮细胞损伤在肺表面活性物质发生损耗之前往往已存在，而肺表面活性物质的损耗导致广泛肺泡塌陷和促进肺泡上皮、肺毛细血管内皮细胞的进一步损害。

当机体发生全身炎症反应，如窒息缺氧、胎儿炎症反应、败血症和坏死性小肠结肠炎等，所产生多种促炎介质、活性氧族和蛋白酶体等进入肺泡和肺毛细血管，导致肺泡细胞及血管内皮细胞损害、肺毛细血管屏障功能障碍、通透性增加，大量富含蛋白及细胞成分的液体快速进入肺组织引起急性肺水肿。在炎症状态下,肺泡巨噬细胞激活分泌磷脂酶 A2,该酶可附在表面活性物质的磷脂层上,将其水解并释放游离脂肪酸,并触发炎症的级联放大反应,由此形成恶性循环:①磷脂酶水解表面活性物质的磷脂;②产生游离脂肪酸;③衍生炎症介质;④表面活性物质进一步损耗。当治疗所补充外源表面活性物质通过气道到达肺泡时,磷脂酶 A2 也可以将其水解并产生游离脂肪酸,从而导致产生更多的炎症介质。同时,渗出到肺泡内的肺毛细血管内的血浆蛋白进一步损耗肺表面活性物质。因此,全身和(或)肺部炎症激活内源性表面活性物质,继发性损伤循环是 ARDS 的根本原因,这也解释了为何外源性表面活性物质在这些疾病中所起的作用有限,而且通常是短暂的反应。

肺部炎症引起继发性表面活性剂损伤,一方面增加气道阻力、减低肺泡顺应性,造成不均质的肺不张;另一方面降低肺组织局部抗感染能力,继发感染,进而导致肺内分流、通气/血流比失调,加重呼吸窘迫和缺氧。此时如存在动脉导管未闭或卵圆孔,则可发生肺外分流。在新生儿中,继发于 PS 损耗的 ARDS,其发病率高于原发性肺表面活性物质缺乏,广泛性全身炎症反应和与有创性机械通气相关的继发性多器官功能损害在 ARDS 中也较多发生。

3. 病理学改变　ARDS 的病理学改变为弥散性肺泡损害,其特征为广泛的肺间质及肺泡出血、炎性水肿,炎症细胞浸润,肺泡塌陷,可伴透明膜形成。病情进展则可能发生广泛纤维化。

三、ARDS 的诊断标准

1. 年龄　出生胎龄小于 40 周(包括早产儿)的新生儿,其计算时间为从出生到矫正胎龄 44 周;出生胎龄≥40 周的新生儿则是从出生到出生后 4 周。

2. **基本标准**　新生儿 ARDS 诊断的基本标准如下：

（1）急性起病。

（2）氧合障碍伴随残气量下降，需要正压通气以利于肺复张。

（3）肺水肿引起的呼吸衰竭不能完全由心力衰竭来解释。

（4）胸部 X 线片提示双肺弥漫性透光度下降。

3. **严重程度评估**　对于接受有创通气或无创通气的新生儿，以氧指数（OI）值评估 ARDS 的严重程度。轻度 OI：4～8，中度 OI：8～16，重度：OI≥16。若新生儿获得动脉样本通常比较困难，可用经皮氧分压（$TcPO_2$）替代 PO_2。但应注意在严重循环障碍、低血压、低体温、使用血管活性药物及存在严重水肿时，可能出现 $TcPO_2$、PaO_2 差异较大。伴有持续性肺动脉高压（PPHN）和动脉导管未闭的新生儿，采用导管前 PaO_2 计算 OI。

OI 的计算公式：OI=FiO_2× 平均气道压（P_{aw}）×100/PaO_2。

四、鉴别诊断

1. ARDS 与 NRDS 的鉴别（表 5-1）

表 5-1　临床特征在早产儿 ARDS 与 NRDS 中的区别

特征	ARDS	NRDS
年龄	不确定	胎龄越小，可能性越大
体重	不确定	体重越轻，发病率越高
母源性疾病情况	严重	轻
病理生理基础	肺泡毛细血管壁弥漫性损伤	PS 减少或者缺乏
产前糖皮质激素应用	反应差	反应好
肺部损伤情况	直接肺损伤以肺泡腔受损为主；间接肺损伤以肺血管、肺间质损伤和炎症细胞浸润为主，散在透明膜，透明膜不成圈，可不贴壁	肺泡腔受损无或轻；肺血管和炎症细胞浸润少；均匀透明膜，成圈且贴壁

续表

特征	ARDS	NRDS
肺泡灌洗液成分	白细胞、蛋白浓度高	白细胞、蛋白浓度低，或正常
炎症反应	多见	少见
起病特点	逐渐加重，3 天缓解不明显	逐渐加重，3 天内渐缓解
伴随情况	常合并其他器官功能异常	少见其他器官功能异常
胸部 X 线片	双肺弥漫性浸润影，甚至白肺	颗粒影、支气管充气征、磨玻璃样改变、白肺
心脏超声	心脏病可能	通常无心脏病
肺部超声	类似 NRDS，根据损伤因素不同而有所区别	A 线消失、肺实变、支气管充气征、肺泡间质综合征、白肺等
对 PS 反应	有一定好转	明显好转
PS 使用次数	需要多次，剂量大	1~2 次，剂量小

ARDS，新生儿急性呼吸窘迫综合征；NRDS，新生儿呼吸窘迫综合征；PS，肺表面活性物质

2. ARDS 与心源性肺水肿的鉴别 ARDS 和心源性肺水肿均表现为呼吸窘迫和低氧血症，但治疗方向不同，临床需要认真鉴别。

（1）ARDS：首发病变部位为肺组织或其他器官，为直接或间接诱因导致的肺组织炎性损害，肺泡上皮细胞和肺泡毛细血管壁的弥散性损伤形成渗出性肺水肿。临床表现为难以纠正的低氧血症，血水样痰，肺部湿啰音相对较少，常合并其他器官损害。胸部 X 线片示双肺弥散性浸润影，伴或不伴支气管充气征。心脏超声示心功能正常或轻度异常。正压通气支持为主要治疗方式。

（2）心源性肺水肿：基础病变在心脏，患儿往往存在各种类型的心脏疾病，心力衰竭使肺循环静脉压增高，致血管内液体外漏形成压力性肺水肿。临床表现为典型的粉红色泡沫痰样痰，肺部大量细湿啰音。胸部 X 线片显示心影扩大、双肺蝶翼样影。心脏超声心功能异常。氧疗容易纠正低氧血症，通

常不需要正压通气支持，对强心、利尿、扩血管反应好。

值得注意的是，部分 ARDS 患儿合并心脏病，兼有 ARDS 和心源性肺水肿的病理生理改变，在治疗中需要分清主次，二者兼顾。

五、治 疗 方 案

ARDS 是多种因素导致的综合征，对于新生儿 ARDS 的治疗没有特效疗法，是以纠正缺氧、降低肺动脉高压、治疗原发病等为主的综合治疗。主要治疗手段包括呼吸支持、液体管理和血流动力学监测、体外生命支持等。因此，在早期复苏和稳定之后，以详细的病史、体格检查、影像学和实验室检查结果来进行诊断、评估，进行适当的个体化管理尤为重要。与成人和儿童 ARDS 不同，虽然 2017 年出版了新生儿 ARDS 诊断的蒙特勒标准，但目前国际上尚未针对新生儿 ARDS 的治疗形成指南和共识。

1. 呼吸支持

（1）气道管理：通畅的气道是 ARDS 治疗的基本要求。目前没有对开放吸痰或密闭式吸痰的推荐。对于气管插管内吸引，需要十分小心以避免肺塌陷，尤其是严重 ARDS 的患儿。如果分泌物黏稠，可以在冲洗时灌注等渗盐水，但不建议在气管内吸痰前常规灌注。

（2）无创通气：无创间歇正压通气（NIPPV）应用于早期、轻度 ARDS 患儿，以改善气体交换，减少呼吸工作，并潜在地避免有创通气。对于接受无创通气治疗的患儿，早期 NIPPV 在减少呼吸衰竭和有创通气方面优于 NCPAP，并可减少拔管失败率，既可用于 ARDS 呼吸支持的初始治疗，又可用于 ARDS 拔管和撤离呼吸机的过渡治疗。治疗过程中如患儿临床无改善，或者有病情恶化的迹象和症状，包括呼吸频率增加、呼吸做功增加、气体交换恶化或意识水平改变，应考虑将气管插管改为有创通气。应密切关注无创通气的并发症，如皮肤破损、胃胀、气压伤和结膜炎等。

（3）机械通气：对于成人 ARDS 机械通气，指南提供了 6 种干预措施的循证建议，包括低潮气量和吸气压通气、俯卧位、高频振荡通气、呼气末正压升高及降低、肺复张操作和体外膜肺氧合。ARDS 患者肺部是不均匀的通气状态，过度通气区、正常通气区和肺泡萎陷区同时存在。高潮气量的通气模式容易造成呼吸机介导的肺泡损伤，是 ARDS 的独立危险因素。

在 2015 年儿童 ARDS 共识中，PALICC 推荐使用肺保护性通气策略（protective lung ventilation strategy，PLVS），通过较小的潮气量和适当的呼气末正压（PEEP），尽可能地减少肺容积伤、肺萎陷伤及全身炎症所致的生物伤。对于机械通气的患儿，根据肺病理和呼吸系统顺应性，在控制通气中给予生理潮气量范围或以下的潮气量，并根据疾病的严重程度给予个体化的潮气量。对于呼吸系统顺应性较差的患儿，潮气量可降至 3～6ml/kg；对于呼吸系统依从性较好的患者，潮气量应接近生理范围（5～8ml/kg）。在没有经肺压力测量的情况下，建议吸气平台压力上限为 28cmH$_2$O，允许胸壁顺应性降低的患者有稍高的平台压力（29～32cmH$_2$O）。当 PEEP 增加时，应密切监测氧传递、呼吸系统顺应性和血流动力学指标。推荐监测流速-时间曲线和压力-时间曲线来准确评估吸气时间、监测呼气流量限制或人机不合拍的情况。但是对于常频机械通气模式，由于缺乏数据支持，PALICC 并未给予特别推荐。

在严重 ARDS 及传统机械通气氧合进行性恶化时，高频振荡通气（HFOV）可显著改善血氧不足并促进 CO$_2$ 清除。PALICC 建议，在没有临床证据表明胸壁顺应性降低的情况下，对于平台气道压力超过 28cmH$_2$O 的低氧性呼吸衰竭患儿及中至重度 ARDS 患儿，应考虑采用 HFOV 作为常频通气的替代治疗。在持续监测氧合和 CO$_2$ 反应及血流动力学变量的同时,可以通过逐步增加和减少平均气道压来判断肺功能恢复的潜力,从而达到最佳肺容积。有文献分析显示,对于儿童早期 HFOV,与常频机械通气和晚期应用 HFOV 的患儿相比,早期(气管插管后 24~48 小时) HFOV 的应用延长了上机时间,但两组死亡率无明显变化,因此不建议对 ARDS 儿童早期应用 HFOV 模式。我国学者在对 1108 例新生儿呼吸衰竭的临床流行病学特征分析后指出,对于严重 ARDS 新生儿,HFOV 并非必须在常频通气治疗无效的基础上才可应用,早期应用可能更有利于提高治疗效果。

中至重度 ARDS 患儿可通过容许性高碳酸血症减低机械通气介导的肺损伤。在除外颅内高压、严重肺动脉高压、选择先天性心脏病病变、血流动力学不稳定和明显的心室功能障碍等不适用容许性高碳酸血症的情况下,允许维持动脉血 pH 值为 7.15~7.30。

2. 镇静和肌松 ARDS 患儿如因烦躁、人机对抗等不能实现有效的机械通气时可以适当采用镇静药治疗,在谨慎评估和监测的情况下可应考虑神经-肌肉阻滞。给予患儿最小但有效的镇静及肌肉松弛药可促进其对机械通气的耐受性,并优化氧气输送、氧气消耗和呼吸工作。

3. 液体管理和血流动力学监测 过度限制液体摄入不但无法满足有效循环血容量和器官灌注,也无法提供充足的肺部血液循环和适合的通气血流比,从而造成无效腔通气的情况,进一步加重氧合障碍。因此,患有 ARDS 的新生儿应接受能够保证足够的血管内容积、末端器官灌注和最佳的氧气输送的液体治疗。在最初的液体复苏和稳定之后,给予目标导向的液体管理以保持足够的循环容量,同时防止液体正平衡。

建议在 ARDS 期间进行血流动力学监测,特别是在限制液体的情况下指导扩容,评估通气和疾病对左、右心功能的影响,并评估氧的输送。对于怀疑有心功能障碍的患儿,建议使用超声心动图对左心室和右心室功能、预负荷状态和肺动脉压力进行无创评估。建议重度 ARDS 患儿应考虑留置外周动脉导管以持续监测动脉血压和动脉血气分析。

4. 体外生命支持 体外膜肺氧合（extracorporeal membrane oxygenation，ECMO）是目前最高等级的生命支持技术，能部分替代肺功能，维持主要器官供血、供氧，实施肺保护性通气，减少呼吸机相关肺损伤，为肺功能恢复赢得时间。对于常规治疗无效的 ARDS 患儿，ECMO 是挽救生命的有效救治方式。

PALICC 指出，目前很难以严格的标准筛选出哪些 ARDS 患儿可以在 ECMO 中获益。对于重度 PARDS 患儿，当肺保护策略导致气体交换不足时，如果其呼吸衰竭原因被认为是可逆的，或该患儿可能适合考虑肺移植，则应考虑给予 ECMO 支持。进行 ECMO 的决定应建立在对病史和临床状况的谨慎评估上，并应仔细考虑患儿的生活质量和评估患儿获益的可能性。

5. 其他 PALICC 不推荐常规给予 ARDS 患儿肺表面活性物质。ARDS 的发病机理主要是全身炎症反应和（或）肺部炎症反应，导致继发性肺表面活性物质功能下降和量的减低，病理改变为弥漫性的炎症细胞浸润、肺泡上皮细胞及肺泡毛细血管内皮细胞损伤和肺泡塌陷，因此在中至重度 ARDS 患儿治疗中，肺表面活性物质替代治疗发挥作用有限，且往往需要多次给药。但有文献报道称 HFOV 联合肺表面活性物质应用可增加 ARDS 新生儿肺顺应性，缩短机械通气时间和用氧时间；Liu 等的研究显示，在足月儿 ARDS 治疗中，肺表面活性物质（100～200mg/kg）联合机械通气组与单纯机械通气组相比，治疗 24 小时后 PaO_2、$PaCO_2$、PaO_2/FiO_2 水平改善效果前者优于后者；也有队列分析显示补充外源性肺表面活性物质可以减少严重呼吸衰竭新生儿对 ECMO 的需要。

PALICC 不推荐 ARDS 患儿常规使用一氧化氮吸入（iNO）。对于严重 PPHN 或严重右心衰竭的患儿可考虑使用 iNO，也可考虑作为 ECOM 之前的过渡。在使用时必须及时、连续地进行效益评估，以尽量减少毒性。如果 iNO 并未收到确切效果，应停止继续使用。俯卧位通气可以增加功能残气量、减少心脏对肺部的压迫、改善患者氧合、减少肺损伤，推荐用于重度 ARDS 患儿。由于缺乏足够可靠的数据，持续肺膨胀策略不作为常规推荐。

（李 宁）

第三节 肺 出 血

一、概 述

肺出血是新生儿期严重威胁生命的急性及恶性过程。目前无统一定义，大量肺出血是指至少两个肺叶存在出血，以气道吸出血性分泌物伴呼吸功能受损为特征。

肺出血的病因主要为出血性肺水肿，也见于气道局部损伤出血。肺出血多发生在出生后第 1 周（2～4 天多见），常见于各种严重疾病的晚期，发生率占活产儿的（0.8～1.2）/1000，多见于早产儿及低出生体重儿，其中胎龄小于 30 周者占 10%，体重小于 1500g 者占 34%。如不治疗，病死率高达 75%～90%。近年来随着正压呼吸治疗的广泛应用，治愈率明显提高。

二、诊 断 要 点

1. 高危因素

（1）窒息缺氧。

（2）早产和（或）低体重。

（3）严重败血症。

（4）宫内发育迟缓。

（5）低体温和（或）寒冷损伤。

（6）严重 Rh 血型不合的溶血病。

（7）严重肺部疾病，如胎粪吸入综合征、肺炎。

（8）先天性心脏病、症状性动脉导管未闭、充血性心力衰竭。

（9）凝血功能异常。

（10）氧疗、机械通气。

（11）使用肺表面活性物质治疗。

（12）代谢异常，如尿素循环障碍、高血氨等。

2. 症状　在原发病症状基础上病情突然恶化，进行性呼吸困难，伴肤色苍白、反应差、皮肤出血等全身症状。喉部或气管插管中涌出鲜血。

3. 体征　发绀，呼吸增快，呼吸音减低或有湿啰音，心率增快，低血压。

4. 出现典型 X 线改变

（1）广泛的斑片状阴影，大小不一，密度均匀，有时可有支气管充气征。

（2）肺血管淤血影：两肺门血管影增多，两肺或呈较粗网状影。

（3）心影轻至中度增大，以左心室增大较为明显，严重者心胸比＞0.6。

（4）大量出血时两肺透亮度明显降低或呈白肺征。

（5）或可见到原发性肺部病变。

5. 实验室检查　血常规示红细胞数、血细胞比容下降及血小板计数减少，血气分析示低氧血症、高碳酸血症及代谢性酸中毒，凝血功能异常。

三、治 疗 要 点

1. 早期诊断、早期治疗。

2. 保暖、供氧，快速清理呼吸道后气管内滴入止血药物，可用 1/10 000 肾上腺素每次 1ml，必要时重复。除非影响通气，否则不要频繁吸痰。

3. 机械通气：初设 PEEP 为 6～8cmH$_2$O，根据目标潮气量（6ml/kg）设置 PIP，氧浓度为 0.6～0.8。也可采用高频通气。

4. 纠正凝血功能障碍：输新鲜冰冻血浆，必要时补充维生素 K$_1$。如发生 DIC，参考 DIC 章节处理。

5. 纠正贫血，维持有效循环，输注浓缩红细胞或全血。

6. 改善心功能，保证有效灌注，酌情使用血管活性药物和利尿药。

7. 液体管理：血压稳定情况下适当限制液体，尤其发生动脉导管未闭时，60～80ml/kg。维持酸碱平衡及内环境稳定。

8. 表面活性物质：肺出血时表面活性物质生成减少，有研究认为给予外源性肺表面活性物质可降低呼吸机参数，缩短机械通气时间。

9. 营养支持。

10. 治疗原发病。

（马可泽）

第四节　胎粪吸入综合征

一、概　述

胎粪吸入综合征（meconium aspiration syndrome，MAS）是一种危及新生儿生命的疾病，其定义是出生时羊水被胎粪污染（MASF）的新生儿出现呼吸窘迫，其症状无法用其他原因解释。该病具有特征的放射学改变，与短期和长期的肺发育及神经系统发育结局相关。

MAS 通常发生在足月儿或过期产儿，尤其是出生时缺乏活力且需要复苏的新生儿，妊娠 37 周时其实际发生率为 0.10%，妊娠 41 周时为 0.31%。MAS 占新生儿呼吸衰竭病例的 10%左右，发生持续肺动脉高压的风险增加，约 30% 的患儿需要机械通气，3%～5%的患儿死亡。由于大多数干预措施缺乏证据证明其有效性，因此预防高危新生儿 MAS 的发生至关重要。

二、病因及高危因素

胎儿吸入被胎粪污染的羊水引起呼吸系统症状是 MAS 的病因。足月儿 MASF 的发生率为 10%～16%，其中发生 MAS 的比例为 5%～10%。

1. MASF 的成因　胎粪由脱落的肠上皮细胞、咽下的羊水及消化液形成，含有胃肠道分泌物、胆汁、胆汁酸、黏液、胰液、脱落的细胞、羊水、胎脂和胎毛等。37 周以前胎粪很难到达直肠，且在宫内胎儿肠道很少发生强烈的蠕动，肛门括约肌紧张，因此胎儿在宫内很少有胎粪排出。胎粪排入羊水的真正病理生理学机制尚未明确，目前认为有以下可能：

（1）胎儿宫内窘迫、感染和炎症：胎儿宫内缺氧或感染是触发宫内胎粪排出的重要原因。胎儿在宫内缺氧，肠蠕动增加，肛门括约肌张力下降而使胎粪排出。宫内胎粪排出与母亲发热、羊水指数过低（＜5cm）、胎盘功能不全、妊娠期高血压、阿片类药物或可卡因应用、胎儿大脑中动脉搏动指数减低、多重脐带绕颈等因素密切相关。

存在 MASF 的胎儿出生时头皮血和脐动脉血 pH 值、出生 1 分钟和 5 分钟的 Apgar 评分均较羊水清亮者低，新生儿出生后呼吸窘迫发生率及围生期病死率均显著增加，需要入住 NICU 者是正常婴儿的 10 倍。

在早产儿中，MASF 比以前认为的更为普遍，并且与较高的新生儿发病率有关。

宫内胎粪暴露与病原学证实的宫内感染、组织型和临床型胎盘绒毛膜炎、子宫内膜炎，以及胎儿肺组织炎症和脐血管的炎症有关，通过各种机制可能导致新生儿发病率增高。但是，是宫内感染或炎症促进胎粪排出，还是胎粪排出导致感染或炎症扩散，其因果关系尚有待证实。同时，胎粪具有直接毒性作用，长时间暴露于 MASF 中可导致脐血管及胎盘血管的多发溃疡和坏死。体外实验证实胎粪中含有致脐带-胎盘循环血管收缩的物质，导致胎儿循环血量不足而出现缺氧。

（2）胎儿胃肠道发育成熟：妊娠 8 周胎儿开始出现肠蠕动，妊娠第 10～16 周胎粪开始在胃肠道形成。在妊娠中期（14～22 周）羊水中即可检测到双糖酶、碱性磷酸酶的消化道酶类，提示在此时期肠内容物可自由排入羊水。妊娠 20～22 周肛门括约肌发育成形。妊娠 38 周胃肠神经丛髓鞘发育完善，有促胃动素的成熟表达及分泌。虽然妊娠中期胎粪可排入羊水，但此时的胎粪是无色的，因此如妊娠中期羊水出现绿色污染，不应考虑是胎粪所致。MASF 在妊娠晚期出生的早产儿中罕有报道，在足月儿或过期产儿中多见，妊娠 37 周、40 周及 42 周时 MASF 的发生率分别为 3%、13% 和 18%，胎龄超过 42 周则达到 35%，显示 MASF 发生率随着胎龄的增长而逐渐增高。此外，MASF 者中约有 25% 的在宫内和出生时均无缺氧征象，提示 MASF 可能是胎儿成熟的一个现象。

（3）胎粪清除障碍：自胎龄 12 周起，胎儿可以主动吞咽羊水。有学者采用四维超声观察到一个胎龄 35 周的胎儿在宫内虽然出现过排便，但至分娩时羊水清亮，表明胎儿通过吞咽羊水可以清理羊水中的胎粪。正常情况下，胎盘也被认为具有清除胎粪的功能。在宫内缺氧状态下，胎儿吞咽功能受损，吞咽活动和吞咽量减少，无法像在正常状态下吞咽胎粪，同时胎盘清除胎粪能力受损，使胎粪在羊水中堆积，导致 MASF。

2. 产前因素与 MAS　黏稠胎粪污染羊水是新生儿 MAS 的高危因素。与稀薄胎粪污染羊水这相比，黏稠胎粪污染羊水的新生儿 NICU 入院率及 MAS、围生期窒息、败血症等并发症，以及围生期死亡率显著增加。

新近研究显示，FIRS 与 MAS 有关。对 118 例剖宫产 MASF 足月新生儿的研究显示，MAS 患儿（12 例）合并有组织型胎盘绒毛膜炎和脐带炎的比例、母亲羊膜腔内炎症发病率均较未发生 MAS 者显著升高；MAS 患儿羊水微生物检出率是未发生 MAS 的新生儿的 2 倍。没有羊膜腔内炎症的新生儿无发生 MAS 者；出生有脐带炎的新生儿 MAS 的发病率较无脐带炎的新生儿增高 4 倍。在这 12 例 MAS 患儿中，只有 2 例出生 Apgar 评分低于 5 分，2 例脐动脉 pH 值低于 7.1，因此提出了 FIRS 是除胎儿宫内窒迫外 MAS 发病的另一个病因。在对 71 例 MAS 新生儿（发生于 671 例 MASF）的研究显示，轻度 MAS 占 81.7%，中度 MAS 占 5.6%，重度 MAS 占 12.7%。轻度/中度 MAS 组初产妇、胎儿心动过速、母亲分娩期发热的发生率明显升高，重度 MAS 组则无明显升高；第二产程持续时间较长与轻度/中度 MAS 显著相关，而重度 MAS 与第二产程持续时间较短相关；值得注意的是，与无 MAS 相比，低平均脐带血 pH 值与轻度/中度 MAS 显著相关，与重度 MAS 无显著相关，提示严重 MAS 的发展有其特殊原因，并非是导致轻度/中度 MAS 的相同风险因素的简单线性扩展。

三、发病机制与病理生理

MAS 的发病机制具有多样性和复杂性，肺部病变主要特点为不均匀气道阻塞和化学性炎症。除阻塞气道外，胎粪还导致肺部直接毒性损害、化学性炎症、肺表面活性物质灭活等。肺泡萎陷、肺顺应性下降、肺水肿等导致气血交换障碍造成低氧血症;高碳酸血症或混合性酸中毒和低氧血症导致肺血管紧张度增高,引发持续肺动脉高压,形成恶性循环。

1. 机械性梗阻 稠厚胎粪污染羊水与 MAS 的不良结局密切相关。胎粪吸入阻塞部分或全部小气道,部分阻塞形成活瓣导致气体呼出障碍,造成空气内陷、局部肺气肿、通气量下降,严重时发生气胸;全部梗阻则导致小气道所属肺泡完全无法通气,肺泡内气体吸收、肺萎陷,形成肺内分流。部分无胎粪的小气道所属肺泡可正常通气。因此,MAS 的病理特征为不均匀的气道阻塞,即肺不张、肺气肿、正常肺泡同时存在,其各自所占的比例决定了患儿的临床表现。

2. 肺表面活性物质灭活 胎粪通过以下方式作用于肺表面活性物质导致肺萎陷、肺顺应性下降:稀释肺表面活性物质浓度以减低其功能;通过直接损害肺泡Ⅱ型上皮细胞减少肺表面活性物质的产生;将肺表面活性物质排离肺泡表面;减少表面蛋白 A 和 B 的水平。

3. 胎粪相关性肺炎 胎粪可触发肺部炎症细胞表达前炎症因子,是多种细胞因子和化学因子的外部来源,如 IL-1β、IL-6、IL-8、TNF-α、单核-巨噬细胞集落刺激因子(GM-CGF)、INF-α 等。这些介质可通过介导中性粒细胞、T 淋巴细胞、巨噬细胞浸润等造成肺部炎症,导致肺实质损害和肺组织重塑。胎粪本身就是重要的炎症介质,还是潜在的补体激活剂,参与 MAS 相关性炎症及肺损伤。磷脂酶 A2(PLA-2)是前炎症酶类,可触发前炎症细胞产生炎症因子,导致肺表面活性物质灭活及组织细胞坏死或凋亡。胎粪是 PLA-2 的重要来源,胎粪中的胆汁酸更可刺激 PLA-2 活性增强。因此,胎粪吸入可以通过提高 PLA-2 活性造成全身炎症反应和组织损伤。胎粪中的胰酶也可以通过消化肺部组织在 MAS 的发病机制中起直接作用。因胎粪的综合作用,"胎粪相关性肺炎"是较"化学性炎症"更为合适的概念。

4. 胎粪介导的凋亡　胎粪可以通过凋亡的方式介导气道上皮细胞损害和死亡。人类胎粪刺激后,新生儿某些类型的肺泡细胞表达血管紧张素Ⅱ受体并与细胞死亡相关,提示胎粪介导的肺内肾素-血管紧张素系统可能参与了 MAS 的发病机制。

5. 持续性肺动脉高压　在胎粪吸入导致的肺不张、肺气肿、肺顺应性下降、胎粪相关性肺炎等病理损害的基础上,低氧血症、高碳酸血症或混合性酸中毒导致肺小动脉痉挛、肺动脉阻力增加、右心压力升高、肺动脉压力升高,发生卵圆孔水平和动脉导管水平的右向左分流,即持续性肺动脉高压(PPHN),进一步加重缺氧,形成恶性循环,是 MAS 患儿死亡的主要原因。部分宫内慢性缺氧患儿在胎儿期肺血管持续收缩,肺动脉平滑肌增厚,出生后持续低氧,PPHN 难以缓解,预后较差。在致死性 MAS 患儿尸解中发现宫内肺小动脉肌化、外膜增生等高血压性肺血管重塑的病理改变。

四、MAS 的诊断

1. 病史　吸入混有胎粪的羊水是诊断的必要条件。患儿分娩时羊水混有胎粪;患儿皮肤、指甲等处有胎粪污染的痕迹;口、鼻腔吸引物中含有胎粪;气管插管时声门处或气管内吸引物中可见胎粪。

2. 呼吸系统表现　患儿临床表现差异大,可从无症状到严重呼吸窘迫。早期表现为气道梗阻,与吸入胎粪的量和性质密切相关。吸入少量稀薄胎粪的羊水者,可症状较轻;吸入大量或黏稠胎粪的羊水者可致死胎或出生后不久即死亡。患儿常于出生后不久出现气促、发绀、鼻翼扇动及吸气性三凹征等呼吸窘迫的表现,部分患儿表现为呼气性呻吟。

查体可见胸廓前后径增加、肺部闻及鼾音或湿啰音。

3. 并发症

（1）气胸：若患儿突然呼吸困难加重、发绀、胸廓隆起、听诊肺部呼吸音减低或消失，应高度怀疑气胸。二氧化碳潴留往往是气胸的早期表现，可先于低氧血症出现，应密切监测。

（2）PPHN：当患儿发生严重而持续的发绀，哭闹或烦躁加重时，发绀程度与肺部体征不平行（发绀重、肺部体征轻），应高度怀疑 PPHN。动脉导管前后经皮血氧饱和度差值超过 4%或动脉血气差值超过 15mmHg，表明动脉导管水平存在右向左分流。若无差值，也不能除外 PPHN，此时可能存在卵圆孔水平分流。

4. 辅助检查

（1）实验室检查：动脉血气分析显示低氧血症、高碳酸血症或混合性酸中毒时还需进行血常规、血钙、血糖、相应血生化检查，以及气管内吸引物及血液细菌培养。有研究显示，血常规白细胞计数、中性粒细胞计数、未成熟-成熟中性粒细胞比值（I-T 比值）及 C 反应蛋白对 MAS 的严重程度有预测作用。在疾病初始阶段，与轻度 MAS（不需有创通气）者相比，重度 MAS（有创通气＜7 天）和极重度 MAS（有创通气≥7 天、需要 HFO 或 ECMO）者 C 反应蛋白、I-T 比值升高，白细胞及中性粒细胞计数水平下降；伴有 4 个指标异常者发展成为极重度 MAS 的风险增加 20 倍以上。

（2）X 线检查：胸部 X 线片或胸部 CT 可见两肺透过度增强伴有节段性或小叶性肺不张，也可仅伴有弥漫性浸润影或并发纵隔气肿、气胸等（图 5-1）。上述改变在出生后 12～24 小时更为明显。但部分 MAS 患儿胸部 X 线片的严重程度与临床表现并非正相关。对于胸部 X 线片表现轻、临床情况重者，应警惕 PPHN 的存在。

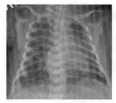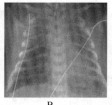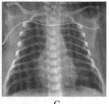

A　　　　　　　　　　B　　　　　　　　　　C

图 5-1　MAS 患儿典型胸部 X 线片

A. 双肺弥漫性浸润影伴局部透过性增高；B. 低血压患儿的广泛肺萎陷；C. 过度通气和气体陷闭，心影缩窄，膈肌下降，肋间隙扩张

（3）肺部超声检查：肺部超声技术具有无放射性，易于重复操作和床边观察，已在临床广为应用。

1）肺实变：广泛多处的肺实变是 MAS 最重要的超声声像改变。实变的位置分布不均，边界不规则或呈锯齿状。实变程度严重者可表现为局部肺不张，边缘相对规则，呈肝样回声，其内可见支气管充气征及充液征。实变范围较大者可见碎片征及支气管充气征；小范围的实变则表现为局灶性的低回声，边缘不规则，伴或不伴支气管充气征。

2）致密 B 线：实变区域因炎症渗出、肺泡充气差，胸膜线异常，表现为胸膜线大部分消失、不连续、增粗、模糊，A 线消失，实变区下方及周围可见致密 B 线；非实变区域大多数表现为 B 线或呈肺间质综合征改变，重度 MAS 肺水肿程度更严重，表现为致密 B 线，甚至白肺。

3）局部 A 线：少数可见局部 A 线，考虑为肺部病变不均匀，有局灶性肺气肿。如出现大片清晰固定的 A 线，伴胸膜线、肺滑动、B 线消失，或出现肺点，则提示气胸。

4）其他：重度 MAS 患儿因肺部炎症渗出程度较重，可有胸腔积液。

五、MAS 的治疗

MAS 的治疗重点是早期气道清理和呼吸支持，严重 MAS 需要 ECMO 体外支持。有文献报道称，在缺乏 ECMO

的发展中国家，MAS 的死亡率高达 39%，仍是威胁新生儿生命的严峻问题。

1. 基本治疗

（1）保暖，监测生命体征。

（2）纠正低血糖、低血钙、低血镁、红细胞增多、低体温、疼痛等。疼痛和烦躁是诱发 PPHN 的重要因素，可适当镇静并尽量减少不良刺激。

2. 气道清理　对于羊水胎粪污染并出生后无活力的新生儿，应立即保暖，给予气管插管吸引胎粪，在气道胎粪吸出前不给予刺激和正压通气。对于病情较重且出生不久的 MAS 患儿，仍可以气管插管进行胎粪吸引。动物实验显示，胎粪被吸入 4 小时后仍可将部分胎粪吸出。

对于采用稀释的肺表面活性物质进行肺灌洗清理胎粪的缺乏大规模的 RCT 研究，临床试验效果不一。相对较多的实验认为，稀释的肺表面活性物质肺灌洗有助于清理肺内存留的胎粪，改善氧合，减少气漏发生，减少 ECOM 的应用，特别是在无 ECMO 的 NICU 可减低新生儿死亡率，对于 OI 为 22～25、胎粪吸入 10 余小时的重症患儿仍有效。推荐温生理盐水稀释的肺表面活性物质（5mg/ml），在气管插管呼吸机正压通气下，以 15ml/kg 稀释物 1 分钟左右灌洗气道并吸出，操作两次。该操作可导致暂时性血氧饱和度下降、心率减慢等，需要由专业人员谨慎操作，并且不推荐在低氧血症（FiO_2 为 1.0、$SpO_2 < 85\%$）、低血压（$MAP \leqslant 35mmHg$）、酸中毒（动脉血 pH 值＜7.20）等情况下进行。部分研究在肺表面活性物质稀释液灌洗后给予后补充肺表面活性物质 100mg/kg。我国学者采用纤维支气管镜以稀释的肺表面活性物质灌洗，对照生理盐水灌洗组在机械通气时间等方面无显著差异，但气漏、呼吸机相关性肺炎、PPHN、ARDS 等并发症的发生率有所下降；灌洗组与不灌洗组相比，患儿 OI 和 PaO_2/FiO_2 改善，机械通气时间

缩短，需要高频通气比例减少。

3. 呼吸支持

（1）氧疗：当 $PaO_2 < 50mmHg$ 或 $TcSO_2 < 90\%$ 时，应根据患儿缺氧程度选用不同的给氧方式，如鼻导管、面罩、头罩等，以维持 PaO_2 为 $50\sim 80mmHg$ 或 $TcSO_2$ 为 $90\%\sim 95\%$。建议对气体给予加温加湿，并根据患儿血气调节吸氧浓度。如患儿出现呼吸窘迫、高碳酸血症等，则应尽早考虑给予无创通气或机械通气。

（2）无创通气：中至重度 MAS 患儿在出生第 1 周内，给予 NCPAP 者需要有创通气的比例较头罩吸氧者明显下降（3% vs 17%）。NCPAP 可以有效扩张部分梗阻的小气道、稳定塌陷的终末气道、改善氧合状态。有学者提出对于中度以上 MAS，以 NCPAP 取代头罩等氧疗方式作为 MAS 的初始气道支持，初始设置压力为 $5\sim 6cmH_2O$，流量为 $5\sim 10L/min$。足月和近足月儿对 NCPAP 接受度较低，而不良的刺激是造成肺动脉高压的诱因。因此，在 NCPAP 过程中，保持患儿舒适度非常重要，鼻塞或鼻罩尽量柔软、松紧适中，既要保证密闭性，又要减少对鼻腔的刺激和对鼻中隔的压迫。必要时可适当给予镇静药。

（3）机械通气：约 1/3 的 MAS 患儿需要接受气管插管、机械通气。符合上机标准者（FiO_2 为 0.6，$PaO_2 < 50mmHg$，或 $PaCO_2 > 60mmHg$ 且 pH 值 < 7.25）应及时给予机械通气。

MAS 多为小气道胎粪阻塞和肺表面活性物质灭活，因此常频机械通气初始设置吸气时间较其他疾病长，为 $0.5\sim 0.7$ 秒，呼吸频率为 $30\sim 35$ 次/分或更低，并给予较高的吸气峰压和足够的呼气时间以打开肺泡并减少空气陷闭。如患儿肺部病变以肺气肿为主，则需要较低的吸气峰压和较长的呼吸时间。如常频通气效果不佳，应尽早改为高频通气。有文献报道称外源性肺表面活性物质补充（100mg/kg）联合高频通气对重度 MAS 效果较好。

对于烦躁、人机对抗的患儿，在给予充分通气的基础上给予适当镇痛镇静药，并尽量减少操作带来的不良刺激。MAS 患儿低氧血症呼吸机参数调节如下：

1）全肺或部分肺萎陷：①提高 PEEP 以增加呼气末肺容量；②提高 PIP 以募集塌陷的肺泡；③增加吸气时间以促进 PIP 对肺泡的募集作用；④更换为 HFOV 模式，给予充分的平均气道压募集肺泡、减少肺损伤；⑤给予外源性肺表面活性物质；⑥肺泡灌洗。

2）明显的空气陷闭：①降低 PEEP；②下调吸气时间、增加呼吸时间；③改为 HFOV 模式，给予相对低的平均气道压和低的频率（5～6Hz）。

3）发生 PPHN 时应考虑：①纠正低血糖、低血钙、低血镁、红细胞增多、低体温、疼痛等潜在的高危因素；②补充血容量、血管收缩药物，提高体循环压力以减少右向左分流；③给予正性肌力药物，增强右心室功能；④吸入一氧化氮或给予其他选择性肺血管扩张剂。

4. 维持正常循环功能　充足的循环功能是氧运输的基础。对于低血压者给予生理盐水、血浆或白蛋白扩容；对于心功能减低者酌情给予正性肌力药物，如多巴胺、多巴酚丁胺。重度者行超声评估容量及心功能，为维持重度 MAS 患者正常循环提供帮助。在满足循环稳定基础上，可对脑水肿、肺水肿、心力衰竭等患者适当限制液体摄入。

5. 气胸和 PPHN 的治疗　详见本章第五节"气胸"及第 6 章第一节"新生儿持续肺动脉高压"相关内容。

6. 抗生素治疗　对于无明确细菌感染的 MAS 者，不推荐预防性应用抗生素。对于明确细菌感染者，按病原学针对性应用抗生素，避免广谱抗生素滥用。

7. 笔者科室的治疗方案　在早期缺乏 iNO 和 ECMO 的条件下，笔者所在东莞市儿童医院 NICU 制订了重度 MAS 的治疗方案，实施前后对比，收效显著。总体围绕"早期"

二字，具体内容如下：

（1）早期气道清理（包括生理盐水或稀释的肺表面活性物质气道灌洗）和较高参数的呼吸支持（初始参数：SIMV，PIP 为 25～35cmH$_2$O，PEEP 为 4～6cmH$_2$O，Ti 为 0.6～0.7 秒，RR 为 35～45 次/分）。

（2）早期的容量和心功能支持。

（3）早期镇静镇痛和监护（导管前后血氧饱和度、有创动脉血压、经皮二氧化碳）。

（4）采用超声技术动态评估肺部情况和心功能，指导呼吸机参数调整、液体复苏及改善心功能。力求在 3 小时内完成全部有创操作，6 小时内稳定病情，避免严重胎粪吸入及发展为 PPHN。

（李　宁）

第五节　气　　胸

一、概　　述

任何原因使胸膜破裂，致空气进入胸膜腔形成胸腔内积气时即称为气胸，其形成多由于肺组织、支气管破裂，空气进入胸膜腔所致。

气胸是导致新生儿呼吸窘迫的重要原因之一，严重者可危及生命。1%～2%新生儿发生无症状性气胸，有症状的气胸发生率占活产婴儿的 0.08%。患有肺部疾病的新生儿，如胎粪吸入、呼吸窘迫综合征及接受辅助通气者，气胸的发生率增加。早产儿气胸与高的死亡率和Ⅲ～Ⅳ级颅内出血发生率相关。即使对于中、小型气胸，延迟诊断和治疗也可能导致呼吸和循环功能损害，因此在新生儿重症监护病房中，早期发现气胸，尤其是对机械通气者，至关重要。

二、病　　因

肺泡过度膨胀导致肺泡破裂是气胸最常见的原因。可能是"自发性"的，也可能由潜在的肺部疾病引起。

1. **肺实质疾病**　呼吸窘迫综合征、肺气肿或先天性肺囊肿等导致的肺泡不均匀通气，胎粪吸入等引起的"活瓣"型支气管或细支气管阻塞，均可导致肺泡内压力增加、肺泡破裂形成气胸。

2. **肺发育不良**　气胸合并肺发育不良较为常见，由于肺泡表面积减少和肺顺应性差，患儿出生后的最初数小时发生气胸。主要与羊水体积减小（胎儿肾脏发育不良、母体慢性羊水渗漏）、胎儿呼吸运动减少（母体羊水过少、胎儿神经肌肉疾病）、肺占位性病变（膈疝、胸腔积液、乳糜胸）等有关。

3. **跨肺压改变**　部分新生儿由于第一次呼吸或复苏时产生高的跨肺压变动，在出生后即刻发生自发性气胸。机械通气时高的吸气峰压和平均气道压也导致新生儿气胸发生率增高。

4. **直接的机械损伤**　喉镜、气管插管、吸引管、胃管放置不当等损伤气道表层可导致气胸。外伤导致壁胸膜破裂，因胸腔负压作用，气体也可进入胸膜腔引起气胸。

三、发病机制

当肺泡通气不均匀、空气蓄积、高的跨肺压改变时，肺泡过度膨胀、破裂，气体逸入肺胸腔。新生儿缺少肺泡侧孔（Kohn孔），气体不易在肺泡间弥散，增加了气胸的发生机会。因此，新生儿期是人生中发生气胸最多的时期。在呼吸窘迫综合征、胎粪吸入等气道不均匀通气状态下，顺应性相对正常的肺泡较多通气，跨肺泡压急剧增加导致肺泡破裂。胎粪吸入引起"活瓣"型支气管或细支气管阻塞，在吸气时的胸腔负压下，气体进入肺泡，但呼吸时压差小，气体排出困难，导致气体蓄积、肺泡破裂。

逸出的气体进入间质可引起间质气肿，或沿支气管周围和血管周围的结缔组织鞘层到达肺门。如果逸出的空气量足够大，则可聚集在纵隔腔导致纵隔气肿，也可能破裂进入胸膜腔造成气胸。如果胸腔内空气的积聚足以使胸腔内压力高于大气压，则发生张力性气胸。单侧张力性气胸由于纵隔向对侧移位，不仅在同侧肺内，而且对侧肺内的通气也受到损害。腔静脉受压和大血管扭转可能影响静脉回流。

四、临床表现

1. 呼吸系统症状和体征　气胸的发病大多是突然的，少数是渐进的，可能病情迅速加重。少量气胸可无症状，其物理表现为伴或不伴呼吸增快的患侧胸部的超共振和呼吸音减低。症状性气胸的特征是呼吸窘迫，从气促到严重呼吸困难、发绀不等。胸廓不对称，前后径增大，患侧肋间隙膨出，呼吸音减弱或消失。因为约 10%的患者可能是双侧性气胸，所以对称性的表现不能排除气胸。

2. 其他系统症状和体征　易怒、躁动不安或呼吸暂停可能是最早的症状。大量气胸时心脏向健侧移位，可见心尖搏动移位。横膈膜向下移位，可能导致腹胀。新生儿张力性气胸常见休克表现，导致额外的发病率和死亡率增加。

五、诊　断

1. 临床特点　新生儿在自主呼吸尤其是机械通气状态下，突然出现烦躁不安、呼吸暂停、呼吸窘迫、血氧饱和度下降，一侧胸廓隆起、呼吸音减低、心尖移位，以及由大量气胸导致的血压降低、心率下降时，均应考虑气胸的可能。

2. 辅助检查

（1）胸部透光试验：在较暗的环境下，以强度较大的光纤冷光源或光线较强的细小手电筒直接接触胸壁进行探测，可以在进行胸部 X 线检查前协助气胸的诊断。当存在大量气胸时，整个患侧胸腔透亮，对侧由于受压而透光范围较小。

（2）X 线检查：仰卧状态下前后位和水平侧位 X 线检查是诊断气胸的主要方法，必要时可加水平侧卧位。较大的气胸表现为患侧脏胸膜和壁胸膜之间的透亮区，肺纹理消失，同侧肺塌陷，横膈平坦，纵隔向对侧移位。少量气胸可仅表现为两侧肺野透光性存在差异。位于前胸壁后部的较小积气可通过水平侧位 X 线检查发现。

（3）超声检查：随着肺部超声技术在临床的广泛应用，超声被认为是诊断气胸准确可靠的方法。诊断标准：①实时超声下肺滑动消失：是超声诊断气胸最重要的征象，如存在可基本排除气胸。②存在胸膜线与 A 线：如消失，可基本排除气胸。③无 B 线：如存在，也可基本排除气胸。④明确存在的肺点是轻至中度气胸的特异性征象，但在重度气胸时无肺点，故其诊断气胸的特异度为 100%、敏感度约为 70%。B 型与 M 型超声均可发现肺点，但 M 型超声更容易。⑤在 M 型超声下，气体所在部位呈平流层征。

新生儿气胸诊断流程如图 5-2 所示。

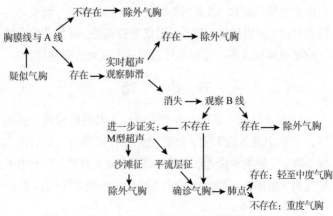

图 5-2　新生儿气胸诊断流程图

　　笔者所在东莞市儿童医院 NICU 是在全国较早开展肺部超声诊断的单位。对于不宜变动体位的危重患儿，由于 X 线机条件有限，很难进行水平侧位和卧位的 X 线检查，对于前胸壁后部的较小积气多有漏诊。采用超声检查诊断气胸，并将仰卧状态下前后位 X 线检查漏诊的气胸进行 CT 检查或胸腔穿刺，证实超声检查诊断气胸敏感度和特异度均达 100%，可诊断气胸最小面积为 5%。

　　（4）胸腔穿刺诊断：当张力性气胸引起临床情况急剧变化时，可进行胸腔穿刺进行诊断，同时起到治疗作用。

六、治　疗

　　1. 非手术治疗　无症状气胸和自主呼吸状态下轻度有症状性气胸可密切观察临床情况，不需胸腔穿刺治疗。足月儿可给予纯氧吸入，创造肺泡与漏出气体之间的氮梯度而有利于胸膜腔内氮气排出，促进气胸吸收。早产儿因存在氧中毒和早产儿视网膜病变风险，不适用此方法。

　　2. 胸腔引流　有症状气胸和（或）机械通气新生儿，以及张力性气胸，必须使用胸腔引流管引流。在局部麻醉下置入适当大小的胸腔引流管（10～12F），位置首选腋前线第 4 或第 5 肋间，也可选择锁骨中线第 2 肋间，然后连接 10～20cmH$_2$O 的低负压吸引装置。成功放置引流管后可见气泡排出、临床症状迅速改善。操作后应行 X 线摄片确认胸腔引流管位置。如引流管位置合适，极少数需要放置第二根引流管。引流管置入后，一般保留 72～96 小时，或保留至引流的气泡消失、负压引流管内气泡波动消失后的 24 小时。此后夹闭引流管，再观察 24 小时，如无进一步胸腔积气，可拔除引流管。

　　3. 胸腔穿刺抽气　当患儿临床情况急剧恶化或血流动力学受影响时，没有时间放置正式的胸腔引流管，可直接以头皮针做胸腔穿刺抽吸。以 23～25F 静脉注射用蝶形针或

22～24F 静脉注射套管针通过三通接头连接注射器, 边穿刺边抽吸。因头皮针可刺伤肺部, 故应在气体逸出后停止进针, 防止膨胀的肺组织被刺伤。对于机械通气的新生儿, 紧急穿刺抽吸后应置入胸腔引流管。

七、预　防

1. 调整通气策略　对于机械通气的新生儿, 根据病情尽可能采用较低的气道压力, 应用小潮气量的肺保护策略有助于减少气胸发生。早产儿无创性通气时, 尽量控制 PEEP 为 6～8cmH$_2$O, 避免过高的 PEEP。

2. 镇静、肌肉松弛药　对于严重人机对抗的新生儿, 可适当给予镇静药, 甚至酌情给予肌肉松弛药, 防止气胸发生。

（李　宁）

第六节　新生儿肺透明膜病

早产儿呼吸窘迫综合征（respiratory distress syndrome, RDS）又称为肺透明膜病（hyaline membrane disease, HMD）, 是指由于肺表面活性物质缺乏, 导致肺泡壁至终末细支气管壁嗜伊红透明膜形成和肺不张, 以致胎儿出生后不久就出现的以进行性呼吸困难、发绀、呼气性呻吟和呼吸衰竭为主要临床表现的严重肺部疾病。

一、发 病 机 制

肺表面活性物质（pulmonary surfactant, PS）是一种卵磷脂蛋白复合物, 由肺泡 II 型上皮细胞合成和分泌。PS 中磷脂占 80%～85%, 其中磷脂酰胆碱（phosphatidylcholine, PC）即卵磷脂是起表面活性作用最重要的物质, 妊娠 18～

20 周开始产生，但增加缓慢，至妊娠 35～36 周以后才迅速增加，故妊娠 37 周以前的早产儿多缺乏此种物质。在早产儿中，肺表面活性物质数量减少、活性降低，最终引起NRDS。在肺表面活性物质活性不足的早产儿肺中，更高的表面张力可导致呼气末肺不稳定、肺容积低及肺顺应性降低。肺功能的这些改变可导致低氧血症，主要原因是由于肺大面积萎陷（肺不张）引起的通气-血流灌注失调，还因为肺内及肺外的右向左分流导致通气-血流灌注失调。肺表面活性物质缺乏还可导致肺部炎症和呼吸道上皮损伤，从而可能引起肺水肿和气道阻力增加，加重肺损伤，并使肺功能恶化。同时，液体吸收异常会导致受损的、水肿的肺中肺液清除效率降低，气体交换也受到阻碍。

二、发病高危因素

胎龄越小、体重越低，RDS 发生率越高，糖尿病母亲的婴儿 RDS 的发生率较正常高数倍。PS 的合成还受体液 pH 值、体温和肺血流的影响，故围生期窒息、低体温、前置胎盘、胎盘早剥和母亲低血压所致的胎儿血容量减少等，均可促使 RDS 的发生。剖宫产儿、双胎的第二个婴儿和男婴，RDS 的发生率也高。

三、临　床　表　现

出生后 6 小时内（多为 1～3 小时）出现进行性呼吸困难，12～72 小时病情达高峰。患儿表现为呼吸急促、发绀、三凹征、鼻翼扇动等，伴呼气性呻吟、呼吸不规则，可有呼吸暂停现象。呼气性呻吟是机体的一种保护性反应，此时声门不完全开放，使少量气体潴留在肺内，从而防止肺泡萎陷。在使用肺表面活性物质之前，无并发症的 RDS 通常会持续进展 48～72 小时。随后，由于内源性肺表面活性物质生成增加，呼吸功能会得到改善，到出生 1 周时呼吸障碍可消退。

在肺功能改善之前通常会有明显利尿。外源性肺表面活性物质治疗极大地改变了 RDS 的自然病程，它可显著改善肺功能，使症状缓解，临床病程缩短。

四、诊断及鉴别诊断

RDS 的诊断依据为早产儿出生后不久即出现进行性呼吸困难加重，表现为呼吸做功增加和需氧量增加。动脉血气分析通常显示低氧血症，PCO_2 最初正常或略微升高，但通常会随着病情的加重而升高。

1. 影像学

（1）根据病变进展过程，X 线变化可分为四期。

Ⅰ期（早期），细小网状颗粒阴影，均匀分布。

Ⅱ期，出现支气管充气征，越过心脏边缘，两肺实化。

Ⅲ期，病变进一步加重，呈磨玻璃样改变，心影模糊不清。

Ⅳ期（晚期），肺野密度普遍增加，心影消失，甚至呈"白肺"。

（2）RDS 的肺部超声特征：①肺实变伴支气管充气征，实变的程度和范围与疾病程度有关，支气管充气征呈密集的雪花状或斑点状，实变区呈不均质低回声；②胸膜线异常与 A 线消失；③非实变区呈肺间质综合征改变；④胸腔积液，15%～20%的患儿可有不同程度的单侧或双侧胸腔积液；⑤需要注意的是，在 RDS 时肺脏各区域的病变程度与性质可不一致。

2. 鉴别诊断

（1）新生儿短暂呼吸急促（TTN）：通常发生于足月儿或晚期早产儿。TTN 的患儿呼吸窘迫症状较轻，恢复的也比较快。只有在极其严重的情况下，TTN 患儿才需要机械通气。

（2）B族溶血性链球菌感染：B族溶血性链球菌经宫内感染可引起新生儿肺炎及早期败血症，其临床表现和肺部X线表现极似肺透明膜病，甚至在病理上肺部也有透明膜形成，不易与肺透明膜病相鉴别，但败血症患儿的妊娠母亲常有败血症病史或胎膜早破史，可资鉴别。及时做血培养或在出生后12小时内取胃液或支气管分泌物培养，有助于诊断。

五、并　发　症

1. 动脉导管未闭（PDA）　早产儿动脉导管组织发育未成熟，常发生PDA。在RDS早期由于肺血管阻力较高，易出现右向左分流；在恢复期肺血管阻力下降，出现左向右分流，因肺动脉血流增加致肺水肿，出现呼吸困难，严重病例可发生肺出血、心力衰竭，在心前区胸骨左缘第2、3肋间可闻及收缩期杂音。

2. 气胸　是RDS的常见急性并发症，由过度膨胀的肺泡破裂所致，可能自发产生或由机械通气产生的正压引起。肺泡破裂后气体沿血管周围结缔组织鞘扩散，气体可通向肺门而引起纵隔积气，或进入胸膜腔造成气胸。

3. 支气管肺发育不良（BPD）　是RDS的主要慢性并发症。容积伤、气压伤、氧中毒或感染引起的炎症在BPD的发生中具有重要作用。早产儿肺结构和功能的不成熟可加剧上述作用，包括气道支持结构发育不良、肺表面活性物质缺乏、顺应性降低、抗氧化机制不完善及液体清除不充分。

六、防　治

RDS的防治是通过干预尽可能提高新生儿生存率，同时最大程度地减少潜在不良反应，具体如下：

1. 产前预防

（1）妊娠<28周、存在早产风险的妊娠妇女均应转诊到具有诊治RDS经验的围生中心。

（2）理想情况下，对妊娠 34 周内存在早产风险的妊娠妇女至少在分娩前 24 小时给予单疗程产前激素治疗。

（3）妊娠<32 周再次出现早产征象，且距第 1 个疗程产前激素治疗超过 1～2 周者，可重复给予 1 个疗程激素治疗。

（4）妊娠<32 周，紧急分娩前应给予硫酸镁治疗。

（5）先兆早产的妊娠妇女可进行宫颈长度测量和胎儿纤维连接蛋白含量测定，以避免不必要的使用保胎药和（或）产前使用激素。

（6）对极早产妊娠妇女应考虑短期使用保胎药治疗，以有时间完成 1 个疗程产前激素治疗和（或）将妊娠妇女转运至围生中心。

2. 产房内稳定阶段

（1）尽可能延迟脐带结扎至少 60 秒，以促进胎盘胎儿输血。

（2）存在自主呼吸的新生儿可使用面罩或鼻塞 CPAP，压力至少 $6cmH_2O$。

（3）如持续呼吸暂停或心动过缓需使用 20～25cmH_2O 吸气峰压进行温和的正压通气。

（4）复苏时应使用空氧混合仪控制 FiO_2，出生后初始 FiO_2：出生胎龄<28 周早产儿为 0.30，出生胎龄 28～31 周早产儿为 0.21～0.30，出生胎龄≥32 周早产儿为 0.21。根据脉搏血氧饱和度（SpO_2）调整 FiO_2。

（5）胎龄<32 周早产儿出生后 5 分钟内 SpO_2≥80%（心率>100 次/分）是可接受的。

（6）气管插管仅用于经面罩或鼻塞正压通气无效者。需要气管插管维持稳定的新生儿应使用肺表面活性物质治疗。

（7）产房内稳定阶段，胎龄<28 周早产儿应使用塑料袋包裹或严密包裹，并置于远红外辐射保暖台上，以减少低体温的风险。

3. 肺表面活性物质治疗　患有 RDS 的新生儿应使用天然的肺表面活性物质制剂。早期治疗性应用肺表面活性物质是 RDS 标准治疗策略，但若出生后需气管插管维持稳定时，可在产房内使用肺表面活性物质。RDS 患儿应在疾病早期尽早使用治疗性肺表面活性物质。推荐方案为：

（1）CPAP 通气压力至少为 $6cmH_2O$，$FiO_2 > 30\%$、病情仍加重者应给予肺表面活性物质治疗。

（2）首剂 200mg/kg 猪肺磷脂注射液治疗 RDS 的效果优于 100mg/kg 猪肺磷脂注射液或 100mg/kg 贝拉康坦。

（3）如存在持续需高浓度氧等 RDS 病情进展的证据，并排除了其他问题，可给予第 2 次，少数情况会给予第 3 次肺表面活性物质治疗。病情稳定后，早产儿目标氧饱和度应为 90%～94%。

4. 无创呼吸支持

（1）所有存在 RDS 高危因素的新生儿，如出生胎龄＜30 周但无须气管插管复苏的新生儿，出生后应立即使用 CPAP，起始压力为 $6～8cmH_2O$。之后根据病情、SpO_2 和灌注情况调整呼气末正压。CPAP 联合早期治疗使用肺表面活性物质是 RDS 患儿的优化治疗方案。

（2）呼吸机提供的同步 NIPPV 可降低拔管失败率。HFNC 可减少鼻部损伤，在撤离呼吸机阶段可作为替代 CPAP 的选择。

5. 机械通气

（1）如 FiO_2 需求≥40%的早产儿应该进行插管，同时应在出生后 30～60 分钟给予肺表面活性物质。

（2）常频机械通气，应使用目标潮气量，减少气体容积损伤、气压伤及氧中毒，建议将潮气量设置为等于或低于生理潮气量。呼吸系统顺应性较好的患儿，潮气量设置为 5～8ml/kg；相反，呼吸系统顺应性差的患儿需要低的潮气量，建议为 3～6ml/kg。

（3）肺保护通气策略，pH 值＞7.22 的中等程度高碳酸血症是可允许的。

（4）高频振荡通气（high frequency oscillatory ventilation，HFOV）可显著改善血氧不足并促进 CO_2 清除。HFOV 是一种肺保护性的通气模式。一般初设参数为振荡频率 10～15Hz，振幅 3～4kPa。随后根据 $PaCO_2$ 调整振幅，使用时要避免循环和 $PaCO_2$ 的急剧变化，以防止缺血性损伤的发生。

（5）咖啡因可用于促进撤机。所有存在需要机械通气的患儿，使用无创呼吸支持者应早期使用咖啡因。

（6）对机械通气 1～2 周后仍不能拔管撤机的患儿，可进行短疗程低剂量或极低剂量并逐渐减量的地塞米松治疗，以促进拔管。

（7）存在 BPD 极高风险的患儿可考虑吸入布地奈德治疗。

6. 一般监护及支持治疗

（1）核心温度应始终维持在 36.5～37.5℃。

（2）维持营养、体液及电解质平衡。按每日需要量，第 1 日可给液体量 60～80ml/kg，以后逐渐增加至 120～150ml/（kg·d），极度不成熟的早产儿可能需要更多的液体量。应根据血清钠水平、尿量和体重下降情况调整液体量。

（3）维持血压及组织有效灌注，观察有无组织灌注不良的证据，如少尿、酸中毒、毛细血管充盈时间延长。监护呼吸、心率，预防呼吸暂停及脑水肿，预防心力衰竭。有心力衰竭时使用快速洋地黄制剂，有动脉导管未闭者可给予吲哚美辛、布洛芬关闭之，严重者可能需要手术结扎。

（4）使用抗生素预防或控制感染，严格遵守消毒隔离制度。

（邓碧滢）

参 考 文 献

迟明，梅亚波，封志纯，2018. 新生儿急性呼吸窘迫综合征研究进展. 中国当代儿科杂志，20（9）：724-727.

郭静雨，陈龙，史源，2018. 2017 年新生儿急性呼吸窘迫综合征蒙特勒诊断标准解读. 中华儿科杂志，56（8）：571-574.

洪海洁，王谢桐，2012. 足月选择性剖宫产时机与新生儿呼吸系统疾病的相关性分析. 实用妇产科杂志，28（4）：270-274.

刘敬，曹海英，李静雅，等，2013. 新生儿肺部疾病的超声诊断. 中华围产医学杂志，16（1）：51-56.

刘梦南，孙智勇，2019. 新生儿呼吸窘迫综合征治疗进展. 发育医学电子杂志，7（1）：24-26. DOI：10.3969/j.issn.2095-5340.2019.01.006.

茹喜芳，冯琪，2019. 新生儿呼吸窘迫综合征的防治——欧洲共识指南 2019 版. 中华新生儿科杂志（中英文），34（3）：239-240. DOI：10.3760/cma.j.issn.2096-2932.2019.03.020.

邵肖梅，叶鸿瑁，丘小汕，2011. 实用新生儿学. 第 4 版. 北京：人民卫生出版社.

余鸿进，陈超，2014. 新生儿湿肺研究进展.中华实用儿科临床杂志，29（9）：713-715.

岳少杰，2015. 羊水胎粪污染与神经系统损伤.中华实用儿科临床杂志，30（14）：1046-1050.

岳少杰，王铭杰，2008. 新生儿呼吸窘迫综合征的诊断与治疗进展. 实用儿科临床杂志，23（2）：87-89. DOI：10.3969/j.issn.1003-515X.2008.02.003.

中华医学会儿科学分会围产医学专业委员会，中国医师协会新生儿科医师分会超声专业委员会，中国医药教育协会超声医学专业委员会重症超声学组，等，2018. 新生儿肺脏疾病超声诊断指南. 中华实用儿科临床杂志，33（14）：1057-1064.

中华医学会儿科学分会围产医学专业委员会，中国医师协会新生儿科医师分会超声专业委员会，中国医药教育协会超声医学专业委员会重症超声学组，等，2019. 新生儿肺脏疾病超声诊断指南. 中国当代儿科杂志，21（2）：105-113. DOI：10.7499/j.issn.1008-8830.2019.02.001.

中华医学会儿科学分会新生儿学组，《中华儿科杂志》编辑委员会，2001. 新生儿肺出血的诊断与治疗方案.中华儿科杂志，39（4）：248.

Rennie JM，2009. 罗伯顿新生儿学. 第 4 版. 刘锦玲译. 北京：北京大学出版社.

Dargaville PA，2012. Innovation in surfactant therapy I：surfactant lavage and surfactant administration by fluid bolus using minimally invasive techniques. Neonatology，101（4）：326-336.

Dargaville PA，2012. Respiratory support in meconium aspiration syndrome：a practical guide. Int J Pediatr，2012：965159.

de Luca D，van Kaam AH，Tingay DG，et al，2017. The Montreux definition of neonatal ARDS：biological and clinical background behind the description of a new entity. Lancet Respir Med，5（8）：657-666.

Fan E, Brodie D, Slutsky AS, 2018. Acute respiratory distress syndrome: advances in diagnosis and treatment. JAMA, 319 (7): 698-710.

Gleason CA, Devaskar SU, 2012. Avery's diseases of the newborn.9th ed.Philadelphia: Saunders Elsevier.

Greenough A, Lagercrantz H, 1992. Catecholamine abnormalities in transient tachypnoea of the premature newborn. J Perinat Med, 20 (3): 223-226.

Hermansen CL, Lorah KN, 2007. Respiratory distress in the newborn. Am Fam Physician, 76 (7): 987-994.

Hummler HD, Parys E, Mayer B, et al, 2015. Risk indicators for air leaks in preterm infants exposed to restrictive use of endotracheal intubation. Neonatology, 108 (1): 1-7.

Kara S, Tonbul A, Karabel M, et al, 2013. The role of serum N-terminal pro-brain natriuretic peptide in transient tachypnea of the newborn. Eur Rev Med Pharmacol Sci, 17 (13): 1824-1829.

Kelly LE, Shivananda S, Murthy P, et al, 2017. Antibiotics for neonates born through meconium-stained amniotic fluid. Cochrane Database Syst Rev, 28 (6): CD006183.

Kliegman RM, 2016. Nelson Textbook of Pediatrics. 20th ed. Philadelphia: Saunders ELsevier.

Lee J, Romero R, Lee KA, et al, 2016. Meconium aspiration syndrome: a role for fetal systemic inflammation. Am J Obstet Gynecol, 214 (3): 1-9.

Liu J, Chi JH, Ren XL, et al, 2017. Lung ultrasonography to diagnose pneumothorax of the newborn. American Journal of Emergency Medicine, 35 (9).

Narasimhan R, Papworth S, 2009. Pulmonary haemorrhage in neonates.Pediatrics and Child Health, 19 (4): 171-173.

Pandita A, Murki S, Oleti TP, et al, 2018. Effect of Nasal Continuous Positive Airway Pressure on Infants With Meconium Aspiration Syndrome: A Randomized Clinical Trial. JAMA Pediatr, 172 (2): 161-165.

Piazze J, Cerekja A, 2011. Lamellar bodies: platelet channel particles as predictors of respiratory distress syndrome(RDS)and of transienttachypnea of the newborn. J Perinat Med, 39 (3): 349-351.

Reuter S, Moser C, Baack M, 2014. Respiratory distress in the newborn. Pediatr Rev, 35 (10): 417-428.

Taeusch HW, Ballard RA, 2001. Avery's diseases of the new born. 7th ed. Beijing: Science Press, 613.

The Pediatric Acute Lung Injury Consensus Conference Group, 2015. Pediatric acute respiratory distress syndrome: consensus recommendations from the Pediatric Acute Lung Injury Consensus Conference. Pediatr Crit Care Med, 16 (5): 428-439.

第6章

心血管系统疾病

第一节　新生儿持续肺动脉高压

新生儿持续肺动脉高压（PPHN）指新生儿出生后肺血管的阻力持续性升高，肺动脉压大于体循环压，由胎儿型循环向正常"成人"型循环的过渡出现障碍，血液在卵圆孔和（或）动脉导管水平出现双向分流或右向左分流，低含氧量血液进入体循环导致持续低氧血症的病理生理过程，常伴有心肌功能障碍和体循环阻力的下降，是多种疾病导致新生儿死亡的最终病理途径。PPHN 是 NICU 较为常见和最为凶险的疾病之一，多发生在足月儿及近足月儿，早产儿亦有发病，发病率约为活产新生儿的 2‰，死亡率因医疗卫生水平不同而差别较大（4%～33%）。

一、病　　因

1. **原发性 PPHN**　病因为先天性的肺血管发育异常及肺发育不良，病情因发育异常的程度而不同，大多预后不良。其主要包括肺血管张力和反应性增高、肺血管管壁结构异常、重塑和肺血管生长、发育和再生过程障碍，如肺泡毛细血管发育不良、高血压性肺血管重塑等。此类患儿临床一般难以发现有潜在的与肺动脉高压（PAH）相关的疾病，但可能存在家族性或基因突变等异常，胸部 X 线片上往往表现为通气良好的"黑肺"。有学者认为，原发性 PPHN 是一种未被完全发现的疾病，其真正的病例数目远超过现有数据。

2. **继发性 PPHN**　新生儿期的大部分 PPHN 为继发性。

（1）肺实质疾病：引起缺氧的因素均可导致新生儿肺血管不能适应出生后的环境而舒张，肺动脉压（PAP）无法下降，引发 PPHN，又称为肺血管适应不良。常见的有胎粪吸入综合征、围生期窒息、呼吸窘迫综合征、肺炎、恶性湿肺、败血症、先天性膈疝等。

（2）母亲因素：母亲生活习惯、妊娠期疾病及用药在新生儿 PPHN 的发病中起重要作用，母亲肥胖、糖尿病、吸烟、炎症反应、妊娠后期应用非甾体抗炎药和抗抑郁药物、胎儿慢性缺氧等可导致胎儿宫内动脉导管关闭、肺血管张力和反应性增高、肺血管重塑、肺动脉压升高。选择性剖宫产新生儿 PPHN 发病率较阴道分娩新生儿高数倍，前者血循环中去甲肾上腺素水平较低导致一氧化氮分泌减少，从而阻碍出生后肺血管扩张。

（3）心功能异常：宫内动脉导管关闭引起血流动力学改变，出生后出现肺动脉高压和右心衰竭；完全肺静脉异位引流、肺静脉狭窄、左心发育不良综合征等引起肺静脉高压、左心功能不全，均可继发 PPHN。

（4）其他：原发或继发性羊水过少综合征、先天性膈疝可导致宫内肺血管床发育减少。红细胞增多症-高黏滞综合征可造成血流缓慢、肺血管床梗阻。对于呼吸窘迫的新生儿，操作疼痛的刺激及机械通气时过高的气道平均压为 PPHN 的重要诱发因素。

二、发 病 机 制

PPHN 的发病机制是多因素且复杂的，并未完全被了解。胎儿时期，肺血管阻力（PVR）相对增高，大部分右心室射出的血不经过肺而直接通过主、肺动脉之间的动脉导管流向主动脉。宫内低氧的环境及收缩肺血管的内皮素-1（ET-1）和血栓素的释放维持肺血管阻力持续增高。出生后，新生儿自主呼吸建立、肺泡膨胀、动脉氧含量上升，内源性扩血管物质 NO 和前列环素 2（PGI_2）释放增加，导致 PVR 急剧下降，流经肺循环的血流量增加 10 倍以上。出生后 2～6 周，PVR 下降至成人水平。在 PPHN 的新生儿中，PVR 不能正常下降，持续维持较高水平，当肺动脉压力超过体循环压力，在动脉导管和卵圆孔水平即发生肺循环向体循环的分流，出现持续、严重的低氧血症。

1. **肺血管内皮细胞受损**　内源性血管舒张因子 NO、PGI_2 及内源性血管收缩因子 ET-1 等均由肺血管内皮细胞分泌。NO 和 PGI_2 分别通过激活环磷酸鸟苷（cGMP）和环磷酸腺苷（cAMP）的生成引起血管舒张。血管内皮花生四烯酸的代谢产物血栓素（TXA_2）则通过磷酸酯酶 C 信号途径导致血管收缩。ET-1 通过与 ET_A 和 ET_B 受体结合介导血管平滑肌细胞收缩。

低氧、氧化应激、炎症反应、感染及肺血管壁剪切应力增加等，均可导致肺血管内皮细胞受损，致使血管舒张因子释放减少和收缩因子释放增加，导致肺血管收缩增强及舒张功能障碍，引发及加重 PPHN。

2. **肺血管重塑及肺血管发育不良**　在足月儿或近足月儿中，宫内应激包括绒毛膜炎、胎盘血管损伤、宫内生长发育受限等多种因素导致肺血管重塑，致使管腔狭窄甚至闭塞、肺血管阻力增高，使得胎儿循环向成人循环转变的过程受阻，导致 PPHN。血管生成和血管再生障碍也是 PPHN 的发病机制之一。肺血管的发育对肺泡发育有积极的促进作用，当肺血管发育不良时，肺泡也往往存在发育不良。如肺泡毛细血管发育不良（ACD）是一种伴有肺泡发育不良的致命性的先天性肺及肺血管系统发育异常，肺动脉管壁增厚和肺毛细血管密度低是最突出的组织学特征。

3. **肺灌注下降与通气/血流（V/Q）失调**　肺灌注下降、V/Q 失调在 PPHN 的发病机制中占有重要地位。肺血管对酸中毒及低氧敏感，两者均可导致肺血管收缩、PVR 增高。

PVR 在功能残气量时最低，无论肺泡塌陷还是扩张，均可导致 PVR 升高。按肺泡内压（Pav，外界压力）、PAP（灌注压）、肺静脉压（Pven，下游压力）之间的关系可将肺部分为不同区域。正常情况下，肺内不存在大量肺泡塌陷及过度扩张，肺血流灌注良好，绝大部分肺组织处于 PAP＞Pven＞Pav 的状态，V/Q 处于适宜状态，即 0.8 左右。在肺部疾病状态下，如 MAS、RDS、肺炎、肺水肿，通气不足导致肺泡塌陷，肺血流流经塌陷的肺泡则无法进行氧合，造成肺内分流即血流浪费，V/Q 下降，同时低氧造成低氧性肺血管收缩（HPV），导致 PVR 升高。当机体有效循环血量不足、血压下降（如肺出血的失血性休克、脓毒症休克）或机械通气下平均气道压过高及气道梗阻肺泡过度扩张导致肺泡内压上升时则可能出现 Pav 高于 PAP（Pav＞PAP＞Pven）或 PAP 与 Pav 差值下降（PAP＞Pav＞Pven），造成肺血流停止或下降，形成无效腔通气、V/Q 增高，肺泡内氧气无法弥散入血，导致气体浪费和低氧血症。上述造成肺通气血流比失调的病理状态均导致 PVR 升高、持续低氧血症，进而诱发或加重 PPHN。

4. 右心室前负荷增加及右心衰竭　右心室后负荷增加是与 PPHN 发病和死亡密切相关的因素。PPHN 时，PAP 升高，右心室后负荷增加。右心室的室壁较薄，心肌收缩的储备能力较左心室少，因此对后负荷的敏感性较左心室更强。过高的右心室后负荷则导致右心室功能障碍甚至衰竭。正常情况下，室间隔位于两个心室正中的位置，当右心衰竭时，右心室压力的增加，室间隔向左心室偏移，导致左心室顺应性下降、左心室腔的容量减小，左心室充盈受损，心排血量下降，出现体循环低血压及代谢性酸中毒。因主、肺动脉通过动脉导管相通，主动脉压力与肺动脉压力密切相关，体循环压力下降造成的肺动脉压下降，加重低氧血症恶化。PPHN 时 PAP 的升高还导致肺血流下降、肺动脉近端扩张和肺阻力小动脉及周围血管水肿，后者致使大气道和小气道梗阻、无效腔增加，进一步加重通气血流比失调，导致低氧血症及呼吸性酸中毒，肺血管收缩，PVR 升高，进一步增加 PAP，最终导致右心衰竭。上述病理生理变化即为肺动脉高压危象（图 6-1），危及生命。

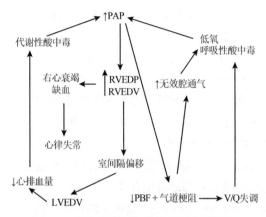

图 6-1　肺动脉高压危象的病理生理变化

在 PPHN 患儿中，如仅通过动脉导管发生右向左分流而心功能和血红蛋白水平正常，一般只发生轻至中度组织缺氧，可维持导管前 SpO_2 在 80% 以上；当右心室功能障碍、舒张末期压力升高，发生卵圆孔水平的右向左分流，则低氧血症进一步加重。也就是说，出现严重低氧血症的 PPHN 患儿需警惕右心衰竭。值得注意的是，严重的 PPHN 患儿的右心室和左心室通过动脉导管共同提供体循环血流，PPHN 患儿动脉导管关闭或分流受限时容易发生右心衰竭。

在动脉导管完全右向左分流的情况下，如果出现卵圆孔水平的左向右分流则提示左心衰竭是此时主要的病理生理改变，由左心房压及肺静脉压增加导致 PAP 升高，不伴或仅伴轻度的肺血管收缩。此类患者的治疗应以提高左心室收缩力、减低左心室后负荷为主；肺血管扩张药物及增加体循环阻力药物的应用非但无法增加氧合，而且可能造成肺水肿而导致病情恶化。

三、诊　断

1. **病史**　患儿多为足月儿、过期产儿或近足月儿；存在围生期窒息、慢性宫内缺氧、羊水胎粪污染、胎粪吸入、败血症、湿肺、先天性膈疝等疾病，以及母亲妊娠期服用特殊药物等病史。

2. **临床表现**　发绀是 PPHN 最突出的临床表现。常于出生后 24 小时内出现发绀，吸氧后不能缓解。除原发肺部疾病相关的气促、三凹征、呻吟等呼吸窘迫的临床表现外，血气分析提示严重低氧血症，其程度往往与肺部基础疾病、胸部 X 线表现不成比例。

3. **体征**　三尖瓣反流，心脏听诊可在左或右下胸骨缘闻及收缩期杂音；肺动脉压升高，第二心音增强。

4. **临床诊断**　在病史、临床表现和体格检查基础上，结合动脉导管开口前（右上肢）较动脉导管开口后（左上肢或双下肢）动脉血氧分压高 10~20mmHg，或导管前经皮血氧饱和度（SaO_2）较导管后高 5%或以上，提示 PPHN，存在动脉导管水平的右向左分流；当可疑 PPHN 的患儿未出现上述氧分压或 SaO_2 差，可能仅存在心房卵圆孔水平右向左分流而无动脉导管水平分流，此时也不能排除 PPHN。

对于有明显低氧血症且与胸部 X 线片所示的肺部疾病程度不成比例时，应考虑存在 PPHN，同时与发绀型先天性心脏病相鉴别。PPHN 经两周常规治疗或经 ECMO 应用无效时，应考虑肺泡毛细血管发育不良、肺表面活性物质蛋白缺乏、*ABCA3* 基因缺陷等并发的 PPHN，需进行相关检查以诊断。

5. **超声心动图检查**　超声多普勒方法为确诊肺动脉高压、了解心脏功能、判断治疗效果的主要方法。通过超声多普勒探及经过三尖瓣反流（TR）血流的峰值流速，按简化

Bemoulli 方程计算：右心室收缩压=右心房压（5mmHg）+4×V_{TR}^2（三尖瓣反流流速平方）。右心室收缩压与肺动脉收缩压（sPAP）相等，如测得 sPAP>35mmHg 或>2/3 体循环收缩压，或存在心房或动脉导管水平的右向左分流，可诊断 PPHN。动脉导管水平右向左分流提示在整个心动周期 PAP 超过体循环压；双向的血流提示 PAP 与体循环压大致相等。在卵圆孔水平可出现不同程度的右向左分流，而完全的右向左分流比较少见，如出现则应与完全性肺静脉异位引流（TAPVD）相鉴别（出现卵圆孔水平的左向右分流基本可排除 TAPVD）。少部分病情严重的患儿在动脉导管完全右向左分流的情况下出现卵圆孔水平的左向右分流，提示左心衰竭，左心房压及肺静脉压增加导致 PAP 升高。在 PPHN 的治疗中，心功能和心排血量的监测对于正性肌力药物、容量、血管扩张药物的使用具有重要作用。

四、治　　疗

PPHN 的治疗原则为充分的肺泡募集及肺泡通气，适量的液体和心血管功能支持，预防及纠正肺血管收缩，治疗原发疾病（表 6-1）。

表 6-1　新生儿持续肺动脉高压的处理步骤

步骤	处　　理
1	避免接触导致 PPHN 恶化的环境因素，如压力、疼痛刺激、噪声、过亮的灯光、肺的过度膨胀等
2	提供足够的肺部扩张和通气
3	吸入 NO
4	血流动力学评估（包括临床查体、胸部 X 线片、心指数、多普勒超声、心动图等）
5	给予适当的液体容量，根据休克类型（梗阻性、低血容量性、分布性或心源性）给予相应的血管活性药物
6	当出现威胁生命的梗阻性休克时可以考虑使用 ECMO

1. 一般治疗

（1）镇静镇痛，去除不良刺激：避免低体温；避免噪声及光刺激。集中护理操作，尽量减少查体接触、气管内吸痰、穿刺采血等医源性刺激。必要时给予吗啡、咪达唑仑等镇静镇痛药物。

（2）维持内环境稳定：维持正常体温，维持电解质（尤其钙离子）、血糖稳定，纠正酸中毒（维持 pH 值>7.25）。以过度通气或输注碱性液体提高血 pH 值可短暂提高 PaO_2，但对于长期治疗及预后无益处，并且具有导致肺血管收缩、肺水肿的潜在不良作用，不建议使用。

（3）维持红细胞携氧能力：部分换血缓解红细胞增多症-高黏滞综合征；输注红细胞纠正贫血，维持血红蛋白在正常水平。

2. 呼吸支持　目的是维持最佳肺容量，避免肺萎陷和过度扩张，改善氧合，缓解高碳酸血症。

（1）机械通气：PPHN 患儿多需要机械通气。通过呼吸支持复张塌陷的肺泡，减少肺内分流、改善通气血流比是 PPHN 治疗的关键环节之一。过高或过低的 PEEP 和 MAP 造成肺过度膨胀和肺泡塌陷，均可使 PVR 升高；过度扩张的肺还可导致肺血流减少。因此，应采用"温和通气"的策略。选择合适的 PEEP 和 MAP，保持动脉血气 $PaCO_2$ 为 40～50mmHg，胸部 X 线片肺下界在第 8～9 肋间。对于有肺实质性疾病的 PPHN，以及在常频通气模式下 PIP>25cmH_2O、潮气量>6ml/kg 才能维持 $PaCO_2$<60mmHg 者，可采用高频通气模式。

（2）吸氧浓度：氧气具有扩张肺血管的作用，但研究表明，吸入超过 50%的氧对于肺血管扩张无明显益处。吸入过高浓度氧导致氧化应激和肺损伤，可以抑制 iNO 对肺血管平滑肌的扩张作用，吸入 100%氧甚至导致肺血管收缩，应避免长时间吸入纯氧及高氧。维持导管前 PaO_2 为 60～

80mmHg，SaO_2 为 0.90～0.97 有利于达到最低 PVR。严重的 PPHN，尤其是先天性膈疝并发 PPHN，如血乳酸水平<3mmol/L、尿量≥1ml/（kg·h），动脉导管开口后的 SaO_2 在 0.80 左右也可接受。

（3）肺泡表面活性物质：对于轻症的 PPHN，OI（OI＝FiO_2×平均气道压×100/PaO_2）在 15～25 者，原发疾病为 RDS、MAS、肺炎等肺实质性疾病者，可使用肺表面活性物质募集肺泡，改善氧合，减少 ECMO 使用，但对于 OI＞30 的重度 PPHN 则效果不明显。

3. 支持循环功能　在 PPHN 的治疗中，支持循环系统功能的原则为减轻右心室后负荷、优化右心室容量、增加右心收缩力、维持左心收缩力及体循环血管阻力（表 6-2）。

PPHN 患儿多发生体循环压力下降和心排血量减低，早期应用正性肌力药物及血管活性药物有助于增加心排血量、维持足够的血压、提高氧向组织的运输。

（1）提高体循环压力：可以阻断动脉导管水平的右向左分流，提高肺循环血流量，改善全身氧供。维持体循环收缩压在 50～70mmHg，平均压为 45～55mmHg。有研究表明，对于 PPHN 新生儿去甲肾上腺素可增加左心排血量和体循环压力，增加肺血流，同时减低 PVR 与体循环压力的比值。

（2）补充有效循环血量：当有效循环血量不足或因血管扩张剂应用后血压降低时，可用白蛋白、血浆、生理盐水等补充容量。

（3）支持右心功能：心功能下降时使用正性肌力药物提高右心功能。多巴酚丁胺在提高右心室收缩力的同时可减低 PVR。大剂量的多巴胺[＞10μg/（kg·min）]在提高体循环压力的同时增加肺血管阻力，应当避免使用。

表 6-2　正性肌力药物和血管升压药在肺动脉高压的运用

药物/剂量	作用机制	药效	副作用
多巴胺 2.5~20μg/(kg·min)	内源性去甲肾上腺素前体，不同剂量的作用：2.5~5μg/(kg·min)：激动多巴胺受体；5~10μg/(kg·min)：激动β₁受体；10~20μg/(kg·min)：激动α受体	多巴胺受体作用：肠系膜、肾和脾血流增多；β受体作用：心肌收缩增强、冠脉血流增多、血压升高和心排血量增多；α受体作用：外周血管收缩、全身血管阻力增大、肺内外动脉压力增高，肾血流和肠系膜血流减少	大剂量同时会增加体循环血管阻力和肺血管阻力
多巴酚丁胺 5~20μg/(kg·min)	多巴胺合成类似物，激动β受体，主要是β₁受体，其次是β₂受体	通过β₁受体激动增加心排血量；轻微的外周血管作用	大剂量时会心率增快
肾上腺素 0.05~2μg/(kg·min)	内源性儿茶酚胺类药物同时具有α和β受体作用，与剂量相关：0.05~0.5μg/(kg·min)：为β受体作用（β₁>β₂）；0.5~2μg/(kg·min)：表现为α受体作用	通过强力的正性肌力作用增强心排血量；增加体循环压	大剂量时肺内外血管收缩
去甲肾上腺素 0.5~2μg/(kg·min)	内源性儿茶酚胺类药物，激动β₁、β₂、α₁、α₂受体作用	通过激动心肌α受体增加心排血量；通过激动外周血管α受体增加血压；继发性地释放内源性NO可能有改善肺血流的作用	体循环和肺循环血管收缩
米力农 0.3~0.8μg/(kg·min)	磷酸二酯酶抑制剂使心肌细胞内环磷酸腺苷（CAMP）浓度增高	通过减轻后负荷增加心排血量；通过增加CAMP浓度扩张肺血管	大剂量时可能会导致体循环血管扩张

（4）纠正左心衰竭：以提高左心室收缩力、减低左心室后负荷为主，禁用肺血管扩张药物。磷酸二酯酶-3（PDE-3）抑制剂米力农兼具扩张肺血管平滑肌和提高心肌收缩力的作用，多用于改善左心功能。

4. 血管扩张剂 在采取了充分的肺泡募集和复张措施后，要依据氧合状态、体循环血压、超声测定的心脏功能等选择进一步的扩血管治疗方案，OI＞25 是血管扩张剂的适应证。

（1）iNO 是选择性肺血管扩张剂，可直接舒张肺血管平滑肌，降低 PVR 和 PVP，提高通气血流比，改善氧合，且不导致体循环血压明显下降，是足月儿和近足月儿 PPHN 的标准治疗手段，减少 ECMO 的使用。也有研究报道称，在出生第一天即发生严重低氧性呼吸衰竭和 PPHN 的早产儿，iNO 可显著提高氧合。接受 iNO 治疗的常用初始剂量是 20ppm，如氧合稳定，可在 12～24 小时后逐渐降为 5～6ppm 维持；一般 1～5 天不等。iNO 应用后氧合改善，PaO_2/FiO_2 较基础值增加＞20mmHg 提示有效。当氧合改善，PaO_2 维持在≥60mmHg（SaO_2≥0.90）并持续超过 60 分钟，可首先将 FiO_2 降为＜0.60。iNO 应逐渐撤离，可通过每 4 小时降低 5ppm；在已达 5ppm 时，每 2～4 小时降 1ppm；为减少 iNO 停用后的反跳，可降至 1ppm 再撤离。应持续监测吸入的 NO 和 NO_2 浓度。间歇测定血高铁血红蛋白浓度；可在应用后 2 小时和 8 小时分别测定 1 次，然后每天 1 次；如开始数天的高铁血红蛋白浓度均＜2%，且 iNO＜20ppm，可停止检测。对于早产儿，应用 iNO 后应密切观察，注意出血倾向。对于 PPHN 伴左心功能不全时，表现为左心房压力增高，心房水平的左向右分流而在动脉导管水平的右向左分流，此时 iNO 可以加重肺水肿使呼吸和氧合状态恶化，属于禁忌证。约 1/3 的 PPHN 对 iNO 无反应。

（2）西地那非：是磷酸二酯酶-5（PDE-5）的抑制剂，

通过抑制 PDE-5 的降解，增加血管平滑肌 cGMP，使 NO 通路的血管扩张效果持续。可通过口服和静脉输注给药。常用口服剂量为每次 0.5~1.0mg/kg，每 6 小时 1 次，可显著降低 PAP；静脉制剂对重症、口服有困难者或肠道生物利用度不确定者更有优势，但国内尚无相关的静脉制剂。西地那非可单独应用，也可协同用于 iNO 治疗效果欠佳或无效的 PPHN。体内和体外研究提示，即使短时间的高氧血症也可通过活性氧族增加 PDE-5 的活性。因此，理论上讲，西地那非对于需要高氧机械通气的 PPHN 更有效。西地那非一般耐受性较好，但仍有发生低血压的风险。

（3）米力农：为 PDE-3 抑制剂，通过抑制 PDE-3 活性，增加平滑肌 cAMP，使前列腺素途径的血管扩张作用持续；同时有正性肌力作用。米力农与 iNO 有协同作用，对于部分 iNO 无效的患儿也可起到改善氧合的作用。对 PPHN 伴有左心功能不全者，iNO 为禁忌，可给予米力农治疗。使用剂量为：负荷量 50~75mg/kg 静脉滴注 30~60 分钟，随即给予 0.50~0.75mg/（kg·min）维持；有体循环低血压时不用负荷量。对于 <30 周的早产儿，负荷量 135mg/kg 静脉滴注 3 小时，随即给予 0.2mg/（kg·min）维持。因该药是非选择性血管扩张剂，有体循环低血压可能；在负荷量前通过给予容量，如生理盐水 10ml/kg 可减少低血压不良反应。

（4）其他：吸入前列环素（伊诺前列素雾化吸入），ET-1 受体拮抗剂波生坦口服等，均具有扩张肺血管、降低 PAP 的作用。

5. 激素　不仅具有抗炎作用，而且可以减轻氧化应激，并通过正常化激活可溶性鸟苷酸环化酶提高 cGMP 浓度。氢化可的松可改善 PPHN 新生儿的氧合，特别是对于 MAS 并发肺水肿、肺血管收缩和炎症反应者，在某些中心作为 ECMO 之前的拯救治疗。但是，对新生儿应用激素应谨慎权衡利弊。

6. ECMO 对于严重 PPHN 的新生儿，需要 ECMO 治疗增加氧合、减轻高碳酸血症和支持右心功能。患儿在最大的呼吸支持情况下，如 FiO_2=1.0，PIP＞35cmH$_2$O，而 PaO_2＜50mmHg，常频通气时 OI＞30，高频通气时 OI＞40，高频通气后 2～12 小时病情仍不改善，可提前告知有转移至有 ECMO 条件的单位接受治疗的可能性。ECMO 应用指征如下：

（1）在常频机械通气时 OI≥40，在高频通气时 OI≥50。

（2）在最大的呼吸支持下，氧合和通气仍不改善：PaO_2＜40mmHg 超过 2 小时；在常频机械通气时 PIP＞28cmH$_2$O，或在高频通气时 MAP＞15cmH$_2$O，但动脉导管前 SaO_2＜0.85。

（3）代谢性酸中毒，pH 值＜7.15，血乳酸增高≥5mmol/L，液体复苏或正性肌力药物应用仍不能纠正的低血压或循环衰竭，尿量＜0.5ml/（kg·h）持续 12～24 小时。

（4）其他：出生胎龄＞34 周，出生体重＞2kg。

（李 宁）

第二节 新生儿心律失常

新生儿心律失常是指由于心肌的自律性、兴奋性和传导性改变而引起的不同于正常心脏搏动节律的异常心律，包括频率、节律、心脏搏动部位或心电活动顺序的异常。新生儿期的心律失常并不少见，可能发生在心脏正常的新生儿或患有结构性心脏病的新生儿中，其临床表现是可变的。新生儿心律失常分为良性心律失常或非良性心律失常。良性心律失常包括窦性心律失常、房性期前收缩、室性期前收缩和交界节律，这些心律失常没有临床意义，也不需要治疗。室上性心动过速、室性心动过速、房室传导异常和遗传性心律失常如先天性长 QT 综合征被归类为非良性心律失常。虽然大多数新生儿心律失常是无症状的且很少危及生命,但预后取决于在某些严重病例中早期识别和适当管理病情。需要对非良性新生儿心律失常患者进行危险分层的精确诊断,以降低发病率和死亡率。

一、流 行 病 学

据报道,所有新生儿中心律失常的发生率为 1%～5%。新生儿猝死综合征中 10%由心律失常引起。各种心律失常的发生率不同,心律失常的发生和疾病谱有随着年龄而变化的特点。婴儿早期最常见的心动过速是顺向型房室折返性心动过速。

新生儿心律失常的预后主要取决于原发病的严重程度,因此积极治疗原发病至关重要。新生儿心律失常时,若无严重并发症或器质性心脏病,多预后良好。若存在先天性心脏疾病,则需根据病情采取相应治疗措施。

二、病 因

新生儿心律失常可发生于宫内或出生后,宫内发生时称为"胎儿心律失常",出生后发生心律失常的病因是多方面的, 常见病因如下:

1. 各种器质心脏病如先天性心脏病、病毒性心肌炎、心肌病、心脏肿瘤等。

(1)与心脏结构异常有关的心律失常:虽然大多数胎儿心律失常是孤立的发现,但有些与结构性或功能性心脏病有关。有研究发现,心律失常患儿中 30.3%合并有先天性心脏病,其中以房间隔缺损、动脉导管未闭引起新生儿心律失常最为多见;室间隔缺损也可能引起新生儿心律失常;三尖瓣 Ebstein 畸形可能最容易引起心律失常, 主要包括房室折返性心动过速、房室结折返性心动过速、房束折返性心动过速、心房扑动及极少数的室性心动过速。心房异构可能出现各种类型的心律失常，但室上性心动过速是最常见的类型。

（2）与心肌疾病有关的心律失常：肥厚型心肌病在新生儿时期很少有临床意义的心律失常，发生室性心动过速导致猝死的风险小；扩张型心肌病与很多室性心动过速和室上性心动过速有关，但发生心律失常似乎不影响预后；限制型心肌病是一种新生儿时期很少见的预后很差的心肌病类型，室性心动过速或心室颤动导致猝死的风险高；Kearns-Sayre 综合征则有可能由束支传导阻滞进展为完全性房室传导阻滞；杜氏肌营养不良常见房性期前收缩，心电图出现 PR 间期缩短，但有临床意义的心律失常罕见；Emery- Dreifuss 肌营养不良在随访过程中伴有房性心动过速的窦房病变和交界区心动过缓；Becker 肌营养不良在成人患者中有传导异常的报道；肌强直性营养不良常见心律失常导致猝死，有些患儿需要安装起搏器或除颤器；Bath 综合征有时会出现室性心律失常或猝死。

2. 各种新生儿感染性疾病如新生儿肺炎、败血症、上呼吸道感染、肠道感染等均可能引起心律失常。感染是引起新生儿时期心律失常最常见的病因。目前病原学研究发现，宫内及出生后病毒感染，如巨细胞病毒、微小病毒 B19、人类免疫缺陷病毒、甲型流感病毒、肠道病毒、呼吸道合胞病毒、柯萨奇病毒等均可引起各种类型的心律失常，可能与病毒感染引起心内膜炎、心肌炎和心包炎有关。多种细菌感染也可引起心律失常，其中金黄色葡萄球菌、大肠埃希菌可能与婴儿猝死综合征有关。

3. 新生儿窒息缺氧是引起心律失常的常见原因，窒息导致心肌细胞缺氧缺血、心肌传导功能受损引起心律失常。其他围生因素（即胎儿分娩前后母亲和胎儿的异常）如孕母产前及产程中使用药物、胎儿脐带绕颈、头盆不称、宫内窘迫等皆可引起心律失常。新生儿系统性红斑狼疮也可合并窦房结功能紊乱，病因在新生儿期可能与左心房异构及母体中

SSA 抗体和 SSB 抗体有关，其对胎儿心脏传导系统有致炎和致心律失常作用，常在宫内就发生胎儿心律失常如房室传导阻滞。

4. 水、电解质紊乱如低钾血症、高钾血症、低钙血症、酸中毒等，某些药物如洋地黄、β 受体阻滞剂、氨茶碱等也可引起新生儿心律失常。妊娠期母亲使用可卡因可导致新生儿出现严重心律失常，甚至出现婴儿猝死。新生儿期使用某些药物可引起新生儿心律失常。西沙必利、多潘立酮可导致 QTc 间期延长而引起心律失常。多巴胺盐（低剂量多巴胺激动剂），多巴酚丁胺（β_1 受体激动剂），肾上腺素（低剂量的 β_1 受体激动剂）均为儿茶酚胺类药物，可改善心肌收缩，提高心排血量和血压，但可导致快速心律失常。沙丁胺醇（一种选择性 β_2 肾上腺素受体激动剂）被发现与过早的心房收缩有关。一些药物可以通过改变电解质平衡间接地引起心律失常，如 β 肾上腺素受体激动剂可引起低钾血症，也可导致心律失常。

5. 新生儿心导管检查及心外科手术

（1）心导管检查时，导管直接接触心肌内膜导致新生儿并发心律失常。有结构异常、缺血缺氧的心肌对外来刺激的敏感度高于正常心肌，在进行心导管检查时容易发生心律失常。

（2）完全性房室传导阻滞是完全性大动脉转位矫治的并发症之一，在随访过程中遇到的其他心律失常主要包括心房扑动（房扑）、房性心动过速、心房颤动（房颤）。

（3）法洛四联症矫治术后早期严重心律失常不常见，但其发生率随着时间推移而增加，最常见为房性心动过速和室性心动过速，其发生与严重的血流动力学异常有关，如肺动脉瓣反流、右心室功能受损和三尖瓣反流。

（4）Fontan 术后远期的心律失常很普遍，经常发展为非窦性心动过缓或心房折返性心动过速，其心动过速原因是右心房扩大和手术瘢痕。

6. 遗传性心律失常：遗传性因素是原发性心律失常的主要原因，具有较高的致死率，主要包括长 QT 综合征、Brugada 综合征、儿茶酚胺敏感性多形性室性心动过速、短 QT 综合征和早期复极综合征，这些综合征主要涉及离子通道的变异。有研究发现约 12% 的婴儿猝死综合征由长 QT 综合征引起。而一些遗传代谢性疾病也可导致严重的心律失常，如肉碱-酰基肉碱移位酶缺乏症及极长链酰基辅酶 A 脱氢酶缺乏症。肉碱-酰基肉碱移位酶缺乏症是由于肉碱-酰基肉碱移位酶的缺乏导致长链酰基肉碱不能进入线粒体内膜参与 β 氧化导致的一系列能量代谢障碍，累及心脏、肝、骨骼肌等器官，起病急，病情凶险，进展急剧，以心律失常和猝死为主，预后不良（表 6-3）。

表 6-3　遗传性心律失常疾病相关的基因

疾病类型	相关基因
长 QT 综合征	*KCNQ1、KCNH2、SCN5A、ANK2、KCNE1、KCNE2、KCNJ2、CACNA1c*
	CAV3、SCN4B、AKAP9、SNTA1、KCNJ5、CALM、TRDN
Brugada 综合征	*SCN5A、GPD1、CACNA1C、CACNB2b、SCN1B、KCNE3、SCN1B、KCNE3*
	SCN3B、KCNJ8、CACNA2D1、MOG1、KCNE5、KCND3、HCN4、SLMAP
	TRPM4、SCN2B、SCN10A、HEY2、PKP2、ABCC9
儿茶酚胺敏感性多形性室性心动过速	*CASQ2、RYR2、TRDN、CALM1*
短 QT 综合征	*KCNH2、KCNQ1、KCNJ2、CACNA1C、CACNB2、CACNA2D1*

7. 健康新生儿也可以发生心律失常，其原因可能与其传导系统发育不成熟有关，预后多良好。

三、新生儿心律失常的分类

心律失常是一种异常节律，并且没有统一分类的新生儿心律失常。一些人根据节律分类心律失常，如快速性心律失常或缓慢性心律失常。良性心律失常被认为是没有生命危险，无须立即干预或没有未来健康问题的证据，而非良性心律失常是突然的，需要立即识别和治疗，以达到最佳的患者治疗效果。

1. 良性心律失常　心动过缓、心动过速、房性期前收缩、室性期前收缩、结性或交界性心率。

2. 非良性心律失常　室上性心动过速、预激综合征、房颤、房室传导阻滞、室性心动过速、心室颤动、长 QT 综合征、婴儿猝死综合征。

四、发病机制

心脏传导系统位于心壁内，胚胎发育至第 4 周，心脏传导系统已经初步分化形成，心脏搏动从此开始。心脏传导系统主要的功能是产生和传播兴奋，控制心脏活动的节律，具有起搏功能。心脏传导系统由特有的功能高度分化的心肌细胞构成，包括窦房结，房室交界区（含房室结），房室束，左右束支及浦肯野纤维。在心脏传导系统中，各部分细胞自动发生节律性活动的频率的高低由窦房结至浦肯野细胞依次递减。正常心脏节律是窦性节律，节律性兴奋由窦房结发出，经右心房、左心房、房室交界区、房室束、左右束支和浦肯野纤维，最后传播到左右心室，引起心房、心室先后有序地收缩和舒张，从而保证心脏有效泵血功能的完成。

心脏传导系统受自主神经系统-交感神经系统和迷走神经双重支配。由于胎儿、新生儿自主神经系统发育不平衡，调节功能不完善，导致心脏传导系统发育不成熟，电生理活动不稳定，这是新生儿发生心律失常的解剖学生理基础。

1. 心动过速的基本机制　心动过速机制大多是折返或自律性异常，触发活动只见于一些罕见类型的心动过速。

折返是心动过速最常见的机制，这意味着存在一个电激动自我传播的电兴奋波维持着心律失常。完成折返的条件是单向阻滞区、传导减慢、折返激动前方心肌较快地恢复了应激性。这样激动在单向阻滞区近端前传导受阻，便经另一径路下传，然后通过单向阻滞区逆传，此时如原兴奋部位已脱离不应期，激动便可重新进入环路，如此重复循环而产生折返。折返的最佳模式是顺向型房室折返，如预激综合征。该环路包括旁路、心房、房室结和心室，传导减慢位于房室结，单向的阻滞区可发生在旁路。如果环路的某一部分的不应期长于心动过速的周长，则心动过速终止，临床上应用腺苷最容易使房室结不应期延长。心动过速只有在符合再复发的条件下才会复发，包括一个触发活动（通常是房性期前收缩和室性期前收缩）及该环路各个部分的电特性相互匹配。折返性心动过速可通过起搏方式来诱发和终止，也可通过电复律终止。其他折返的范例包括房室结折返性心动过速、心房扑动及某些特殊类型的室性心动过速。

　　仅有少数的心动过速是由于自律性异常引发的，如心房异位性心动过速、交界区异位性心动过速及某些类型的室性心动过速。正常心脏的窦房结自律性最高，如果窦房结的功能障碍，心脏其他具有较低起搏频率的组织通常是房室结，将以一个异位的节律取代之。有时心脏某一部分组织具有一个比窦房结节律快的异常自主频率，就会产生一种自律性（或异位性）心动过速，并抑制窦房结。

　　触发活动是最少见的心动过速机制。一个触发活动造成一次除极，即早期后除极或延迟后除极，并引发心动过速，触发活动可引起室性心律失常，如长 QT 综合征、某些电解质紊乱和某些手术后心肌损伤所致的室性心动过速。

　　2. 心动过缓的基本机制　　心动过缓是由电激动发生障碍或传导障碍产生的。窦房结疾病是最常见的电激动发生障碍。窦房结功能异常的可能原因是外在的作用（高迷走神经张力）或自律性受抑制。显著的心动过缓更常见的原因是二

五、诊　　断

新生儿心律失常可以表现为无症状，偶尔通过听诊、心电图或心电监护发现存在心律失常，也可表现为吃奶差、烦躁、面色苍白、呕吐、呼吸急促和发绀，重者表现为心力衰竭。有些心律失常除频率、节律等的改变，还可出现心音的改变。如一度房室传导阻滞时，第一心音常减弱。阵发性室上性心动过速时第一心音加强。心房颤动时心音强弱不一，完全性房室传导阻滞时第一心音有时很响，称为大炮音。由于新生儿心律失常的临床表现容易被原发病所掩盖而导致漏诊，延误治疗，因此新生儿病死率升高，应加以注意。新生儿心律失常的诊断主要依靠心电图。绝大多数心律失常通过阅读常规心电图即能做出正确的诊断。动态心电图检查能明显提高新生儿心律失常的检出率。近年来应用体表信号平均心电图和食管心电图提高了心律失常的诊断，而且加深了对新生儿心律失常发生机制的认识。

六、新生儿心律失常及其治疗

1. **窦性心动过缓**　一种常见的缓慢性心律失常类型是窦性心动过缓。窦性心动过缓被定义为窦性心律，心搏频率小于 2 个标准偏差或小于 80 次/分（图 6-2）。早产儿的短暂性窦性心动过缓可能是呼吸暂停发作的结果（停止呼吸 20 秒或更长时间）。心动过缓的其他原因包括低氧血症和酸中毒，缺氧通过使膜电位除极引起窦性心动过缓。婴儿心动过缓应进一步评估以排除长 QT 综合征。

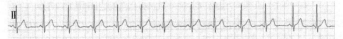

图 6-2　窦性心动过缓伴不齐

新生儿窦性心动过缓多由副交感神经兴奋性增高所致，也可由窦房结异常引起，见于以下情况：

（1）正常新生儿的某些生理活动如打嗝、吞咽、哈欠、排尿、排便等可引起窦性心动过缓，小早产儿甚至鼻饲时也可有明显的窦性心动过缓。刺激副交感神经如压迫前囟、眼球、刺激鼻咽部、颈动脉窦及夹住脐带等都可引起窦性心动过缓。

（2）某些器质性心脏病如病毒性心肌炎、先天性心脏病等病变影响窦房结时，心内直视手术损伤窦房结时，都可引起窦性心动过缓。

（3）新生儿呼吸暂停发生时或发生后、胎儿宫内窘迫、新生儿窒息、低体温、严重高胆红素血症、甲状腺功能低下、颅内压升高（见于颅内出血、颅内感染等）、电解质紊乱如高血钾，以及某些药物如洋地黄、利多卡因、奎尼丁、母亲用 β 受体拮抗剂等，皆可引起窦性心动过缓。

（4）垂体功能减退症、胃胀、上呼吸道阻塞、过度镇静引起的窦性心动过缓多不影响血流动力学，多不需要处理。但显著窦性心动过缓患者不能维持正常的心排血量时，其处理主要是针对病因治疗，同时给予阿托品或 β 受体激动剂等增快心率的药物。

2. 窦性心动过速　新生儿窦性心动过速是一种窦性心律，心率大于 190 次/分（图6-3）。新生儿窦性心动过速多是因为交感神经兴奋性增高，体内肾上腺素活性增强。窦性心动过速可能是烦躁哭闹、发热、败血症、脱水、疼痛、贫血及心力衰竭的结果。窦性心动过速的其他原因包括甲状腺功能亢进或使用药物，如支气管扩张剂或 β 肾上腺素激动剂。

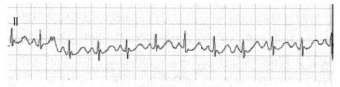

图6-3　窦性心动过速

其治疗主要是针对原发病。

3. 房性期前收缩　是指提前出现的 QRS 波伴形态异常的 P 波，代偿间期不完全，即含有一个期前收缩的 2 个心动周期较 2 个正常心动周期短（图 6-4）。房性期前收缩在新生儿期很常见，主要表现为心律失常。在之前的一项研究中，51% 的正常新生儿在 Holter 心电图上检测到房性期前收缩。叠加在先前 T 波上的过早 P 波可导致 T 波变形。在新生儿重症监护病房中，房性期前收缩的未下传有时会被误诊为窦性心动过缓。房性期前收缩的 QRS 形态类似于窦性心律，然而，房性期前收缩的异常传导可导致不同的 QRS 形态。新生儿中的孤立的房性期前收缩与电解质异常、低血糖、缺氧和甲状腺功能亢进有关。房性期前收缩是良性的，通常不需要治疗。

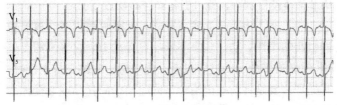

图 6-4　房性期前收缩

4. 室性期前收缩　是指提前出现宽大畸形的 QRS 波，T 波方向与之相反，通常代偿间隙完全，即包括期前收缩在内的 2 个心动周期与 2 个正常心动周期相同（图 6-5）。与胎儿和新生儿期的房性期前收缩相比，室性期前收缩相对不常见。在之前的一项研究中，18% 的正常新生儿在 Holter 上检测到室性期前收缩。在室性期前收缩中，没有先前的 P 波和过早的 QRS 复合波显示出与窦性心律不同的形态。室性心律失常可能发生在冠状动脉粥样硬化性心脏病（冠心病）、心肌病、炎症性心肌病、代谢性疾病、电解质紊乱和长 QT 综合征中。然而，心脏传导组织和自主神经系统的不成熟可能是新生儿频繁期前收缩的主要原因。在室性期前收缩的定量评估中,频繁的室性期前收缩定义为儿童>60 次/小时。尽管室性期前收缩负荷与成人心室功能障碍显著相关,但新生儿无症状的频繁室性期前收缩具有良好的长期预后。

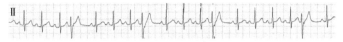

图 6-5　室性期前收缩

新生儿中偶发的室性期前收缩属于良性,尤其是单形性、活动后消失或减少者;单一形态的室性期前收缩包括室性二联律和三联律,如果超声心动图和运动试验正常,则不需要治疗;无症状的多形性和成对的室性期前收缩,即使心脏结构正常,也需要行 24 小时动态心电图监测以了解室性心律失常的严重程度;有症状的室性心律失常和复杂的室性期前收缩(多源性室性期前收缩、成对室性期前收缩、非持续性心动过速)均需要治疗;有症状的室性心律失常、持续性室性心动过速而心脏结构疑似正常者,需做心导管检查排除右心发育不良。

β受体拮抗剂可作为初始的治疗药物,其他类型的抗心律失常药物,如苯妥英钠和美西律可能有效,延长 QT 间期的药物应避免使用。

5. 室上性心动过速(supraventricular tachycardia, SVT)　是儿科患者中观察到的最常见的快速性心律失常类型,特别是在新生儿期。室上性心动过速分为 2 种类型:真正的室上性心动过速(图 6-6)和房性心动过速(图 6-7)。真正的室上性心动过速包括旁路相关的房室折返性心动过速(AVRT),房室结折返性心动过速(AVNRT),无休止性交界区反复性心动过速(PJRT)和交界性异位性心动过速(JET)。心动过速的发生与折返、自律性异常和触发活动有关。最常见的机制是折返。与旁路相关的 AVRT、AVNRT 和 PJRT 可归类为折返性心动过速。心动过速的另一个机制是自律性异常，包括窦性心动过速、异位房性心动过速和交界性异位性心动过速。一种罕见的心动过速机制是触发活动导致的，其中包括心房颤动。

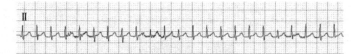

图 6-6 阵发性室上性心动过速

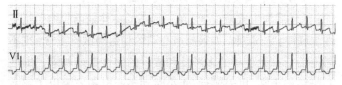

图 6-7 房性心动过速

（1）房室折返性心动过速（atrioventricular reentrant tachycardia，AVRT）：是心房、心室及正常房室传导系统均参与折返的一种室上性心动过速，其心动过速的心率通常取决于年龄，小婴儿通常为 300 次/分左右。旁路相关的 AVRT 通常与新生儿的预激综合征（Wolff-Parkinson-White，WPW）（图 6-8）相关。

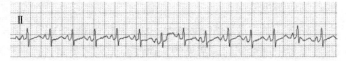

图 6-8 预激综合征

正常心脏中，心房和心室在电传导上是独立的，从心房到心室的电脉冲传导正常情况下是经房室结-希氏束-浦肯野系统（AV node-His Purkinje system，AVN-HPS）发生。而预激综合征患者存在一条额外路径，被称为旁路（accessory pathway，AP）；该路径直接连接心房与心室，从而使电活动绕过房室结传导。旁路组织是先天形成的，由胎儿发育时期房室瓣纤维环的心肌合胞体再吸收失败所致;旁路组织传导电脉冲的速度通常较房室结更快,从而导致体表心电图上出现较短的 PR 间期。有趣的是,WPW 的存在仅见于足月婴儿,而不是早产儿,并且它可能解释了早产儿和足月儿之间临床过程的差异。旁路相关的房室折返性心动过速有两种不同的机制。各年龄段儿童,特别是婴儿,顺向型 AVRT 是最常见的心动过速(这里的顺向是指在房室折返环路中,冲动由房室结前传至心室)。不太常见的是,逆向心动过速是 AVRT 的另一种机制。腺苷是急性终止 AVRT 的首选药物,其作用机制与房室结阻滞有关。过去常用的冰水或冰袋冷敷面部的方法对小婴儿也是有效的,维拉帕米禁用于小婴儿。为防止复发,建议在出生后第一年进行抗心律失常预防。地高辛或普萘洛尔通常被认为是最初的抗心律失常疗法,但通常效果欠佳。在最近的一项研究中,接受初始地高辛治疗的4个月婴儿与使用普萘洛尔治疗的婴儿的 AVRT 复发无差异。如果这些一线药物失效,可考虑使用Ⅰ A 类(普鲁卡因胺或奎尼丁)、Ⅰ C 类(氟卡尼)或Ⅲ类(胺碘酮或索他洛尔)药物。

（2）房室结折返性心动过速（atrioventricular node reentrant tachycardia, AVNRT）:在儿童中并不常见,在室上性心动过速中占 3%~13%的 SVT 常呈现阵发性,可经起搏诱发和终止,其心律失常的折返环通路通常由房室结及其邻近的低位右心房构成,心动过速时心电图显示 QRS 波时限正常,QRS 波规整,心率通常为 150~250 次/分,其逆行的 P 波隐藏在 QRS 波后。AVNRT 的急诊治疗目标是恢复窦性心律,刺激迷走神经有时有效,此外经静脉注射腺苷可终止心动过速。长期的治疗选择取决心动过速发生的频率、严重性和症状持续的时间。如果心动过速发生不频繁,持续时间短,可先观察。口服药物可选择 β 受体拮抗剂如普萘洛尔或氟卡尼。

（3）持续性交界区反复性心动过速（permanent junctional reciprocating tachycardia，PJRT）：是一种罕见类型的顺向型AVRT，经房室结前传，再经具有递减传导特性的隐匿性旁路逆传，其心动过速的频率因人而异，范围从新生儿300 次/分的心率到无症状患儿 150 次/分或更慢的心率，而且 PJRT 患儿很少合并结构性心脏病。PJRT 心电图表现为长的 RP 心动过速，在 II、III 和 aVF 导联中有倒 P 波。腺苷可短暂终止 PJRT，左心室功能严重受损时药物治疗可能应选择胺碘酮，若左心室功能正常，氟卡尼或普罗帕酮通常是有效的，β 受体阻滞剂和地高辛无效。PJRT 通常在腺苷或直流电复律后复发，因此后继总是需要使用抗心律失常药物和射频导管消融的治疗。

（4）异位房性心动过速（ectopic atrial tachycardia，EAT）：与心房自律性增强相关。心电图显示为异常的 P 波伴有不间断的心动过速。因此，可以观察到"预热"和"冷却"现象。这种心动过速可能对腺苷或电复律无反应。此外，它可以抵抗抗心律失常药物。如果控制不当，EAT 可导致心动过速诱发的心肌病。氟卡尼和胺碘酮或氟卡尼和索他洛尔或高剂量索他洛尔的治疗组合可以控制婴儿的难治性 SVT。此外，年龄较小的患者（<3 岁）更有可能对抗心律失常治疗有反应，并且 EAT 缓解率高于年龄≥3 岁儿童。

（5）交界性异位性心动过速（junctional ectopic tachycardia，JET）：是一种十分罕见的心律失常，新生儿心动过速的频率从 150 次/分到 300 次/分不等。在体外循环后的前几天内，通常在先天性心脏病术后患者中观察到 JET。与心脏手术无关的 JET 是新生儿罕见的心律失常。先天性 JET 与新生儿的发病率和死亡率高度相关。然而，尽管先天性 JET 仍然难以治疗，但胺碘酮、永久起搏、射频导管消融和冷冻消融治疗后患者预后明显改善。当 JET 作为术后早期的心律失常时，其处理的原则一般是尽可能减少药物剂量或撤除血管活性药物,治疗发热、镇静和改善血流动力学,治疗策略最好是全身降温、同步起搏与静脉滴注胺碘酮联合治疗。

6. 心房扑动(atrial flutter, AF) 简称房扑,房扑的特点是心房率快,心电图表现为锯齿状心房扑动波,可达300次/分,并相应有不同程度传导阻滞,QRS 形态正常(图6-9)。房扑可以出现在心室结构正常的新生儿、结构异常或心功能受损的新生儿中,也可出现在外科术后的患儿。房扑的机制是心房内的大折返,是心房内持续的电活动。房室传导阻滞并不能终止房扑,因为房扑的折返通路并不涉及房室结。因此,腺苷不能终止房扑。胎儿房扑可导致胎儿水肿或胎儿心脏衰竭。出生后,对血流动力学不稳定的房扑患者通常采用心脏电复律或经食管起搏治疗。在一些房扑患者中,抗心律失常治疗如地高辛和普萘洛尔可用作维持治疗。虽然难治性房扑是新生儿的一个严重的疾病,但新生儿房扑复发并不常见,很少需要长期药物治疗。

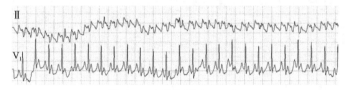

图6-9 心房扑动(2:1)

7. 室性心动过速(ventricular tachycardia, VT) 是指连续3个或3个以上的室性期前收缩,心率在100~200次/分,QRS 波宽大畸形,T 波方向与 QRS 波相反(图 6-10)。VT在新生儿期很少见。VT 的可能原因可能与心肌炎、心脏肿瘤、先天性心脏病、遗传性心肌病、长 QT 综合征及新生儿的电解质异常有关,其预后取决于原发病。特发性 VT 包括右心室流出道 VT(58%),束状 VT(23%)和多态性 VT(19%)。特发性室性心动过速通常预后良性。如果 VT 发作持续时间超过30秒,称为持续性室性心动过速,小于30秒则为非持续性室性心动过速。室性心动过速分为单源性室性心动过速和多形性室性心动过速。单源性室性心动过速的心电图表现恒定（包括 QRS 波形态、电轴等）。多源性室性心动过速常见于长 QT 综合征及儿茶酚胺敏感性多形性室性心动过速。新生儿 VT 通常是低心率的不间断室性心动过速，发生在具有正常结构心脏的新生儿中。通常，它不需要任何治疗，在患儿 1 岁后会自发地消失。然而，当 VT 继发于心脏病时，它可能是恶性的，可导致心力衰竭。因此，需要药物治疗。如果出现血流动力学不稳定的 VT，应进行直流电同步电复律。静脉注射利多卡因可以在血流动力学稳定的 VT 患者中使用，其他特殊类型的室性心动过速可使用 β 受体阻滞剂。

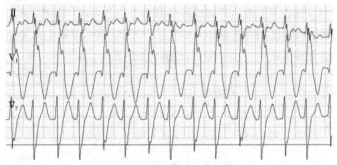

图 6-10　室性心动过速

8. 一度及二度房室传导阻滞（atrioventricular block, AVB）　一度 AVB 在心电图上表现为 PR 间期延长，在一度 AVB 中，所有的 P 波均下传至心室。一度 AVB 通常是先天的，一般不会进展（图 6-11）。一度 AVB 也可见于感染性疾病、炎症状态（如急性风湿热）、心肌病、先天性心脏病（如房间隔缺损、三尖瓣下移畸形、心内膜垫缺损）等患儿中。

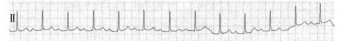

图 6-11　一度房室传导阻滞

二度 AVB 包括莫氏 1 型（文氏现象）、莫氏 Ⅱ 型及二度 AVB（2∶1）。莫氏 Ⅰ 型是指 PR 间期逐渐延长直至一次 QRS 波脱落（图 6-12）。文氏现象由房室结传导延迟导致，通常是良性的，无须特殊治疗，一过性夜间文氏现象在正常儿童中很常见。莫氏 Ⅱ 型传导阻滞很罕见，常提示存在房室结下传导异常，其特征是房室传导为传导间歇性突然脱落，不伴有 PR 间期逐渐延长。莫氏 Ⅱ 型传导阻滞并非良性，提示可能需要置入起搏器。二度 AVB（2∶1）特征是房室结传导以 2∶1 的方式下传（图 6-13）。

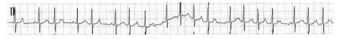

图 6-12　二度 Ⅰ 型房室传导阻滞

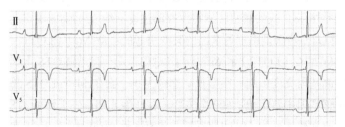

图 6-13　二度房室传导阻滞（2∶1）

9. **完全性房室传导阻滞**　是指心房和心室的电活动完全分离，P 波规则（PP 间期规则），频率与该年龄段的患儿相应心率相近，QRS 波形态规则（RR 间期规则），但频率明显慢于 P 波频率（图 6-14）。在正常结构心脏中的先天性完全性房室传导阻滞可能发生在患有结缔组织疾病（如系统性红斑狼疮）的母亲所生的婴儿中，大多数与抗 Ro/SSA 抗体和抗 La/SSB 抗体相关，抗体阳性的妊娠妇女其子女患完全性房室传导阻滞的概率约为 2%。完全性房室传导阻滞确诊年龄大于 28 天的婴儿或儿童，其母亲抗体多为阴性，目前病因不明。几乎所有完全性房室传导阻滞患儿均需安装永久起搏器。新生儿安装起搏器的适应证为心室率小于 55 次/分，若其患有先天性心脏畸形，则其适应证为心室率小于 70 次/分。

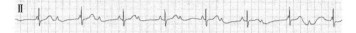

图 6-14　完全性房室传导阻滞

10. 遗传性心律失常　心脏病离子通道病是指与编码心脏关键离子通道的基因突变相关的心律失常病症。它包括先天性长 QT 综合征、短 QT 综合征、儿茶酚胺敏感性多形性室性心动过速（CPVT）和 Brugada 综合征。

（1）长 QT 综合征（LQTS）：先天性长 QT 综合征是由某种控制钠钾离子流的心肌细胞离子通道功能异常所致的一种离子通道病。它表现为晕厥和心源性猝死，其特征是多形性 VT 或尖端扭转型室性心动过速。约 75% 临床确定的 LQTS 病例是由三种基因的突变引起的：*KCNQ1*（LQT1）、*KCNH2*（LQT2）和 *SCN5A*（LQT3）。4～13 型 LQTS 由其他基因突变引起，很罕见。迄今为止，已在 14 个 LQTS 易感基因中鉴定出≥600 个突变。在新生儿期，先天性 LQTS 通常被诊断为 QT 间期延长并伴有窦性心动过缓或 2∶1 房室传导阻滞（图 6-15）。β 受体阻滞剂被认为是新生儿的初始治疗方法。在先天性 LQTS 中，置入式心律转复除颤器置入建议用于有猝死家族史、药物不耐受或全剂量 β 受体阻滞剂复发性晕厥的患者。

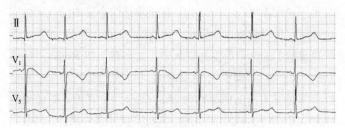

图 6-15　窦性心动过缓伴不齐，QT 间期延长

获得性 LQTS 是一种服用药物或受其他不良因素影响导致 QT 间期延长,治疗方面要同时行病因治疗,去除病因后 QT 间期恢复。

（2）儿茶酚胺敏感性多形性室性心动过速（catecholamine sensitive pleomorphic ventricular tachycardia,CPVT）:CPVT 的特征是运动或压力引起的晕厥或猝死。CPVT 通常为常染色体显性遗传,20%～50%的患者可检测到 *RYR2* 突变。CPVT 患者有青少年猝死的家族史。CPVT 在临床上与 LQTS 相似,但比 LQTS 更恶性,呈现年龄可从婴儿期到 40 岁不等。CPVT 的标志性心电图特征是运动或异丙肾上腺素诱导的室性心律失常,尤其是双向 VT。β 受体拮抗剂是有症状 CPVT 患者的首选疗法。

（3）短 QT 综合征:临床表现为心悸、头晕或晕厥、猝死的家族史。特征性心电图发现是短 QT 间期（QTc≤330ms）,具有高、对称、尖峰 T 波。死因是心室颤动,本病为常染色体显性遗传,治疗方案和 LQTS 相似。

新生儿最常见的良性心律失常是房性期前收缩,无须治疗。房室折返性心动过速是新生儿中最常见的快速性心律失常,可以通过抗心律失常药物治疗进行适当控制。完全房室传导阻滞是非良性缓慢性心律失常的最常见原因,应该进行永久性起搏器置入。虽然非良性心律失常的发生率不高,但预后依赖于早期识别和某些严重新生儿病情的适当管理。需要对非良性新生儿心律失常患者进行危险分层的精确诊断,以降低发病率和死亡率。

（邹瑞坤　孙云霞）

第三节　危重新生儿先天性心脏病的早期诊断及初始处理

一、流 行 病 学

先天性心脏病（CHD）是最常见的先天畸形，根据流行病学研究国际上出生时的发病率为 8‰～13‰，中国 CHD 的发病率为 8.7‰～11.1‰，约占出生缺陷的 1/3，中国每年新增约 20 万 CHD 患者，是造成我国新生儿死亡的主要原因之一。

最常见的 CHD 是二叶式主动脉瓣畸形（BAV），估计患病率为 0.5%～2%，但单纯 BAV 在婴儿期很少被诊断，第二常见的 CHD 是室间隔缺损（VSD），患病率约为 4‰，第三为继发孔型房间隔缺损（ASD），患病率约为 2‰，法洛四联症（TOF）是最常见的发绀型 CHD（0.5‰）。

国内最大宗的 CHD 筛查研究为黄国英等进行的中国多中心新生儿 CHD 的筛查项目，来自中国 18 家医院共约 12 万例新生儿 CHD 筛查显示，中国活产儿中发病率为 8.98‰，其中极危重先天性心脏病（CCHD）为 1.46‰，严重先天性心脏病（SCHD）为 1.47‰，最常见的 CHD 为室间隔缺损（3.3‰），房间隔缺损（1.7‰），动脉导管未闭（0.78‰），肺动脉狭窄（0.73‰），法洛四联症（0.47‰），在所有 CHD 病例中，9.3% 的 CHD 合并心外畸形。

二、CHD 的分类

CHD 的分类方法很多，按生理学可分为左向右分流型、左心梗阻型及右心梗阻型病变。此外，病变可以根据干预的需要进行分类，如 CCHD，是指如果没有及时正确诊断和治疗常在出生后 30 天内死亡，CCHD 在新生儿中的发病率为 1‰～2‰。来自多伦多、波士顿及巴尔的摩的 376 例死亡新生儿先天性心脏病尸体解剖研究报告显示,左心发育不良综合征、完全性大动脉转位、主动脉缩窄是最常见的前3位死因的 CCHD,占死亡的新生儿 CCHD 中的 60%。SCHD 是指出生后第 1 年需要外科手术或导管介入治疗的 CHD,在 CHD 患儿中约占 25%。此外, 还可以根据病变是否需要维持动脉导管开放来分类,特别是对新生儿期的 CCHD 的价值更大。

大部分先天性心脏病不是 CCHD,多数无须外科手术治疗或可以通过导管介入治疗。由于在新生儿期没有识别 CCHD,其死亡风险明显增加,所以本节将着重讨论新生儿 CCHD 患儿的早期诊断及初始处理。

三、高危因素

CHD 是多因素致病,很多高危因素参与致病,是遗传结构与环境因素之间相互作用的结果。

1. 早产及多胎妊娠　Tanner K 等报道早产儿(胎龄 <37 周)患 CHD(除单纯 PDA 以外)的风险是足月儿的 2~3 倍,而多胎妊娠中 CHD 的风险也是明显增加的。

2. 家族史　一级亲属中有 CHD 患者,新生儿患 CHD 的风险为对照组的 3 倍。二级亲属患 CHD,婴儿患 CHD 的风险是对照组的 1~2 倍。

3. 遗传因素　各种遗传综合征可能增加 CHD 风险,如唐氏综合征患儿约 50%合并 CHD,房室通道缺陷(37%)、室间隔缺损(31%)、房间隔缺损(15%)、法洛四联症(5%)及 PDA(4%)的比例均很高。

4. 母亲疾病　母亲患糖尿病、高血压、肥胖、苯丙酮尿症、甲状腺疾病、结缔组织病和癫痫会增加新生儿 CHD 的风险。

5. 妊娠期用药、吸烟和(或)饮酒等可能导致心脏缺陷　如母亲服用苯妥英钠和维 A 酸可致 CHD 风险增加。

6. 辅助生殖技术　有数据表明辅助生殖技术受孕儿童患 CHD 风险较自然受孕儿童增加约 1.5 倍。

7. 宫内感染　母亲妊娠期的各种感染，包括 TORCH 感染，尤其是各种病毒（如风疹病毒、流感病毒、巨细胞病毒、疱疹病毒、HIV 等）、弓形虫、梅毒感染等都可能增加胎儿 CHD 的风险。

四、临床表现

1. CCHD 相关概念

（1）导管依赖型 CHD：是指依靠动脉导管的开放（PDA）供应肺循环或体循环血流，或实现两套并行循环血流充分混合的病变。对于极严重的右心梗阻性病变，PDA 为肺循环供血；对于极严重的左心梗阻性病变，PDA 为体循环供血；对于并行循环，如大动脉转位（TGA），PDA 的双向血流可使氧合血和去氧血混合（表 6-4）。很多发绀型 CHD 都是导管依赖型，但并非全部都是。

（2）差异性发绀：危重主动脉弓缩窄（COA）、主动脉弓离断（IAA）或危重 AVS 婴儿会发生差异性发绀，因为去氧血经动脉导管供应下半身循环，而来自左心的氧合血则经主动脉弓梗阻部位近侧的血管供应上半身循环。如果测得婴儿的右手（导管前）与任意足（导管后）的血氧饱和度相差 3% 以上，即为差异性发绀。差异性发绀也见于心脏结构正常的新生儿持续性肺高压患儿。

（3）反向差异性发绀：一种罕见体征，可能见于大动脉转位（TGA）伴 COA 或 TGA 伴肺高压的患儿。这些婴儿的下肢血氧饱和度高于上肢，因为氧合程度最高的血液由左心室泵入肺动脉后通过 PDA 进入发自右心室的主动脉以供应下半身循环。

2. 发绀的鉴别　非心脏疾病也可引起发绀，可通过病史、心血管检查和（或）高氧试验、胸部 X 线片、超声心动图和其他实验室检测的结果来与 CHD 相鉴别。

（1）呼吸系统疾病是发绀最常见的病因，包括肺结构异常及通气-灌注不匹配，后者可由呼吸窘迫综合征、先天性或获得性呼吸道梗阻、气胸和通气不足引起。

（2）通过动脉导管的右向左分流可导致手臂（导管前）和腿部（导管后）测得的血氧饱和度不同，可见于各种类型的持续性肺动脉高压。

（3）外周灌注不足伴发绀可有以下情况：脓毒症、低血糖、脱水和肾上腺皮质功能不全。

（4）异常血红蛋白（如高铁血红蛋白）可导致发绀，红细胞增多症婴儿即使在充分氧合的情况下也可出现发绀。

（5）肢端发绀是指手、足和口周皮肤发蓝（口周发绀），而黏膜一般仍为粉色。肢端发绀通常反映受累区域的弥漫静脉结构的良性舒缩功能改变，一般不提示病理改变，除非是心排血量非常低导致的皮肤血管收缩。

3. CCHD 出生后早期临床表现　许多危重 CHD 新生儿在出生后不久即有症状，但仍有部分患儿从出生医院出院后才获得诊断。新生儿 CCHD 通常在出生时营养状况及发育良好，心脏畸形在胎儿期并不会影响循环，出生后呼吸从胎盘转换到肺，动脉导管和卵圆孔闭合，左、右心室在产前是平行工作，在产后是串联工作。重症 CHD 新生儿不能适应产后由这些生理变化引起的循环改变。表 6-4 总结了主要危重 CHD 的临床特点及 PDA 依赖的情况。

对于 PDA 依赖型病变的患儿，动脉导管在出生后数日内关闭会诱发临床情况迅速恶化，其结果可能危及生命（即出现严重代谢性酸中毒、心源性休克、心搏骤停、抽搐和其他终末器官低灌注或低氧性损伤）。在出生医院住院期间未获得诊断的 CCHD 婴儿，其死亡风险高达 30%。

表 6-4 几种主要类型严重 CHD 新生儿的临床特征

类型	临床表现	动脉导管开放依赖	新生儿期外科手术
左心梗阻性病变			
左心发育不良（HLHS）	发绀，休克	是	是
主动脉瓣狭窄（AS）			
极重度 AS	发绀或差异性发绀，休克	是	是
中-重度 AS	无发绀	否	否
主动脉缩窄（COA）			
极重度 COA	差异性发绀，下肢脉搏减弱或消失，休克	是	是
中-重度 COA	无发绀	否	否
主动脉弓离断（IAA）	差异性发绀，休克	是	是
右心梗阻性病变			
法洛四联症（TOF）	发绀（出生后早期可无发绀），杂音	可能需要	可能需要
法洛四联症并肺动脉闭锁-肺动脉侧支（TOF/PA/MAPCA）	发绀，杂音	是（除非有多条或粗大的主-肺侧支循环存在）	可能需要
肺动脉闭锁/室间隔完整（PA/IVS）	发绀，杂音	是	是

续表

类型	临床表现	动脉导管干预依赖	新生儿期外科手术
肺动脉狭窄（PS）			
极重度 PS	发绀，杂音	是	是
中-重度 PS	杂音	否	否
三尖瓣闭锁（TA）	发绀，杂音	可能需要	是
严重的新生儿三尖瓣下移畸形（Ebsten's anomaly）	可能有发绀，杂音，气促和（或）呼吸困难	可能需要	尽量不手术，除非持续重度发绀，持续右心衰竭，心胸比>80%
并行循环			
大动脉转位（TGA）	发绀	是	是
其他			
肺静脉异位连接（TAPVC）	发绀	否	多数需要
大型室间隔缺损（large VSD）	杂音，气促和（或）呼吸困难	否	可能需要
房室管缺损（AVSD）	杂音，气促和（或）呼吸困难	否	可能需要
永存动脉干（PTA）	发绀，杂音，气促和（或）呼吸困难	合并严重主动脉弓梗阻时需要	可能需要

呼吸系统症状是常见的 CHD 早期临床表现，气促、呼吸费力和喂养困难可能是由出生后不久肺血管阻力下降引起肺血流迅速大量增加所致肺水肿引起的。永存动脉干（PTA）、完全性肺静脉异位连接（TAPVC）、粗大 PDA、大型 VSD 患儿（通常指 VSD 大于 6mm）都可因肺循环血量过多而出现上述呼吸系统症状，如 VSD 一般多在出生后 4～6 周随肺血管阻力的下降左向右分流量增加而发生，对于 TAPVC 心外肺静脉梗阻或限制性房间隔缺损致梗阻的患儿，肺静脉水肿是主要问题，会导致更严重的呼吸窘迫症状。

新生儿心脏性呼吸急促也反映了肺静脉压力或容量负荷增加，继发于大量左向右分流、肺静脉梗阻或左心室舒张末期压力增加，而心力衰竭时的气促也被认为有神经体液基础。

CHD 伴轻至中度肺循环血量过多的婴儿静息时的气促通常无明显呼吸费力，也称为呼吸浅快，当肺水肿加重或喂养时呼吸进一步加快加深，则出现呼吸做功增加，如呼噜音、鼻翼扇动、三凹征和点头式呼吸。

咳嗽和喘鸣可见于心血管畸形，但也更可能是合并的呼吸系统问题，需要根据病史及其他检测确诊。例如，严重的血管环可以压迫气管、支气管，导致喘息、咳嗽或喘鸣。引起肺静脉高压的病变可引起支气管水肿而导致有效的气道通气面积减少，同时因左心房扩张和左肺动脉增宽而压迫支气管引起外压性狭窄（左主支气管受压常见）。这些病变包括大型左向右分流、二尖瓣狭窄、左心室功能不全（如心肌炎所致）或肺静脉梗阻。这种情况在新生儿期特别明显，导致肺不张或因气陷而引起的肺过度膨胀，从而引起不同程度的通气不足。

从产科出院后患儿最常出现的异常是喂养困难，可能表现为奶量摄入有限、喂奶时间过长、喂奶过程常因睡着或歇息、窒息、呕吐而中断。患儿可能有呼吸窘迫，父母常描述为呼吸急促或呼吸费力，喂养时加重，或持续咳嗽、喘鸣。其他常见的临床表现包括，肤色改变，如中心性发绀或皮肤苍白，不明原因的烦躁不安或过度易激惹，多汗，喂奶时加重且可能发生于睡眠时，体重增长缓慢，懒动或多睡，运动发育落后。

主要类型的CCHD的常见临床特征见表6-4。

五、诊　　断

1. CHD早期诊断的必要性　外科技术的进步大大减少了新生儿CCHD围术期的死亡率，但是早期诊断是良好外科结局的根本。在国际上最好的心脏中心，行大动脉调转术的完全性大动脉转位的新生儿住院死亡率接近1%，产前明确诊断对新生儿复杂先天性心脏病的生存率提高有显著的帮助，很多中心将诊断提前到了产前，如来自巴黎的报道，产前确诊的68例大动脉转位调转术新生儿全部存活，而250例出生后诊断的大动脉转位患儿在术前死亡率为6%，术后死亡率为9%。

国内来自广东省心血管病研究所的资料显示，广东省在国内率先开展了省内CHD的筛查，开创了先天性心脏病产前、产后一体化的诊疗模式，使得国内CCHD手术生存率大大提高，由既往的79%（2003～2004年）升高到了目前的93%（2015～2016年），而大动脉转位的患者住院生存率达到95%左右。其他研究中也报道了CHD延迟诊断的不利影响，延迟诊断对CCHD患儿来说尤其严重。

新生儿期CHD应着重于对解剖结构的诊断及描述，超声心动图检查是诊断心血管畸形的金标准，可快速诊断，特别是产前已经疑诊心脏缺陷的胎儿，产前未进行心脏畸形筛查的新生儿在出生后如果存在心脏杂音、气促、发绀等临床表现也可帮助快速诊断，但是有些CCHD患儿在出生后早期可以没有临床表现或仅有轻微的体征，常让临床医师忽略，使诊断延迟。漏诊或延迟诊断使许多新生儿 CCHD 患儿死亡，而大部分这些死亡的新生儿集中在左心发育不良综合征、主动脉缩窄或主动脉离断及大动脉转位。来自英国的报道显示 30%～50% 的 CCHD 新生儿离开医院时未能诊断。

广东省自 2004 年开展了先天性心脏病的三级预防，包括省、市、县三级医疗机构，据 2004～2014 年的数据显示，40 个先天性心脏病防治网点内共监测 121 万围生儿，共诊断先天性心脏病胎儿及新生儿 12 000 多例。但是相对于目前广东省每年 100 万左右的出生率，这样的筛查率仍然是非常低的。

2. 产前诊断　　产前胎儿心脏超声检查的最佳评估胎龄为妊娠 24～26 周，但国际上先进的心脏中心通常是在妊娠 18～22 周进行产前评估。非常熟练掌握胎儿超声心动图检查的临床医师或超声科医师能够发现大部分先天性心脏缺陷，但是由于资源的限制，必须在临床怀疑 CHD 或发现上述 CHD 危险因素之后才能转诊到有条件的医学中心行胎儿超声心动图检查。产前常规超声检查传统上包括用四腔切面评估胎儿心脏；然而，2013 年发表的国际妇产科超声协会（International Society for Ultrasound in Obstetrics and Gynecology, ISUOG）实践指南现在推荐增加筛查切面，包括评估流出道情况。在这些指南发表之前进行的研究表明，经常规检查检出的危重 CHD 患儿还不足一半。涉及流出道异常的 CHD，包括 TOF、双出口右心室（DORV）和 TGA，被漏检的风险格外高，特别应该注意的是主动脉缩窄（COA）很难在产前诊断。

扩大产前筛查有可能提高检出率。一项美国的单中心的研究发现，产前危重 CHD 检出率从 2007 年的 44% 提升到 2013 年的 69%。

3. CCHD 出生后早期筛查方法

（1）脉搏血氧筛查：危重 CHD 新生儿可能在出生住院期间就常存在严重甚至危及生命的需立即干预的临床表现。然而部分 CHD 患儿的常规检查可能正常，直到出院后危重 CHD 的征象才明显。出现临床表现的时间因基础缺陷及 PDA 大小而异。在常规开展脉搏血氧筛查之前，约 30% 的危重 CHD 患儿从出生医院出院时未获得诊断。

脉氧测量法是近年来用于早期筛查 CHD 的方法。这一策略是基于 CCHD 病变在出生后早期有一定程度的低氧血症但通常不表现为明显的发绀。多数 CCHD 出生后 24 小时内动脉血氧饱和度小于 96%，但高于 80%，这样的血氧饱和可能在多数 CCHD 新生儿中产生发绀，但那些发绀不明显 CCHD，临床上仅有轻微的心脏杂音或没有杂音，临床医师单凭临床检查可能会错过对危及生命的 CCHD 的诊断。许多研究表明对临床情况评估加用脉搏血氧仪监测可识别常规临床评估认为可以出院的新生儿 CCHD，避免在家里或其他基层医院才出现症状而导致全身灌注受损的情况，从而减少死亡。用脉搏血氧仪检测的方法作为筛查的策略现已成为美国、欧洲及其他包括中国在内许多国家筛查 CCHD 的方法，但应注意不同机型精确性的差异，注意采用精准性好、受干扰相对小及耐移动的机型。由于这项筛查技术操作简单、可行，费用低廉，很容易被纳入常规的新生儿护理中，容易在基层医疗机构推广，普遍开展筛查的地区较未开展的地区，危重 CHD 的漏诊率显著下降（8% vs 28%）。如果筛查阳性，则推荐做进一步详细的心脏结构检测，最可靠诊断方法是对筛查阳性的患儿在出院前做一个完整的超声心动图，由于超声心动图技术要求高，结合新生儿低氧的严重程度及生命体征的稳定情况，尽可能转介到有较强心血管诊治能力的中心进行评估以免延误诊治。

对于临床医师来说，一定要认识到，脉搏血氧饱和度筛查对所有极重度 CHD 病变的总体敏感度仅略高于 70%，对某些左心病变（如主动脉缩窄）的敏感度约为 50%。因此，要了解通过的脉搏血氧饱和度筛查不应排除对严重 CHD 的考虑，尤其是阻塞性左心损害。使用重复测量的策略，假阳性率低于 0.5%。

据报道，最常延误的诊断是主动脉缩窄（COA）、主动脉弓离断（IAA）、主动脉瓣狭窄（AS）、左心室发育不全综合征（HLHS）、大动脉转位（TGA）、肺动脉瓣狭窄（PS）和法洛四联症（TOF）。脉搏血氧筛查能识别一部分上述病变，但不是全部。

我国黄国英团队采用脉搏血氧饱和度筛查加临床评估（CHD 家族史、特别面部特征、心脏杂音、心外畸形四个方面评估）的方法使极重度 CHD 筛查敏感度从 77.4% 提高到93.2%，而对严重 CHD 筛查敏感度为 90.2%，而且后续数据分析发现脉搏血氧饱和度筛查加心脏杂音的方法对极重度 CHD 及严重 CHD 筛查敏感度也可分别达 93% 及 90%，后面的方法简单、易行，更适合筛查，适宜在基层医院开展推广。

（2）其他筛查工具

1）血清生物标志物：血清 B 型钠尿肽（B-type natriuretic peptide，BNP）是可用于评估新生儿可能患有 CHD 的筛查工具。BNP 是影响心血管系统钠尿肽家族的一部分，主要由心肌组织在壁应力、血管张力和体积稳态的作用下产生。在成人中，BNP 的使用已被证明是一种准确的心脏病标志物，BNP 在新生儿疑似 CHD 的评估中可能有价值，可用于新生儿在数天大时出现休克原因的鉴别诊断，最常见的新生儿感染性休克的临床特征可能与重症 CHD（如左心发育不良综合征）引起的心源性休克的表现难以区别。Maher 及其同事发现，包括主动脉缩窄在内的许多严重 CHD 病变的血清 BNP 中值超过了 2000pg/nl，而在其他疾病新生儿的中值小于 20pg/nl。当怀疑严重 CHD 的其他证据不足或先天性心脏超声心动图不易获得时，这种方法尤其有价值。在基层医院如果血清 BNP 提示可能有重症 CHD 或心力衰竭，可以尝试使用前列腺素 E1 开放动脉导管，并给予强心药物以提高心排血量。

2）X 线检查：可用来提示特定心脏疾病的 3 个胸部 X 线片特征是心脏大小及形状、肺血管纹理和主动脉弓位置；胸部 X 线片虽然在复杂先天性心脏病的精确解剖描述中不再起主要作用，但它仍然可以在对怀疑或已知患有心脏病的新生儿进行评估中提供一些有价值的信息，有助于鉴别心脏和肺部疾病，肺野检查可发现引起发绀的主要肺部病因，包括气胸、肺发育不良、膈疝、肺水肿、胸腔积液或气道疾病。

通常用心胸比来描述心脏大小，当婴儿的心胸比率超过 0.6 时视为心脏肥大，如 Ebsteins 畸形，严重的心脏肿大则高度提示潜在的心脏缺陷。值得注意的是，当左心室增大时，胸心比增大在鉴别心脏增大方面特别有价值，而当右心室是主要增大的心室时，胸心比并不总是那么准确，即使是严重的病变，如左心发育不良综合征，在胸部 X 线片上也可以显示正常。

4. 诊断　对于疑似 CHD 的有症状新生儿，应尽快请小儿心脏病医师会诊或转诊给有小儿心脏病专科的医院。出生后诊断性评估的项目如下：

（1）详细了解病史：先天性心脏病家族史，特别是了解有无 CHD 的一级亲属。患病新生儿的父母最常发现的异常是喂养困难，可能表现为摄奶量有限、喂奶时间过长或喂奶过程中断，婴儿可能有呼吸窘迫、喂奶时加重、持续咳嗽或喘鸣、哭声低哑。

（2）临床表现：CHD 通常的临床常表现为喂养困难、烦躁不安或过度激惹、多汗、体重不增或增长缓慢、活动减少而多睡、气促或呼吸费力、咳嗽或喘鸣、发绀或肤色苍白、运动发育落后等。

（3）体格检查：单纯的体格检查会漏诊 50%以上的心脏病新生儿，全面详细的体格检查可能发现某些提示潜在 CHD 的征象，但是导管依赖型 CHD 患儿在出生后早期住院期间因为动脉导管的开放可能无明显体征。体格检查时需特别留意以下方面：

1）特殊的外貌：特定的面部特征，面部轮廓扁平、眼睛下斜、眼距宽、舌外伸、上唇沟深而宽、颈短、颈蹼、后脑发际线低、耳位低。

2）心血管相关体征：心率异常、异常心前区搏动、异常心音（第二心音单心音：主动脉闭锁、肺动脉闭锁、永存动脉干、严重肺动脉狭窄、法洛四联症、肺动脉高压等疾病可出现 S_2 单心音。第三心音：奔马律常见于心室功能不全或左心室容量超负荷，喀喇音常见于瓣膜病变）。病理性杂音，注意杂音的位置、性质、响亮程度（响亮、粗糙、全收缩期、舒张期杂音，或杂音在胸骨左/右缘上段或心尖处最响亮），杂音多在出生后 1 天后即可闻及，肝大、下肢脉搏减弱或消失，以及四肢血压异常（即上肢血压比下肢血压高出至少 10mmHg）。

3）心外畸形：颅面、泌尿生殖系统、骨骼肌肉、呼吸系统、胃肠道、中枢神经系统畸形及脾的异常。

4）脉搏血氧测定：测定导管前和导管后脉搏血氧饱和度，以评估发绀和差异性发绀。

与单纯体格检查相比，新生儿普遍脉搏血氧筛查可提高危重 CHD 患儿的检出率。新生儿普遍筛查策略得到了 AAP、美国心脏协会（American Heart Association，AHA）、美国卫生与公共服务部（Health and Human Services，HHS）和美国心脏病学会基金会（American College of Cardiology Foundation，ACCF）的支持。在美国，几乎所有州都强制要求筛查新生儿危重 CHD。中国目前尚未执行强制性筛查措施。

筛查应在出生 24 小时后进行，若计划提早出院，可在出院前筛查。应该在右手（导管前）和任意足（导管后）检测血氧饱和度（SpO_2）。两个部位的筛查可同时进行或先后进行。

根据 AAP 方案，符合以下任意一项即为筛查阳性：①任意肢体的 SpO_2 测量值小于 90%；②上肢和下肢 3 次 SpO_2 测量值（每次间隔 1 小时）均小于 95%；③3 次测量（每次间隔 1 小时）的上肢与下肢 SpO_2 均相差 3% 以上。

对于脉搏血氧筛查阳性的婴儿，应通过评估来寻找低氧血症的原因。如果经超声心动图发现危重 CHD，需尽快请小儿心脏科医师会诊和（或）转诊至专业诊疗小儿心脏病的医学机构。

迟发表现：临床医师应警惕在初次常规新生儿随访中可能发现的 CHD 临床表现，因为有些危重 CHD 新生儿在出生住院期间无症状，在出院后才出现症状和体征，一般是到出生后 2 周时出现。

在开始常规脉搏血氧筛查之前，出生住院期间最常遗漏的诊断包括：左心室发育不全综合征（HLHS）、主动脉缩窄（COA）、主动脉弓离断（IAA）、主动脉瓣狭窄（AS）、大动脉转位（TGA）、肺动脉口狭窄（PS）、法洛四联症（TOF），脉搏血氧筛查主要针对 TGA、TOF、HLHS 这几种病变，因此随着脉搏血氧筛查的普及，这几种病变漏诊率很可能会降低。但临床医师要意识到，非发绀型心脏缺陷，包括"粉红"TOF（即轻微肺动脉狭窄的 TOF），以及某些左心梗阻性病变如 COA、IAA，是无法通过单纯脉搏血氧筛查被检出的。

5）胸部 X 线片：胸部 X 线片有助于鉴别心脏病与肺病，有发绀和（或）呼吸症状，有助于评估非心源性发绀病因，心脏扩大、右位心或心影异常（如 TOF 呈靴形心、大动脉右转位的心影类似绳上挂鸡蛋，可提示 CHD），肺血管纹理异常或主动脉弓位置异常也提示 CHD。

6）心电图：由于胎儿肺血流量有限和随之而来的左心血量减少，右心室的容量负荷大于左心室，所以正常新生儿的心电图都会出现电轴右偏（QRS 轴 90°～180°）及心前区型右心室肥厚。尽管很多发绀型心脏病在新生儿期心电图是正常的，但部分病变具有特异性心电图表现如右心室减小的疾病，随着年龄的电轴左偏（室间隔完整的肺动脉闭锁通常为 30°～90°；大动脉位置正常的三尖瓣闭锁通常–30°～–90°）；右心房扩大有高尖 P 波；左心发育不良综合征常有明显的右心室肥厚（右侧及前壁导联中 QRS 电压增加）和胸导联中左心室电压降低；三尖瓣埃布斯坦畸形有右心房扩大，偶见预激综合征的 δ 波等。

7）高氧试验：有助于鉴别心源性发绀与非心源性发绀，特别是呼吸系统疾病引起的发绀，用于病因不明的病例。

在经济发达国家由于脉搏血氧筛查的广泛开展及超声心动图的及时跟进检查，高氧试验已经不作为常规必需的测试，但是对于经济不发达地区由于没有广泛开展脉搏血氧筛查或当心脏超声不能及时进行时，高氧试验仍有助于鉴别心脏和肺部疾病导致的发绀。

发绀如为心内右向左分流的先天性心脏病引起，肺静脉中的血流是与空气中氧气完全氧合的，吸入高浓度的氧气增加溶解氧量，但是对动脉氧分压水平影响较小，因为吸氧对于右向左分流到体循环的缺氧血没有影响。

有肺部疾病的患者存在肺静脉低氧。对肺部疾病患者辅助供氧通常可以增加肺静脉血氧水平，并改善体循环氧合作用。

高氧试验：患者吸 100%纯氧 10 分钟，测量右侧桡动脉（导管前）的氧分压。氧气可通过面罩吸入，已气管插管患者通过呼吸机供氧。高氧试验时，体循环动脉血氧饱和度明显增加且动脉血氧分压（PaO_2）增加至大于 150mmHg，提示患者为肺部疾病可能性大;但是,血氧饱和度和 PaO_2 不升高并不能绝对确定是发绀型 CHD,因为有严重的肺部疾病(如 NRDS 或 ARDS)或持续肺动脉高压的新生儿在高氧试验时血氧饱和度和 PaO_2 也有可能不升高或升高不明显。

经皮血氧监测可用于评估吸入氧浓度增加时动脉血氧分压是否上升,从而避免了动脉穿刺采血。但是,对吸入氧浓度增加的异常或不确定反应必须通过测量动脉血气来验证。

吸入 100%浓度的氧气时,发绀型心脏疾病中导管前血氧分压很少会超过 150mmHg,而肺部疾病则往往会超过该值,此时需要通过超声心动图来明确潜在诊断。100%氧浓度下的 PaO_2 水平也可以帮助鉴别发绀型心脏病的类型。

大动脉转位或严重肺动脉流出道梗阻病变的患者,给予100%氧浓度时 PaO_2 通常小于 50~60mmHg。

在包括右向左和左向右分流(如永存动脉干或单心室伴动脉导管未闭)的复合病变患者中,吸入 100%氧气时,体循环氧分压可能增加。在这些病例中,供氧可降低肺血管阻力,从而增加肺血流量。增加的肺血流量和固定量的体循环静脉回流混合后使主动脉氧合增加,PaO_2 通常增加至 75~150mmHg,罕见情况下,可能更高。

供氧后氧合增加也可见于发绀型 CHD 合并肺部病变时,如肺水肿或肺炎。然而 PaO_2 很少会超过 150mmHg。

应当注意的是脉搏血氧饱和度分析仪不应该用于高氧试验,因为当氧分压增加不大时血氧监测仪可能无法检测到。因为氧解离曲线的特点,当动脉 PO_2 超过 70mmHg 时,正常的血红蛋白完全饱和,故吸入浓度 100%氧气的患者血氧饱和度可达到近 100%,而动脉 PO_2 为 75mmHg,该值应解读为异常。因此,复杂心脏疾病和肺部疾病之间的鉴别可能受限,如果血氧饱和度低于 93%~95%,脉搏血氧测定才可能会有帮助。

8）超声心动图：可以显示心脏解剖和功能的相关信息，是诊断 CHD 的金标准。

当上述检测发现有极危重 CHD 的症状和体征，如对常规复苏无反应的休克、不能用肺部疾病解释的发绀和（或）呼吸系统症状体征、肺水肿、高氧治疗试验失败，心电图和（或）胸部 X 线片结果及体格检查征象提示 CHD，包括异常心音（如 S_3 奔马律、S_2 单心音、喀喇音）、病理性杂音、下肢脉搏减弱或消失、四肢血压异常，脉搏血氧筛查阳性，与心血管畸形有关的遗传性疾病或心脏外畸形，超声心动图也有助于诊断某些非心源性发绀（如 PPNH）。

9）心脏 CT 和磁共振血管造影（MRA）：心脏 CT 和 MRA 都能准确详尽地显示心血管及肺结构。但由于不能提供血流动力学资料，这些低创伤性方法在新生儿期并不常规使用，CTA 在描绘复杂肺血管解剖方面可能会发挥更重要的作用，有可能成为新生儿心导管检查的补充或取而代之。其次，心血管 CT 检查还能显示气道及肺部的情况及大血管与气道、肺组织相邻的关系，对有无增大或异位的血管引起气道或肺部的压迫等信息优于超声检查（图 6-16～图 6-19）。

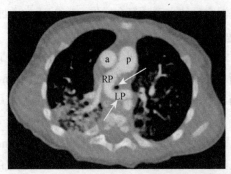

图 6-16　心脏 CT 横截面显示左肺动脉吊带合并气管、支气管狭窄

a，主动脉；p，肺动脉；RP，右肺动脉，LP，左肺动脉，左肺动脉起源于右肺动脉，向后经气管后方、食管的前方绕向左侧，压迫气管导致气管、支气管狭窄

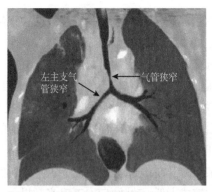

图 6-17　胸部 CT 肺窗冠状面显示气管下段重度狭窄及左主支气管狭窄

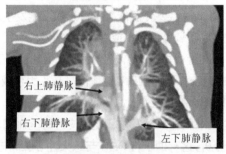

图 6-18　心下型完全性肺静脉异位连接心脏 CT 冠状面显示肺静脉汇入门静脉

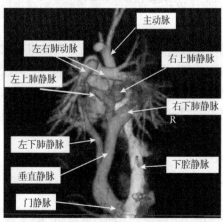

图 6-19　TAPVC（心下型）血管重建的后面观，显示四条肺静脉经垂直静脉汇入门静脉

10）其他检查：其他评估发绀新生儿的检查包括动脉血气分析、全血细胞计数和血培养等；有合并其他系统畸形或特殊面容时应进一步进行遗传学检查。

A. 动脉血气分析：任何有发绀的新生儿应当对动脉血样本进行动脉血气分析，动脉血气分析可以提供 PaO_2、$PaCO_2$（反映通气充分的指标）和动脉血 pH 值的信息。动脉 PO_2 值比血氧饱和度的特异性更高。因为胎儿的血红蛋白对氧的亲和力升高，在既定血氧饱和度下，新生儿的动脉血 PO_2 通常较成人低；动脉血 PCO_2 升高常提示存在肺部疾病，肺循环淤血引起心力衰竭时，动脉血 PCO_2 也可能升高。

pH 值降低时需要注意低心排血量和可能发生的休克，其可见于严重低氧血症和（或）心力衰竭时。

高铁血红蛋白血症患者通常为血氧饱和度低而氧分压正常。在这种较少见的疾病中，血液呈巧克力色或褐色，暴露于空气时不会变成红色。

B. 全血细胞计数：发绀新生儿应进行全血细胞计数和分类计数分析，这有助于将 CHD 与感染性心脏病进行鉴别。例如，血细胞比容或血红蛋白浓度升高可确定红细胞增多患者，而白细胞计数升高或降低，或者血小板减少提示可能有脓毒症。

C. 新生儿败血症评估：因脓毒症是发绀型 CHD 常见的鉴别诊断，所以应进行血培养，通常也应进行尿常规或尿培养，根据临床情况，必要时行脑脊液检测及培养，培养结果出来之前应进行经验性抗生素治疗，C 反应蛋白及降钙素原也是常用的感染鉴别指标。

（4）必要时行遗传学检查。

5. 几种主要类型的严重 CHD 的临床特点

（1）左心梗阻性病变

1）HLHS：占所有先天性心脏病的 2%～3%，其特征为存在左心室发育不全的左心发育不良，包括主动脉瓣或二尖瓣（或二者均有）闭锁、狭窄或发育不全，以及升主动脉和主动脉弓发育不全。由于存在左心瓣膜发育不良或闭锁和左心室狭小，右心室必须经肺循环及体循环灌注。患者的生存依赖于 PDA 以保证足够的体循环灌注（从右心室经肺动脉到主动脉），以及非限制性的 ASD 以保障足够的氧合血与去氧血混合，右心室输出分配至体循环和肺循环的相对血流量依赖于这两个并行循环的相对阻力的平衡，随着出生后生理性的 PDA 闭合及肺血管阻力下降，使得体循环血流减少而肺血流量增多，从而在出生后很快导致心源性休克和通气功能障碍，临床表现常为四肢湿冷、外周脉搏减弱、呼吸急促费力、发绀、低血压、第二心音单音而响亮，多数患儿没有心脏杂音，部分患儿可闻及肺血流杂音或收缩期三尖瓣反流杂音，胸部 X 线片无特异性，心胸比可以正常。

2）极危重主动脉瓣狭窄（AS）：左心室流出道（LVOT）梗阻性病变约占儿童 CHD 病例的 6%，其发病率估计为每 10 000 例活产中有 3.8 例。梗阻可发生于瓣膜、瓣下和瓣上水平。儿童最常见的 LVOT 梗阻类型是瓣膜型 AS，在患者中多达 71%～86%，多数胎儿危重瓣膜型 AS 在子宫内耐受良好，也有胎儿期危重 AS 引起的前向血流严重受限可能致左心结构较小而发展为 HLHS 的报道。瓣膜型 AS 的一个重要生理学紊乱是心肌需氧量增加的高压肥厚左心室的冠状动脉供血相对减少，这可能会导致心内膜下缺血和梗死。这种供给和需求的失衡是由冠状动脉灌注压降低和舒张充盈期缩短（由于通过狭窄瓣口的收缩射血时间延长）造成的。分娩后，生理性动脉导管关闭，肺血管阻力下降，左心房静脉回流增加，因左心室不能充盈或无法射出足够的血量，心排血量将无法维持，从而导致出现心力衰竭、心源性休克的症状和体征，若不及时处理会致命。危重 AS 的婴儿可能在出生时就出现外周灌注差和发绀，体格检查发现心前区搏动增强及脉搏细弱或无法触及，因心排血量不足，通常无法闻及心脏杂音，有时可能闻及奔马律，胸部 X 线片检查常显示心脏扩大。

3）极危重 COA：COA 占所有先天性心脏缺陷的 4%～6%。新生儿存在重度 COA 并伴有大的 PDA，使得右向左分流进入胸部降主动脉时，可出现差异性发绀，如有持续的 PDA，新生婴儿可能没有症状，体格检查发现股动脉搏动消失或延迟（与肱动脉搏动比较）可做出临床诊断。当 PDA 关闭时，重度 COA 新生儿可能出现心力衰竭和（或）休克，表现为苍白、易激惹、出汗、呼吸困难伴股动脉搏动消失、无尿或少尿、肝大，休克时四肢均可出现脉搏细弱、上肢收缩期高血压、股动脉搏动减弱或延迟（肱-股延迟），以及下肢动脉血压低或不能测出，如无其他合并的畸形，心脏听诊可能正常，二叶式主动脉瓣畸形可引起收缩期喀喇音和收缩期喷射性杂音，心尖部或胸骨左缘听诊最明显，在新生儿期出现休克时，需要鉴别重度主动脉缩窄、脓毒症和代谢异常。心力衰竭时胸部 X 线片显示心脏广泛扩大和由肺静脉淤血导致的肺血管纹理增多。

4）IAA：是 COA 的一种极端形式，约占所有患有 CHD 的重症婴儿的 1%，主动脉弓闭锁或弓的一部分缺如，前后离断，依赖动脉导管供应降主动脉血流，常伴有 PDA 和 VSD（90%），60%患者有二叶式主动脉瓣畸形，可有差异性发绀。Celoria 根据离断的部位将此病分为 A 型（离断位于左锁骨下动脉以下，动脉导管开口以上，占30%）、B 型（离断发生于左颈总动脉与左锁骨下动脉之间，占43%，50%的 B 型患者有 DiGeorge 综合征）、C 型（离断发生于右头臂干与左颈总动脉之间，占 17%）三型。四肢脉搏搏动及血压情况可因为离断部位不同而不同，以及有不同程度发绀。出生后早期可正常，数日后随着 PDA 关闭，可出现休克、心力衰竭，下肢脉搏减弱或消失。胸部 X 线片显示心脏扩大及肺血管纹理增多。

（2）右心梗阻性病变

1）重型 TOF：在美国 TOF 患病率为 4～5 例/10 000 活产儿，占 CHD 的 7%～10%，也是在 1 岁以内需要干预的十分常见的 CHD。其主要特征包括右心室流出道（RVOT）梗阻、VSD、主动脉起始部右移骑跨于缺损的室间隔上、右心室向心性肥厚。临床表现取决于 RVOT 梗阻的程度，重度梗阻且肺血流不足的婴儿常在新生儿早期就表现为严重发绀，或新生儿期严重缺氧发作、收缩期喷射性杂音（源自 RVOT 梗阻，胸骨左缘 2～3 肋间最明显，梗阻加重时杂音变柔和，缺氧发作时杂音会消失）、S_2 单音、典型胸部 X 线片示靴形心（图 6-20）。严重 RVOT 梗阻的新生儿需要静脉用 PGE_1 维持 PDA，病情稳定后进行手术治疗。

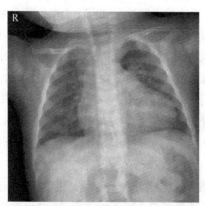

图 6-20　TOF，右心室增大心影呈靴形改变

2）法洛四联症并肺动脉闭锁 - 肺动脉侧支（PA-MAPCA）：是 TOF 的最极端变异型，其肺动脉完全闭锁代替了肺动脉狭窄。尽管大多数 TOF/PA 在新生儿期发病，但症状和临床表现各异，取决于肺/体循环血流比（Qp/Qs），临床表现和治疗决策取决于 MAPCA 的特征，以及肺血流是否依靠 PDA：①MAPCA 大且狭窄区域相对少，肺血管床的血流通常为非限制性，患者可能没有或只有轻度发绀,部分非限制性血流的患儿可能因出生后肺血管阻力下降和左心室容量负荷增加而发生心力衰竭,这些患儿可能需要内科治疗;②限制性 MAPCA 患者的肺血流不足,表现为重度发绀,需要在新生儿期干预;③部分新生儿可能靠 PDA 供应单侧或双侧肺血流,这些患儿通常有中度发绀和融合的真性肺动脉,MAPCA 可能并不广泛,需输注前列腺素 E 来维持动脉导管开放和肺血流,否则随着 PDA 闭合,其发绀和缺氧会越发严重。心脏检查常闻及单一第二心音(S_2)和遍及心前区并放射至背部和腋窝响亮的连续性杂音。TOF/PA 患者的胸部 X 线片通常显示 TOF 的特征性靴形心。肺纹理的表现不一致,具体取决于经过 MAPCA 的肺血流,如果经过 MAPCA 的血流为限制性,则肺野呈现肺少血低灌注;而如果为非限制性,则可能表现为肺多血肺水肿。

3)肺动脉闭锁/室间隔完整(PA/IVS)为一种合并多种病变的 PDA 依赖型先天畸形,这些病变包括肺动脉闭锁、不同程度的右心室和三尖瓣发育不全,以及冠状动脉循环畸形。不予以治疗,PA/IVS 是一种绝对致死的结构性心脏病。手术干预的结局正在改善,5 年生存率接近 80%。肺动脉闭锁的基本形态学有两种:瓣膜性(膜性)或肌性闭锁。体格检查:发绀、第二心音呈单心音、三尖瓣反流产生的收缩期杂音、可出现 PDA 引起的连续性“机器样”杂音,新生儿胸部 X 线片通常显示心影正常或增大,肺血管纹理可正常。

4)极重度肺动脉口狭窄(PS):PS 是一种常见的 CHD,其特征是从右心室至肺动脉的血流阻塞,定义为肺动脉瓣水平的右心室流出道梗阻。根据狭窄的位置有多重类型,瓣膜口狭窄是 PS 最常见的类型,发病率为 0.6‰~0.8‰,PS 可单独发生或伴其他类型的心脏缺陷。极重度 PS 是最严重的瓣膜型 PS,可导致肺动脉前向血流量不足至肺少血,受累新生儿的生存依赖于 PDA 以保证肺循环血流量。重度和危重 PS 出生后,因 RVOT 梗阻导致 RV 压力增加,新生儿可能表现为发绀，这是由经过卵圆孔未闭的显著的右向左分流导致的，由于顺行性肺血流量不足的新生儿可致命，患儿的生存依赖于 PGE$_1$ 的治疗。体格检查极重度 PS 有发绀，通常有 S$_2$ 分裂，胸骨左缘第 2 肋间闻及收缩期喷射性杂音，但是在极重度 PS 新生儿中，由于经过肺动脉瓣的血流减少，杂音可能非常柔和，第 2 和第 3 肋间隙可触及震颤，重度 PS 胸部 X 线片示心影增大，偶可见扩张的肺动脉。PS 也可能是 Noonan、Alagille、Williams-Beuren 等综合征的组成部分。

5）严重的新生儿三尖瓣下移畸形（Ebsten 畸形）：以三尖瓣和右心室异常为主要特征。人群发生率为每 20 000 名活产儿中有 1 例。由于该病三尖瓣形态学及其引起的临床表现有很大差异，三尖瓣瓣叶明显移位或瓣叶附着异常的患儿可能存在重度反流和右心衰竭、右心房压力升高和心房间显著的右向左分流。如果存在重度心脏增大和心力衰竭，Ebsten 畸形可能在出生后不久即死亡。三尖瓣向心尖轻度移位伴三尖瓣轻度功能不全的患儿，可能直到高龄时才出现症状。重症患儿由于肺血管阻力高，重度三尖瓣反流引起的发绀和心力衰竭等症状可能在出生后不久出现，如肝大。然而，随着肺血管阻力的下降，症状通常会改善，还可出现明显弥漫性胸骨旁搏动、胸骨左下缘的收缩期震颤，听诊可闻及第一和第二心音宽分裂，收缩早期风帆音，第三心音（S$_3$）和（或）响亮的第四心音（S$_4$）多重心音（三音或四音奔马律），三尖瓣反流产生的收缩期杂音，这种杂音特征性地随吸气而强度增加，因舒张期大量血流经过三尖瓣环而伴有舒张中期杂音。重度病例的胸部 X 线片显示巨大的心脏影，肺血管纹理减少，右心房增大，右心室流出道扩张并移位致心脏左缘变直或凸出。常见心律失常，心电图常显示右心房肥厚和右束支阻滞、室上型心动过速，伴或不伴预激综合征。

（3）并行循环

1）TGA：并行循环的代表疾病是大动脉转位（TGA），

是心室与大动脉连接不一致的病变，表现为主动脉起自右心室而肺动脉起自左心室。TGA 最常见的类型是右袢型（D-TGA），即右心室位于左心室的右侧，主动脉起点在肺动脉起点的前右侧。这种解剖异常使体循环和肺循环成为两套并行的循环，第 1 套循环将去氧合的体静脉血输送到右心房，然后经右心室和主动脉回到体循环，第 2 套循环将氧合的肺静脉血输送到左心房，经左心室和肺动脉重新回到肺。TGA 患病率估计为 4.7/10 000 活产儿，占所有 CHD 的 3%，占所有发绀型 CHD 的近 20%。D-TGA 常有其他心脏异常或功能缺陷，约 50% 的 D-TGA 患儿合并 VSD、25% 的患儿合并左心室流出道梗阻、二尖瓣和三尖瓣异常及冠状动脉变异，冠状动脉变异可能影响手术方案和术式。除非两套并行循环之间有交通，否则患者无法存活，血液混合可以在心内的卵圆孔、VSD 或 ASD 发生；或通过心外连接混合，包括 PDA 和支气管肺侧支循环。

D-TGA 的出生后临床表现取决于两套平行循环之间的混合程度和是否合并其他心脏异常，通常在新生儿期（即 30 日龄前）就出现症状，发绀最常见，发绀程度取决于两个循环间的混合量，影响最大的是有无 ASD 及其大小；VSD 也可改善心内混合，减轻发绀，发绀不受活动（哭闹或喂养）或氧疗的影响。

2）TGA/IVS：常在新生儿期出现重度发绀，其严重程度可能因合并其他促进血液混合的心脏异常[如 PDA 和（或）心房间分流]而改善。这种类型的 TGA 婴儿在新生儿期死亡风险最高，特别是当 PDA 关闭导致循环间混合血量减少时。

3）TGA/VSD：VSD 的大小会影响两套循环系统的混合量，合并小 VSD 婴儿的混合量不会比无 TGA/IVS 婴儿更多。因此，其临床表现通常与室间隔完整的 TGA 患儿相似。合并大型 VSD 的婴儿，其发绀可能轻微或在临床上不明显，但容易在新生儿期出现心力衰竭。

4）反向差异性发绀：D-TGA 合并肺动脉高压、主动脉缩窄或主动脉弓离断的婴儿可能表现为反向差异性发绀，这是由于在导管水平从右向左分流进入降主动脉的血液来自左心室氧合血，比进入升主动脉的血液（来自右心室去氧合血）血氧饱和度更高（即导管后血氧饱和度＞导管前）。

5）其他临床表现：有气促、呼吸困难、合并大 VSD 患儿 3～4 周后因心力衰竭、呼吸困难加重；TGA 患儿心脏听诊杂音不明显除非有小至中型 VSD 或左心室流出道梗阻，如果不接受治疗，大多数患儿会在 1 岁内死亡。约 30% 的未治疗者在出生后 1 周内死亡，约 50% 的在 1 个月内死亡，约 90% 的患儿在 1 年内死亡。

6）TGA 胸部 X 线片：出生后前数天往往正常，典型胸部 X 线片显示悬吊的蛋形心（图 6-21）。合并大型 VSD 或三尖瓣骑跨的婴儿，在数日后胸部 X 线片可能显示肺血流过多、心脏扩大和充血性心力衰竭的征象（图 6-22）。

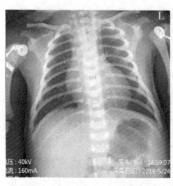 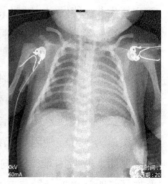

图 6-21　TGA/IVS，心影悬蛋形　　图 6-22　TGA/VSD，心脏扩
　　　　　改变　　　　　　　　　　　　　大，肺血增多

（4）其他新生儿期重症 CHD

1）肺静脉异位连接（TAPVC）：是一种发绀型 CHD，患者的全部 4 支肺静脉都没有与左心房建立正常连接，导致

所有肺静脉回流至右心房。发病率为 0.6~1.2/10 000 活产儿，在 CHD 中的发病率为 0.7%~1.5%，是发绀型 CHD 的第 5 位常见病因。解剖上分为心上型（43%）、心内型（18%）、心下型（27%）、混合型（12%）等多重类型。右心房和右心室均扩大。根据肺静脉回流梗阻与否分为梗阻型 TAPVC 和非梗阻型 TAPVC。梗阻型 TAPVC 受周围结构压迫肺静脉系统，其他梗阻包括狭窄的、扭曲的或闭锁的肺静脉和总垂直静脉，或限制性房间隔（小房间隔），血流明显受阻，肺静脉压升高，且这种升高会反过来作用于肺血管，导致进行性肺间质和肺泡水肿，进而引起肺血管阻力和肺动脉压升高。肺动脉压显著升高或超过体循环压的病例会导致明显的右心室扩张、肥厚及右心衰竭。在非梗阻型 TAPVC 中，肺静脉或静脉回流不存在显著狭窄或压迫，肺血管阻力改变及动脉高压发生相对延迟。

　　TAPVC 的临床表现各不相同，这取决于是否存在肺静脉梗阻（PVO）及梗阻的严重程度。重度梗阻患者通常为危重症新生儿，伴发绀、呼吸衰竭和休克的症状。这些患者会出现严重肺动脉压升高和肺水肿，表现为呼吸窘迫及低血压。对于梗阻型新生儿，需要与新生儿呼吸窘迫综合征、持续肺动脉高压相鉴别；非梗阻型 TAPVC 的临床表现与其他存在大量左向右分流的疾病相似，出现气促、喂养困难和生长迟滞及不同程度发绀，轻微者可能不出现明显发绀，该类型常误诊为 ASD。梗阻型 TAPVC 的临床表现有低血压、气促、发绀、呼吸困难，S_2 响亮，杂音不明显或在梗阻区域上方仔细听诊可闻及跨异常垂直静脉的轻柔连续性杂音，肝大。确诊除心脏超声检查外，行心脏 CT 或 MRA 血管造影检测可显示每条肺静脉及垂直静脉的异常走向。胸部 X 线片无特异性。

　　2）大型室间隔缺损（large VSD）：VSD 的类型分别有膜周缺损、肌部缺损、对位不良型、肺动脉瓣下型（流出道型）、房室管型（流入道型）多种。膜周缺损是最常见的 VSD。目前没有公认的缺损大小定义，但临床研究常用简单的解剖学定义（需要考虑患儿，尤其是新生儿的体重）：小型为小于 4mm，中型为 4~6mm，大型为大于 6mm，中小型缺损由于对分流的血流有限制，称为限制型缺损，肺动脉压通常正常或轻度升高，新生儿期症状不明显或仅有轻微气促，大型 VSD（大于或等于主动脉根部的横截面直径）对血流的阻力小，被称为非限制性缺损，分流的大小取决于相对的肺血管阻力和体循环血管阻力。当 PVR 下降时，大量的左向右分流使得肺血流量增加、肺静脉回流增加，以及左心室容量负荷增加。左心室容量超负荷可造成左心室扩大和舒张末期压力增加，继而增加左房压、肺静脉压及进行性心力衰竭症状。大型 VSD 多在出生后 3~4 周出现气促（由肺血流量增加所致）、喂养困难（可能表现为进食欲望强但容易疲劳，喂养时大汗）、体重增长缓慢（长期重度心力衰竭还可能影响线性生长和头围）、心率增快、肝大、肺部湿啰音、呻吟和三凹征、苍白，心脏检查见心前区搏动增加、范围增大（PVR 增大，分流量减少时搏动可减弱），听诊可闻及全收缩期的粗糙的吹风样杂音（大型 VSD 杂音在肺动脉高压分流量少时可不明显，如果存在，收缩期杂音为中频、强度为 1/6~2/6 级，常伴有舒张期隆隆样杂音），心脏舒张期杂音通常提示左向右分流增加，P_2 亢进、S_2 分裂。胸部 X 线片示肺血管纹理增多，左心房、左心室增大，肺动脉可能增粗。

3）房室管缺损（AVSD）占先天性心脏缺陷的 4%~5%，患病率为（0.3~0.4）/1000 活产儿。房室管缺损由多种房室隔缺损和房室瓣异常组成。最初的分类根据解剖特点（如完全型和部分型）和其对生理功能的影响来区分不同类型的房室管缺损，分为完全型房室管缺损、部分型房室管缺损、中间型房室管缺损和过渡型房室管缺损。完全型房室管缺损是由心内膜垫之间完全未融合造成的。其特征是原发型 ASD 与 VSD 连续，并且有共同的房室瓣。完全型房室管缺损的亚型是根据房室瓣形态（Rastelli 分类）和相对的心室大小进行分类的，用于指导手术治疗。患有房室管缺损的胎儿发生唐氏综合征的风险为 40%～50%，而约 40% 的 21-三体综合征的胎儿有房室管缺损，常为完全型。完全型房室管缺损患者有单一的房室瓣，常导致反流，反流可能是从左心室至左心房或者从右心室至右心房，导致容量超负荷进而引起心力衰竭。完全型房室管缺损的心房和心室水平都有左向右分流，致肺动脉血流增加，过多的肺血流常引起心力衰竭、PVR 升高，最终导致 PAH。几乎所有未矫治的完全型房室管缺损患者都将在 1 岁前出现心力衰竭症状（如生长发育迟缓和呼吸衰竭）。婴儿通常在出生后数周因 PVR 下降而出现呼吸过速、喂养困难、生长迟缓、发汗和苍白等症状。体检发现心前区搏动增强并且向外向下移位，P_2 亢进，胸骨左侧上缘闻及收缩期喷射性杂音。胸部 X 线片示肺血管纹理增多、心影增大（图 6-23）。

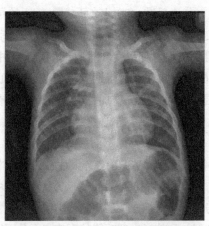

图 6-23　CAVC，双肺血管纹理增多

4）永存动脉干（PTA）：在活产儿中的发病率为

0.06‰~0.1‰。虽然只占所有 CHD 的 0.7%，但 PTA 占所有 CCHD 病例的 4%。

A. 有多种畸形：心脏发出一条带瓣膜的动脉干供应肺循环、体循环和冠状动脉循环，膜周的、漏斗状的大 VSD 直接位于动脉干下方，对位不良，共干瓣膜可以是二叶瓣、三叶瓣或四叶瓣，但通常功能不全。

B. 常有主动脉弓畸形，包括以下各种类型右位主动脉弓（21%~36%）、主动脉弓离断（11%~19%）、主动脉弓发育不全（伴或不伴主动脉缩窄）（3%）。约 50%的永存动脉干患者存在 PDA，PDA 对主动脉弓离断或发育不全的患儿尤其重要，因其为降主动脉提供血流。

C. 常见冠状动脉异常可能导致高手术死亡率。异常包括冠状动脉狭窄，冠状动脉起始位置的高或低，冠状动脉的异常分支和走行的异常，这些变异是手术修复的重要考虑因素。

D. 传导系统可能存在变异，这也会影响手术修复，窦房结及房室结的位置和结构正常，但房室束的走行可能有所不同并通常取决于 VSD 的位置。

E. Collett 和 Edwards 分型是根据肺动脉如何起源于动脉干将 PTA 分为四种类型，Ⅰ型和Ⅱ型占 85%，Ⅳ型不被认为是真正的 PTA，它实质上是一种严重的 TOF 形式合并肺闭锁，由主动脉发出侧支供应肺。还有其他多种分型方法：VP 分型（A1 型、A2 型、A3 型及 A4 型）及美国胸外科医师协会（Society of Thoracic Surgeons，STS）先天性心脏病手术数据库委员会和欧洲心胸外科协会的成员提出的改良 VP 分型分为 3 型，这种分型法主要被儿科心血管外科医师采用。

F. Ⅰ型肺血流量增加，Ⅱ型和Ⅲ型肺血流量基本正常，Ⅳ型通常减少，但有粗大侧支时肺血流量也可能正常甚至增加。

G. 33%的患者存在 DiGeorge 综合征，常伴有顽固的低钙血症。

在患儿出生后最初数周，肺血管阻力会降低，左向右分流可增加心力衰竭出现的程度。虽然其病理生理学与单纯性 VSD 相似，但永存动脉干患者的心力衰竭出现得更早。

PTA 的产前诊断较为困难，常被误诊。大多数 PTA 患儿在出生后最初数周内会出现发绀、肺循环淤血和心力衰竭所致的呼吸窘迫和（或）心脏杂音。出生后数天内可能仅有轻-中度发绀，由于症状轻微，体格检查可能无法识别，需要通过脉氧仪筛查出来，在接下来的数天到数周，由于肺动脉阻力下降，肺循环淤血和心力衰竭症状随着非限制性的异常升高的肺血流量而发生变化。其临床特点包括喂养困难和嗜睡，呼吸窘迫的体征（气促、吸气肋间凹陷、呻吟和鼻翼扇动）、心动过速、心前区搏动增强和肝大，第二心音响亮且单一，但这种表现在心动过速的新生儿中可能难以闻及，心尖或胸骨左缘处常可闻及明显的喷射性喀喇音，胸骨左缘处常有收缩期喷射性杂音，如动脉瓣功能不全导致三尖瓣反流，可沿胸骨左缘闻及舒张期高调杂音。周围脉搏增强且常为洪脉，脉压通常会增加。

PTA 合并 DiGeorge 综合征时可同时表现为甲状旁腺发育不全所致的低钙血症、胸腺发育不良及腭异常（如腭裂）等。

PTA 的自然病程：虽然偶有永存动脉干的存活患者，但未经手术矫治患者平均死亡年龄为 5 周，1 岁时的生存率仅为 15%。几乎所有存活超过 1 年的患者随后都会发生严重的肺血管阻塞性疾病（即艾森门格综合征）伴严重的发绀和功能障碍。

新生儿心电图是非特异性的并可能表现正常。胸部 X 线片常显示心脏增大和肺血管纹理增多，其他表现包括见于约 1/3 的患者的右位主动脉弓，以及与 DiGeorge 综合征相关的胸腺缺如。

六、初　始　处　理

有症状的新生儿需要立即评估和给予保持足够的组织灌注及氧合的一般支持治疗，并在病因明确后接受特别的针对性治疗，这些针对性干预措施包括使用前列腺素 E_1（也称为前列地尔）维持动脉导管开放、心导管姑息术或矫治手术。

1. 一般支持治疗　包括心肺支持、严密监测以保证足够的组织、器官灌注和氧合。

（1）监测生命征：目标靶向管理各项生命体征在相对正常范围，保证组织、器官灌注和氧合。

（2）呼吸支持：如果有呼吸功能障碍，应根据需要及时开始各级呼吸支持治疗[包括氧疗和（或）无创通气及气管插管机械通气]。低血压或低灌注患者需要进行心肺复苏并后续给予适当的呼吸支持。

（3）建立动静脉血管通路：方便采集血标本和输注药物，对于刚出生的新生儿可通过脐血管建立动、静脉置管，能够密切监测血气、血压，有效地纠正酸碱平衡、代谢紊乱（如低血糖、低钙血症），在需要时应用血管活性药物等纠正低血压。

（4）维持新生儿理想的血细胞比容：维持血细胞比容在正常范围。对于严重发绀或心肺功能障碍需呼吸支持者，维持血细胞比容在 0.40 及以上；对于严重红细胞增多症（＞70%）婴儿，应采用生理盐水等容部分换血疗法以降低血细胞比容。

（5）BNP 监测：血清 BNP 对新生儿 CHD 的术前处理有一定价值，血清 BNP 的变化已被证明可以预测预后。特别是左心梗阻型病变患儿已经使用 PGE₁ 后 BNP 仍持续升高，提示可能需要采取其他干预措施来改善心排血量和降低代谢需求，如正性肌力血管活性药物支持和机械通气等措施。

（6）抗生素：脓毒症可引起发绀和左心室功能不全或肺部疾病，除非迅速确定了其他病因，在取得血培养及尿培养标本后应对怀疑 CCHD 的发绀新生儿开始给予广谱抗生素。

2. CCHD 的针对性初始治疗　高氧试验未通过的婴儿，排除新生儿持续性肺动脉高压，同时胸部 X 线片不提示肺部病变，排除高铁血红蛋白血症，则很可能是发绀型 CHD。多数发绀型 CHD 病例依赖 PDA 维持有效的体循环或肺循环，动脉导管关闭会引起危及生命的急剧临床恶化（即严重代谢性酸中毒、抽搐、心源性休克、心搏骤停或终末器官损伤）。因此，保持动脉导管开放、保证去氧和氧合血液充分混合或缓解血流梗阻是有效的早期干预措施，改善恶化的临床状态，赢得导管介入或外科手术时机是抢救性治疗。

（1）前列腺素 E_1（PGE_1）：对于存在或临床怀疑有导管依赖性 CHD 的婴儿，应使用 PGE_1 直到诊断明确。初始剂量取决于临床情况，因为呼吸暂停风险（PGE_1 输注的主要并发症之一）是剂量依赖性的，澳大利亚一项回顾性研究显示，低剂量 PGE_1[低于 $0.015\mu g/（kg \cdot min）$]用于疑似 CCHD 新生儿转运时可不需要气管插管下机械通气，而根据笔者的经验，呼吸暂停通常出现在 PGE_1 剂量大于 $0.01\mu g/（kg \cdot min）$ 时，剂量越大，呼吸影响越大，发生呼吸暂停时应给予呼吸支持。前列腺素的剂量可根据需要增加至最大，即 $0.1\mu g/（kg \cdot min）$。

1）如果已知导管依赖性患者的动脉导管比较大，初始剂量为 $0.01\mu g/（kg \cdot min）$，这种情况通常见于经超声心动图确认为较大的未闭动脉导管的患者，PGE_1 有效后调节至最小有效剂量，维持目标血氧饱和度在 75%～85% 的理想范围。有条件的单位最好监测 PDA 的大小，过粗的 PDA 及超过90%的血氧饱和度可能引起肺血流与体循环血流比升高，出现肺淤血征象，同时过高的血氧饱和度也可能促进 PDA 的关闭。

2）如果导管较局限或情况不明确，PGE_1 起始剂量则为 0.05μg/（kg·min）。这是需要转至具有治疗发绀型心脏病新生儿专业技术的医疗中心患儿的标准剂量，但是同样在有效后按血氧饱和度为 75%～85% 的目标，将 PGE_1 调节至有效的最小剂量以减少副作用。

PGE_1 输注的其他并发症包括低血压、心动过速和发热等。因此，必须准备单独可靠的静脉通路用于液体复苏或给予血管活性药物。药物输注期间可能会随时发生呼吸暂停，因此要准备气管插管及备好呼吸机。

如果开始 PGE_1 治疗后临床情况恶化，需评估是否存在伴肺静脉或左心房梗阻的罕见先天性心脏缺陷，包括梗阻性（常为心下型）完全性肺静脉异位连接或伴随限制性房间隔的多种疾病（如左心发育不全综合征、三房心、重度二尖瓣狭窄或闭锁、伴限制性心房分流的 D 型大动脉转位）。这些患儿需要尽快行超声心动图检查，确诊后急诊行心导管介入手术或外科手术。

（2）心导管介入术：心导管介入可进行姑息性和矫治性手术，前者改善发绀，后者解除血流梗阻。需要特别注意的是欧美等医学发达国家新生儿心导管介入术通常可以常规开展，但是对于经济欠发达的国家和地区来说由于技术和（或）介入设备的缺乏，新生儿特别是低出生体重儿心导管介入术的开展仍有限制，只能在少数心脏中心进行。所以，如果使用 PGE_1 治疗后临床情况恶化时应立即转至有条件的心脏中心行急诊介入或外科手术治疗。

1）球囊房间隔造口术（BAS）：可缓解以下患者的明显发绀，如伴限制性心房分流的 D 型大动脉转位患者、伴左心梗阻性病变的限制性房间隔患者。

2）经评估后特殊的肺动脉闭锁患者也可行球囊瓣膜成

形术，如闭锁为膜性、三尖瓣环及右心室的大小足够承受双心室修补，且冠状动脉循环不依赖右心室的患者。

3）经导管的肺动静脉畸形封堵术。

（3）转运：经正确评估怀疑新生儿有 CCHD，且在当地医院不具备条件处理时，需要从出生医院转至另一具有儿科心脏病专业技术的医疗中心，转运时，如果需使用 PGE_1，为了保证新生儿的安全以防止呼吸暂停等副作用的风险，建议转运前及转运中应进行气管插管及机械通气。

（4）外科手术：CCHD 均需要在新生儿期内进行外科手术或进行心导管介入干预，如不能进行心导管干预的病例需限时或急诊行外科手术治疗。不同的 CCHD 进行外科手术的时机需要根据患儿的具体情况，注意需尽量进行初步的内科处理调整至内环境相对稳定，给外科手术提供最佳状态，如血压、心率、血气、乳酸等相对正常，对于发绀型 CHD 尽可能维持血氧饱和度在 75%～85%。但是，当患儿病情经常规初始处理仍不能维持有效的灌注或内环境稳定、病情进行性恶化时，急诊手术可能是唯一的抢救手段，如梗阻型的全肺静脉异位引流、不能双向混合的失代偿的大动脉转位等。一旦病情相对缓解，应尽快手术治疗。

（5）术前评估：如果病情允许，应尽量在手术前进行全面的评估，排查遗传综合征、心外畸形、对中枢神经系统的影响（先天或继发于缺氧、休克后）及其他器官、系统的并发症。做好充分的术前准备，尽可能维持有效的呼吸、循环功能，维持内环境稳定，控制感染，为介入干预或外科手术提供最佳状态。

2017 年中华小儿外科杂志发表了关于 CCHD 术前评估的中国专家共识草案，流程图（图 6-24）如下：对指导危重症新生儿先天性心脏病患儿术前进行全面完善的评估有很大的帮助，但是患儿合并心外畸形时，该草案建议行染色体检查，临床医师不能理解单纯的染色体检测，而应该根据患儿的具体情况选择合适的遗传病因学检查，如染色体检查、染色体微缺失和微重复检测、基因测序（全外显子组测序或高精度临床医学外显子测序等）。因为在活产儿中，单纯由染色体异常导致的先天性心脏病在遗传导致的 CHD 中只是其中小部分（大部分染色体异常者可能流产或死产而未能出生），而拷贝数变异、基因点突变也是引发 CHD 的遗传学因素。

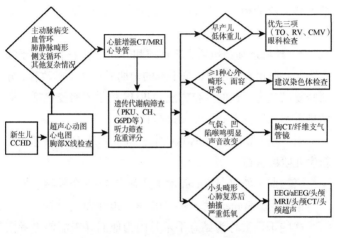

图 6-24　新生儿 CCHD 术前评估项目

PKU，苯丙酮尿症；CH，先天性甲状腺功能减低症；G6PD，葡萄糖-6-磷酸脱氢酶；TO，弓形虫；RV，风疹病毒；CMV，巨细胞病毒；EEG，脑电图；aEEG，振幅整合脑电图

七、不同类型 CCHD 的处理要点

1. 左心梗阻性病变

（1）HLHS：处理要点包括内科治疗和外科治疗。死亡率和并发症发生率仍然很高，是最具挑战性的先天性心脏缺陷之一。然而，内科及外科治疗的创新及进步已经使结局改善，报道的 5 年生存率达 65%，而未经治疗的新生儿死亡率近 100%。因预后差，一旦确诊，需要向患儿父母解释清

楚治疗选择，使他们知情后尽可能做出最好的决定。

1）初始内科治疗：确保动脉导管开放及足够大的 ASD 使血流在心房间混合并避免肺静脉淤血，输注 PGE_1 保持 PDA 以保证足够的体循环灌注，必要时通过 BAS 术扩大 ASD 以满足心房水平的血液混合。其他内科支持治疗，如发生心力衰竭的患儿还需要利尿药、正性肌力等药物的应用及呼吸支持等。特别注意要避免有可能降低肺血管阻力、增加肺血流的措施（如高浓度氧吸入及其他降肺动脉压力的药物）。

2）外科选择：包括心脏移植和分期姑息手术。由于缺乏婴儿心脏供者，分期姑息手术的短期成功率不断改善，分期修复已成为优选的外科方法。HLHS 的手术修复包括三期姑息手术，通常在如下年龄进行：

第一期（如标准 Norwood 术、Sano 术或 Hybrid 术）在新生儿阶段进行。

第二期（如双向 Glenn 术）通常在 3～6 个月龄进行。

第三期（Fontan 术）通常在 18～30 个月龄进行。

这些干预被称为姑息手术是因为他们并未能使患者恢复正常的双室循环。

3）胎儿期干预：胎儿球囊瓣膜成形术已应用于妊娠中期的严重主动脉瓣狭窄的病例，在预防单心室循环 HLHS 进行性发展中取得了有限的成功。

（2）极危重 AS 的处理

1）胎儿期干预：胎儿期 BAV 干预有可能逆转危重 AS 患者向 HLHS 发展，BAV 可能会增加流入左心室的前向血流，促使其继续生长。

2）内科初始治疗：危重的新生儿 AS 需要紧急干预，可给予 PGE_1 打开或保持动脉导管开放（即允许来自右心室的肺动脉血支持体循环），实现体循环的过渡性支持。

3）针对性治疗：包括减轻瓣膜狭窄的程度。首选的治疗是球囊瓣膜成形术,它基本已取代了外科手术。外科手术的选项包括瓣膜切开术和瓣膜置换术,瓣膜置换术目前在瓣膜型 AS 的患儿中很少应用。然而,球囊扩张术后出现严重主动脉瓣反流的患儿需手术行瓣膜整形,优于瓣膜置换。

（3）极危重诊 COA 的处理

1）内科初始治疗:对于有症状的极危重 COA 新生儿,应尽早开始输注 PGE_1,以打开或扩大动脉导管,维持 PDA,建立流向降主动脉和肾脏的血流;对于心力衰竭的患儿应开始使用正性肌力药物（如多巴胺、多巴酚丁胺）和利尿药,给予适当的呼吸支持;维持内环境稳定,纠正酸中毒及代谢紊乱。

2）导管介入:虽然手术修复一直是大多数中心 COA 的主要治疗方法,但目前带或不带支架的球囊血管成形术是一种侵入性较低的替代手术,然而这项技术目前有争议,球囊血管成形术的再缩率似乎高于外科手术,而且婴儿期并发症（包括股动脉损伤）的发生率也很高。一些中心对病重的婴儿使用切割球囊或低剖面支架,不需要过度扩张缩窄段,因此不太可能产生动脉瘤。当支架用于小婴儿时,它们通常不能扩展到成人的尺寸,需要在晚些时候进行手术切除。故对于年龄小于 4 个月的主动脉缩窄患儿,尤其是病变伴有主动脉弓发育不良的患儿,不推荐行球囊血管成形术。

3）外科治疗:如果充血性心力衰竭或循环休克在出生后早期发生,应紧急进行外科手术治疗（端端吻合的扩大切除）;如果合并有大的 VSD（17%～33% 的 COA 患者合并有 VSD）,可以采取以下步骤之一:①如果 VSD 是非限制性的,通过正中切开胸骨,同时修复 COA 和 VSD;②如果 VSD 为限制性,可以单独修复 COA,因为约 40% 的限制性 VSD 是可以自发关闭的,如果在最初的 COA 手术后的数天或数周内药物不能控制充血性心力衰竭,则需外科手术关闭 VSD;③如果在 COA 手术后肺动脉压力仍然很高,则进行肺动脉环扎术，随后关闭 VSD，在 6～24 个月大时摘除 PA 环缩带。

（4）IAA 的处理

1）内科初始治疗：IAA 新生儿出生后尽快（最好在出生 4 天内）开始药物治疗，包括 PGE₁输注维持 PDA，发生心力衰竭时给予适当呼吸辅助如插管机械通气、氧疗等，给予正性肌力药物如多巴胺、多巴酚丁胺，同时应进行 DiGeorge 综合征的相关的遗传基因血检测及监测血清钙的水平并保持血钙的正常，应避免过度通气，DiGeorge 综合征患者不应输注柠檬酸血液（螯合引起低钙血症），应输注辐照过的血液。

2）外科治疗：如果 IAA 合并简单的 VSD，建议对离断和 VSD 同时进行修复。如果与复杂畸形有关，可以先做肺动脉环缩，并修复 IAA；VSD 和其他心脏异常的修复及解除肺动脉环缩可以在晚些时候进行。初次手术的死亡率可低至 10%。

2. 右心梗阻性病变

（1）法洛四联症的新生儿期处理：新生儿期是否需要干预，取决于右心室流出道（RVOT）梗阻的严重程度。

1）初始内科治疗：RVOT 梗阻严重的新生儿，可能需要静脉给予 PGE₁，维持 PDA 保证肺血流。缺氧发作时，让患儿取膝胸位以增加体循环血管阻力、吸氧、静脉用吗啡（每次 0.1mg/kg）和快速静脉补液，如果上述方法均无效，可静脉给予 β 受体阻滞剂（如普萘洛尔，每次 0.1mg/kg；或艾司洛尔，每次 0.1mg/kg），如果仍然不能明显缓解，则可通过静脉给予去氧肾上腺素（每次 5～20μg/kg）来增加体循环后负荷。

2）外科姑息手术：内科治疗无效或由于早产或冠状动脉解剖情况等原因而早期不宜行心内修补术的严重 RVOT 梗阻患儿，可能要尽快行姑息性手术，如主-肺动脉分流术

（即 Blalock-Taussig 分流术）。有病例报道动脉导管支架置入术已被用作对发绀型 CHD 婴儿的主-肺动脉分流术的替代治疗，但并不是 TOF 的标准治疗方法。

3）外科根治术：姑息性分流手术多用于新生儿和小婴儿，心内修补术多用于儿童，但是对于严重右心室流出道梗阻的患儿，肺动脉发育良好，在新生儿和婴儿中行心内修补术已取得很好的结果。

（2）法洛四联症并肺动脉闭锁的新生儿期处理：TOF/PA 患儿的肺动脉解剖结构多种多样，治疗难度大。新生儿应该在有复杂 CHD 治疗经验的心脏专科医疗中心接受治疗，如产前已诊断，应宫内转运至心脏专科中心以便能在产后立刻开始新生儿期的治疗。

1）初始内科治疗：评估肺血流量是否能维持生存所需的足量肺血流。

肺血不足给予 PGE$_1$ 维持 PDA，血氧维持在 75%～85%。适当补液增加前负荷，维持血细胞比容（HCT）>40%，优化携氧能力。必要时可使用去氧肾上腺素或去甲肾上腺素以增加全身血管阻力，促进经 MAPCA 分流保证肺血流。

部分因非限制性 MAPCA 而肺血流过量的患者可能发生肺淤血和心力衰竭，特别是在出生后 PVR 下降的情况下。内科干预取决于症状的严重程度，包括使用 ACEI 和利尿药。

肺血流充足但不过量的患者新生儿期可能不必干预，因为这些患者即使不接受内科治疗，其血氧饱和度也能维持在可接受的水平（75%～85%）。

2）外科手术治疗：手术非常复杂。TOF/PA 治疗目的是建立完全分离而串联的肺循环和体循环。手术方案要根据每位个体患儿的解剖结构定制，取决于有无真性肺动脉及其口径，以及 MAPCA 的解剖结构，治疗重在尽量降低修补后的右心室压力，因为右心室/左心室压力比值升高会增加死亡风险。解除右心室到肺微血管血流的明显梗阻，以便尽可能增大肺血管横截面积。尽早建立前向血流也很重要，其能促进发育不全的肺动脉树在出生后生长，以便为日后行介入术创造条件。手术步骤包括：①肺动脉单源化，将大的侧支血管与主动脉起源分离，再与肺动脉主干连接，使肺血均单一地来自低压的中心肺动脉供血；②重建右心室流出道（可用同种异体带瓣管道移植物），建立从右心室进入肺血管系统的前向肺血流；③修补 VSD。

（3）PA/IVS：在新生儿期治疗包括初始稳定治疗和随后的矫正或姑息修补术。

1）初始稳定治疗：首先给予 PGE$_1$ 来维持动脉导管的通畅，维持血氧饱和度在 75%～85%，保证经 PDA 供应肺循环血流，必要时还需给予合适的心肺支持；心排血量还取决于右心房到左心房的分流血量，心房间通道严重受限的患儿常用房间隔球囊造口术来增加右心房到左心房的分流量，特别是对于最终需要行主-肺动脉分流术的患儿。

2）后续治疗：非常复杂，是基于对患者最适合的手术方式的评估。视右心室发育的情况决定是做双心室（矫正）修补术、一个半心室修补术、单心室（姑息）修补术或是对于重症患者行直接心脏移植。干预方式包括导管介入治疗或外科手术。

（4）极重度 PS：重度和危重 PS 出生后因 RVOT 梗阻导致 RV 压力增加，新生儿可能表现为发绀，这是通过 PFO 存在显著的右向左分流导致的。

1）内科初始治疗：极重度 PS 患儿 RVOT 梗阻的严重程度可能危及生命，患儿的生存依赖于通过静脉输注 PGE$_1$ 治疗以维持 PDA 供应肺循环血流。一旦新生儿的病情平稳，应进行根治性瓣膜切开术。

2）针对性治疗：对于瓣膜型肺动脉口狭窄的患儿，目前首选球囊瓣膜成形术，因为它与手术矫正同样有效且创伤更小。但是，如果球囊瓣膜成形术失败，需进行紧急手术干预。对于瓣上型 PS 或瓣下型 PS 患儿，以及某些肺动脉瓣发育不良和瓣环或主肺动脉发育不全的患儿，则需进行外科手术干预。

（5）Ebsten 畸形：许多 Ebsten 畸形患者的症状很少，可能有相对长的寿命和生活质量，仅需要内科治疗；部分患儿在新生儿期出现症状且病情较重，需要手术。

1）内科治疗：对于有严重发绀的新生儿，在肺血管阻力随时间下降并恢复正常前，内科治疗仅限于支持治疗。如果发生严重发绀，需要输注 PGE₁ 来保持动脉导管的开放、降低肺血管阻力、增加肺循环血流。对于有症状的新生儿，吸入一氧化氮可能有助于降低肺血管阻力并改善肺循环前向血流。对于心力衰竭的患儿，给予正性肌力药，长期采用地高辛和袢利尿药治疗可能获益。

2）心律失常的治疗：房性心律失常的治疗取决于心律及发生机制的治疗。对于有症状的患者，建议行房室旁路的导管射频消融或外科手术消融。

外科手术：一般来说，新生儿期应避免外科手术，因为手术风险仍然很高（10%～25%）。新生儿手术的指征包括：重度发绀、GOSE 评分为 3 分或 4 分伴轻度发绀（该评分常用于新生儿超声心动图评估，是右心房和房化右心室面积之和与功能性右心室、左心房和左心室之和的比值，比值越大，预后越差）、心胸比值大于 80%、重度三尖瓣反流。

3. 并行循环　大动脉转位（TGA）曾经是一种致死性疾病，最常见的形式是右旋型（D-TGA）。随着初始治疗包括 PGE₁ 治疗和球囊房间隔造口术（BAS）的引入及外科手术技术的发展，TGA 患者的生存情况获得了显著改善。

（1）初始治疗：重点在于稳定心肺功能并确保足够的全身氧合。治疗是针对性的，通过输注 PGE₁ 和（或）BAS 维持动脉导管开放，从而使两条并行循环间的血液充分混合。

（2）外科手术治疗：一旦婴儿病情稳定，最好在婴儿出生后第 1 周进行外科矫正手术，手术时间通常不应该超过 2 周，特别是对于室间隔完整（TGA/IVS）的病例。D-TGA 的死亡率已得到显著改善，从未经手术治疗患者的 90% 降低至采用动脉转位术（ASO）进行外科矫正手术后的不足 5%。

4. 其他重症 CHD 的新生儿期处理

（1）TAPVC

1）初始内科治疗：TAPVC 内科治疗的重点是在外科矫治前稳定患者病情。①没有肺静脉梗阻的患者可用呋塞米等利尿药防治充血性心力衰竭，必要时辅助通气；②纠正酸中毒；③对于有严重肺水肿的肺静脉梗阻型新生儿通常应给予适当的呼吸辅助通气（无创正压通气、高流量通气、氧疗）或气管插管机械通气治疗；④PGE_1 维持 PDA 可能仅对于有肺动脉高压并且梗阻位于心房水平(小房间隔)的患儿有效，导管水平右向左分流可增加肺循环的出路,增加体循环血流量,但无效病例需行房间隔造口术或急诊手术；⑤内科治疗不能充分稳定病情的病例则可采用体外膜肺氧合（ECMO）治疗和采用姑息性心导管术行 BAS，在手术矫治前稳定严重患者的病情，BAS 可以增大房间隔水平的分流，对极危重病例可暂时挽救生命，为外科手术赢得时间。

2）外科手术治疗：由于未做手术的 TAPVC 患者的自然病程不良,因此无论梗阻程度如何均推荐进行限期手术矫治,一旦诊断明确且患儿病情相对稳定,就应进行手术治疗。

（2）大型室间隔缺损

1）出生后前数周内新生儿期的连续监测非常重要，有助于判断哪些婴儿会保持无症状而无须干预，而哪些婴儿会发生心力衰竭而需要干预，大型 VSD 常在出生后 3～4 周出现心力衰竭，需要尽早手术修复（通常在 3 月龄内），手术干预前，应首先给予内科支持措施稳定病情。大多数情况下，重度心力衰竭患儿都需要住院治疗，干预措施包括：①静脉给予利尿药治疗；②补充热量，目标热量摄入是 150kcal/（kg·d）；③防治肺炎；④对于有临床症状的贫血者予以红细胞输注；⑤必要时给予正性肌力药，如多巴胺、米力农；⑥必要时吸氧，请慎用吸氧，因为氧会扩张肺血管，可能降低 PVR，增加左向右分流，加重心力衰竭，维持血氧饱和度在 90%左右，若无明显酸中毒，在合适的温度（如中性温度下）及无贫血的情况，PaO_2 一般在 55～70mmHg，此时体循环与肺循环血流量相对较为平衡，心力衰竭也能得到一定改善。

患儿经药物治疗如有明显改善，可推迟手术；然而，因中-大型 VSD 而发生重度心力衰竭的婴儿大多对药物治疗反应欠佳，需转诊尽早手术修补缺损。笔者单位的临床经验表明，单纯 VSD 大于 7mm 患儿或中-大型 VSD 合并 PDA 的患儿在新生儿期需要手术修补的可能性大。

2）外科手术治疗指征：①最大限度的内科治疗下（包括利尿药和营养支持）仍有症状。②中-大型缺损伴肺动脉高压（即 PAP＞体动脉压的 50%）。但如果是重度肺动脉高压（即 PAP＞体动脉压），则考虑可能发生艾森门格综合征，不应封闭 VSD。③持续的左向右分流伴左心室扩张（即 Qp∶Qs＞2∶1）而无症状。这些患儿的最佳干预时机尚不明确，一般取决于具体的医疗中心。④肺动脉瓣下缺损和膜部缺损伴主动脉瓣脱垂和反流。⑤右心室双腔：少数情况下，膜部 VSD 可能伴有右心室肌束肥厚，导致肺动脉瓣下梗阻。这种情况称为双腔右心室，因为右心室腔被分成 2 个压力不同的区域。尽管对干预时机没有达成一致意见，但有的中心一般在较高压力腔的压力超过体循环压力的一半时进行手术切除。

3）经导管封堵术：经导管封堵术可以治疗肌部、膜周部和外科修补术后残余的 VSD。经导管 VSD 封堵术虽然已在部分国家流行起来，特别是亚洲国家开展好，但其技术难度仍然很大，而且并发症发生率高于外科手术。小体重儿（体重小于 10kg）仍不能进行封堵。经导管 VSD 封堵术的房室传导阻滞和瓣膜损伤的发生率高于手术。国内经导管封堵术的 1069 例 VSD 患儿的临床资料回顾性分析结果显示，出现心律失常 263 例（24.6%），严重心律失常 50 例（4.7%），传导阻滞 43 例（4.0%），其中完全性房室传导阻滞 4 例（0.4%）。

（3）完全性房室管缺损（complete AVSD）：婴儿通常在出生后数周因 PVR 下降而出现气促、喂养困难、生长迟缓、多汗和肤色苍白等左心力衰竭的症状，一般在手术修复前需要内科治疗，内科治疗的目标是改善心脏功能，从而优化患者术前的状况。

1）初始内科治疗：①利尿减轻容量超负荷和肺循环淤血。利尿药包括袢利尿药（如呋塞米）和噻嗪类利尿药。②正性肌力药物（如地高辛）改善心肌收缩力。③血管紧张素阻滞剂可降低后负荷，从而减少从左向右分流，也可能减少瓣膜反流。在儿童中，优先选择血管紧张素转换酶抑制剂（ACEI）。④加强营养，特别是对于喂养不佳和生长迟滞的患儿。这些患儿常需要补充热量，提供高热量饮食，在手术修复前甚至可能需要行鼻胃管喂养。

2）外科手术治疗：一期完全修复术是优选手术方法，婴儿的一期修复术手术死亡率小于 3%。为避免发生肺血管疾病，推荐在 3～6 月龄进行择期手术修复。对内科治疗没有反应的心力衰竭婴儿、有症状的严重房室瓣反流婴儿或主动脉缩窄的婴儿应考虑更早进行修复。然而，外科医师一般认为大于 6 周龄患儿更容易进行最佳的瓣膜重建。唐氏综合征患儿可能不出现心力衰竭的症状，可能是由于从出生 PVR 就持续性升高。然而，因为担心发生肺血管疾病，不管有没有症状，推荐在 6 月龄之前进行择期修复，在婴儿期进行手术修复的唐氏综合征患儿远期结局与无唐氏综合征的患儿相似。

（4）永存动脉干（PTA）：新生儿期进行一期手术修复，早期手术已显示出与死亡率和并发症发病率降低有关。

1）初始内科治疗：永存动脉干患者有发生严重心力衰竭的风险，常需要在 ICU 进行治疗，目的是为了术前稳定患儿的心肺功能，特别是对心力衰竭的患儿。

A. 对心力衰竭的新生儿利尿以减轻肺循环淤血等容量超负荷症状，常使用袢利尿药（如呋塞米）和噻嗪类利尿药。

B. 正性肌力药（如多巴胺和多巴酚丁胺等）改善心肌收缩力。

C. 血管紧张素阻滞剂可降低后负荷，从而改善心脏功能，如 ACEI 是儿童优先选择的药物。

D. 适当的辅助通气或气管插管机械通气治疗呼吸困难的患儿。

E. 纠正代谢性酸中毒、低血糖和贫血。

2）外科手术矫治：在新生儿期（小于 30 日龄）进行一期手术修复已使得 1 岁时的生存率提高到 80% 以上，而在未行手术矫治的患者中观察到的生存率仅为 15%。

八、小　结

CHD 是最常见的先天畸形，发病率为 8‰~13‰，中国 CHD 的发病率为 8.7‰~11.1‰，是造成我国新生儿死亡的主要原因之一。

在新生儿期，需要新生儿科医师特别关注的是 CCHD。CCHD 是指如果没有及时正确诊断和治疗常在出生后 30 天内死亡的 CHD，CCHD 在新生儿中的发病率为 1‰~2‰，可能在出生后住院期间即出现严重且危及生命的表现，包括休克、发绀、气促和（或）肺水肿症状。然而，部分 CCHD 婴儿的常规检查可能正常，危重 CHD 的征象可能不明显。早期诊断可以提高极危重 CHD 的生存率。

脉搏血氧饱和度检测是目前最常用的筛查方法,对所有 CCHD 病变的总体敏感度为 70%～77%,采用脉搏血氧饱和度筛查加心脏杂音的方法对 CCHD 及严重 CHD 筛查敏感度也可分别达 93% 及 90%,适合在基层医院开展。但脉搏血氧饱和度对某些左心病变(如主动脉缩窄)的敏感度约低50%,因此需了解通过脉搏血氧饱和度筛查不应排除对严重 CHD 的考虑,尤其是梗阻性左心损害。使用重复测量的策略可以降低漏诊率,此外四肢血压的测量及触摸脉搏对梗阻性左心病变检出率有很大的帮助。

通过了解病史、体格检查、脉搏血氧测定、心电图、胸部 X 线片、超声心动图、高氧试验(表6-5)、实验室检查、心脏 CT 及 MR 等全面检查可以确诊。

表 6-5　新生儿发绀时高氧试验结果的判断(mmHg)

疾病	吸 21%氧气时 PaO₂（SaO₂）		吸 100%氧气时 PaO₂（SaO₂）	PaCO₂
正常新生儿	>70（>95）		>300（100）	35
肺部疾病	50（85～90）		>150（100）	50
神经肌肉系统疾病	50（85～90）		>150（100）	50
高铁血红蛋白血症	>70（<85）		>200（<85）	35
心脏疾病				
并行循环	<40（<75）		<50（<85）	35
肺血流减少	<40（<75）		<50（<85）	35
肺血流未受限制	40～60（75～93）		<150（<100）	35
	导管前	导管后		
差异性发绀	70（95）	<40（<75）	可变化的	35～50
逆向差异性发绀	<40（<75）	>50（可>90）		

对疑诊动脉导管依赖型 CHD 的新生儿要立刻展开救援,初始处理包括开始 PGE₁ 治疗,PGE₁ 维持动脉导管的开放是为转运至有条件开展心导管介入或心外科手术的心脏中心进行治疗而建立起主动脉、肺动脉之间的"桥",建立

有效的肺循环、体循环及主、肺动脉间有效血液混合的通道，为已经恶化或尚未恶化的重症患儿赢得时间以得到救治。

外科手术前，对条件允许的极危重 CHD 新生儿要尽量全面评估，排查遗传综合征、心外畸形、对中枢神经系统的影响（先天或继发于缺氧、休克后）及其他器官、系统的并发症。做好充分的术前准备，尽可能维持有效的呼吸、循环功能，维持内环境稳定，控制感染，为介入干预或外科手术提供最佳状态。

（孙云霞）

参 考 文 献

麦劲壮, 欧艳秋, 庄建, 等, 2016. 广东省危重型先天性心脏病诊断情况解析. 中国循环杂志, 31（8）: 2-3.

中华医学会儿科分会新生儿学组, 新生儿肺动脉高压诊治专家共识, 2017. 中华儿科杂志, 55（3）: 163-168.

中华医学会小儿外科学分会心胸外科学组, 2017. 新生儿危重先天性心脏病术前评估中国专家共识（草案）. 中华小儿外科杂志, 38（3）: 164-169.

钟庆华, 郑鸿雁, 张智伟, 等, 2014. 儿童室间隔缺损经导管封堵术后心律失常的随访研究. 中华心血管病杂志, （10）: 840-845.

Abman SH, Baker C, Gien J, et al, 2014. The Robyn Barst Memorial Lecture: Differences between the fetal, newborn, and adult pulmonary circulations: relevance for age-specific therapies（2013 Grover Conference series）. Pulm Circ, 4（3）: 424-440.

Alverson CJ, Strickland MJ, Gilboa SM, et al, 2011. Maternal smoking and congenital heart defects in the Baltimore-Washington Infant Study. Pediatrics, 127: e647.

Anderson HN, Dearani JA, Said SM, et al, 2014. Cone reconstruction in children with Ebstein anomaly: the Mayo Clinic experience. Congenit Heart Dis, 9: 266.

Berry JG, Askovich B, Shaddy RE, et al, 2008. Prognostic value of B-type natriuretic peptide in surgical palliation of children with single-ventricle congenital heart disease. Pediatr Cardiol, 29（1）: 70-75.

Cecconi M, de Backer D, Antonelli M, et al, 2014. Consensus on circulatory shock and hemodynamic monitoring. Task force of the European Society of Intensive Care Medicine. Intensive Care Medicine, 40（12）: 1795-1815.

Cunningham JW, McElhinney DB, Gauvreau K, et al, 2013. Outcomes after primary transcatheter therapy in infants and young children with severe bilateral peripheral pulmonary artery stenosis. Circ Cardiovasc Interv, 6: 460.

Davis AL, Carcillo JA, Aneja RK, et al, 2017. American College of Critical Care Medicine Clinical Practice Parameters for Hemodynamic Support of Pediatric and Neonatal Septic Shock. Critical Care Medicine, 45 (6): 1061.

de Wahl G A, Mellander M, Sunnegardh J, et al, 2005. Screening for duct-dependant congenital heart disease with pulse oximetry: a critical evaluation of strategies to maximize sensitivity. Acta Paediatr, 94 (11): 1590-1596.

Dearani JA, Mora BN, Nelson TJ, et al, 2015. Ebstein anomaly review: what's now, what's next? Expert Rev Cardiovasc Ther, 13: 1101.

Donofrio MT, Moon-Grady AJ, Hornberger LK, et al, 2014. Diagnosis and treatment of fetal cardiac disease: a scientific statement from the American Heart Association. Circulation, 129: 2183-2242.

Eckersley L, Sadler L, Parry E, et al, 2016. Timing of diagnosis affects mortality in critical congenital heart disease. Arch Dis Child, 101: 516-520.

Ewer AK, Middleton LJ, Furmston AT, et al, 2011. Pulse oximetry screening for congenital heart defects in newborn infants (PulseOx): a test accuracy study. Lance, 378 (9793): 785-794.

Felice CD, Latini G, Vacca P, et al, 2002. The pulse oximeter perfusion index as a predictor for high illness severity in neonates. European Journal of Pediatrics, 161 (10): 561-562.

Feltes TF, Bacha E, Beekman RH 3rd, et al, 2011. Indications for cardiac catheterization and intervention in pediatric cardiac disease: a scientific statement from the American Heart Association. Circulation, 123: 2607.

Friedberg MK, Silverman NH, Moon-Grady AJ, et al, 2009. Prenatal detection of congenital heart disease. J Pediatr, 155: 26.

Giorgione V, Parazzini F, Fesslova V, et al, 2018. Congenital heart defects in IVF/ICSI pregnancy: systematic review and meta-analysis. Ultrasound Obstet Gynecol, 51 (1): 33-42.

Hill GD, Block JR, Tanem JB, et al, 2015. Disparities in the prenatal detection of critical congenital heart disease. Prenat Diagn, 35: 859.

Hoffman JI, 2011. It is time for routine neonatal screening by pulse oximetry. Neonatology, 99: 1-9.

International Society of Ultrasound in Obstetrics and Gynecology, Carvalho JS, Allan LD, et al, 2013. ISUOG Practice Guidelines (updated): sonographic screening examination of the fetal heart. Ultrasound Obstet Gynecol, 41: 348-359.

Iring CA, Chaudhari MP, 2012. Cardiovascular abnormalities in Down's syndrome: sepctrum, management and survival over 22 years. Arch Dis Child, 97: 326-330.

Kanaan M, Ewert P, Berger F, et al, 2015. Follow-up of patients with interventional closure of ventricular septal defects with Amplatzer Duct Occluder II. Pediatr Cardiol, 36: 379.

Kemper AR, Mahle WT, Martin GR, et al, 2011. Strategies for implementing screening for critical congenital heart disease. Pediatrics, 128: e1259-1267.

Khoshnood B, Lelong N, Houyel L, et al, 2012. Prevalence, timing of diagnosis and mortality of newborns with congenital heart defects: a population-based study. Heart, 98: 1667-1673.

Lakshminrusimha S, Mathew B, Leach CL, 2016. Pharmacologic Strategies in Neonatal Pulmonary Hypertension other than Nitric Oxide. Seminars in Perinatology, 40（3）: 160-173.

Landman G, Kipps A, Moore P, et al, 2013. Outcomes of a modified approach to transcatheter closure of perimembranous ventricular septal defects. Catheter Cardiovasc Interv, 82: 143.

Lannering K, Bartos M, Mellander M, 2015. Late Diagnosis of Coarctation Despite Prenatal Ultrasound and Postnatal Pulse Oximetry. Pediatrics, 136: e406-412.

Liberman RF, Getz KD, Lin AE, et al, 2014. Delayed diagnosis of critical congenital heart defects: trends and associated factors. Pediatrics, 134: e373-381.

Liu S, Joseph KS, Lisonkova S, et al, 2013. Association between maternal chronic conditions and congenital heart defects : a population-based cohort study. Circulation, 128: 583-589.

Mahle WT, Martin GR, Beekman RH 3rd, et al, 2012. Endorsement of health and human services recommendation for pulse oximetry screening for critical congenital heart disease. Pediatrics, 129: 190-192.

Mahle WT, Newburger JW, Matherne GP, et al, 2009. Role of pulse oximetry in examining, 124: 823-836.

Marino BS, Bird GL, Wernovsky G, 2001. Diagnosis and management of the newborn with suspected congenital heart disease. Clin Perinatal, 28: 91.

Oster ME, Lee KA, Honein MA, et al, 2013. Temporal trends in survival among infants with critical congenital heart defects. Pediatrics, 131: e1502-3435.

Peterson C, Ailes E, Riehle-Colarusso T, et al, 2014. Late detection of critical congenital heart disease among US infants: estimation of the potential impact of proposed universal screening using pulse oximetry. JAMA Pediatr, 168: 361-370.

Qu Y, Liu X, Zhuang, et al, 2016. Incidence of Congenital Heart Disease: The 9-Year Experience of the Guangdong Registry of Congenital Heart Disease, China.PLoS One, 11（7）: e0159257.

Qu YJ, Liu XQ, Mai JZ, et al, 2015. Analysis of environmental risk factors in congenital heart defects.Beijing Da Xue Xue Bao Yi Xue Ban, 47（3）: 420-430.

Reller MD, Strickland MJ, Riehle-Colarusso T, et al, 2008. Prevalence of congenital heart defects in metropolitan Atlanta, 1998–2005. J Pediatr, 153（6）: 807-813.

Rudolph AM, 2009. Congenital Diseases of the Heart. 3rd ed. Chichester: Wiley-Blackwell.

Russell HM, Pasquali SK, Jacobs JP, et al, 2012. Outcomes of repair of common arterial trunk with truncal valve surgery: a review of the society of thoracic surgeons congenital heart surgery database. Ann Thorac Surg, 93: 164.

Seale AN, Uemura H, Webber SA, et al, 2010. Total anomalous pulmonary venous connection: morphology and outcome from an international population-based study. Circulation, 122: 2718.

Siu SC, Silversides CK, 2010. Bicuspid aortic valve disease. J Am Coll Cardiol, 55: 2789-2800.

Steinhorn RH, 2016. Advances in Neonatal Pulmonary Hypertension. Neonatology, 109（4）: 334-344.

Storme L, Aubry E, Rakza T, et al, 2013. Pathophysiology of persistent pulmonary hypertension of the newborn: impact of the perinatal environment. Arch Cardiovasc Dis, 106（3）: 169-177.

Tlaskal T, Chaloupecky V, Hucin B, et al, 2010. Long-term results after correction of persistent truncus arteriosus in 83 patients. Eur J Cardiothorac Surg, 37: 1278.

van der Linde D, Konings EE, Slager MA, et al, 2011. Birth prevalence of congenital heart disease worldwide: a systematic review and meta-analysis. J Am Coll Cardiol, 58: 2241-2247.

Wren C, Reinhardt Z, Khawaja K, 2008. Twenty-year trends in diagnosis of life-threatening neonatal cardiovascular malformations. Arch Dis Childh Fetal Neonatal Ed, 93: F33-35.

Zhao QM, Ma XJ, Ge XI, et al, 2014. Oximetry with clinical assessment to screen for congenital heart disease in neonates in China: a prospective study. Lancet, 384（9945）: 747-754.

Zhao QM, Ma XJ, Ge XI, et al, 2019. Prevalence of Congenital Heart Disease at Live Birth in China. Arch Pediatr Adolesc Med 2008; 162: 969-974 . J Pediatr, 204: 53-58.

第 7 章

新生儿血液病学

第一节　新生儿溶血病

新生儿溶血病（HDN）是指由母婴血型不合而引起的胎儿或新生儿同族免疫性溶血。在已发现的人类 26 个血型系统中，以 ABO 血型不合最常见，其次是 Rh 血型不合，MN（少见血型）血型不合罕见。

一、诊 断 要 点

1. ABO 溶血病　主要发生在母亲 O 型，而胎儿 A 型或 B 型；可第一胎发病；黄疸出现时间稍晚，出生后 2～3 天出现黄疸；除黄疸外，其他改变不明显。

2. Rh 溶血病　一般发生在母亲血型 Rh（D）阴性，胎儿血型 Rh（D）阳性；一般不发生在第一胎；出生后 24 小时内出现黄疸并迅速加重；重症出现胎儿重度贫血、水肿、肝脾大、心力衰竭及胆红素脑病等并发症。

3. 胆红素脑病　是新生儿溶血病最严重并发症，早产儿更易发生，一般于重度黄疸高峰后 12～48 小时出现症状，分为 4 期：警告期、痉挛期、恢复期、后遗症期。

4. 实验室检查

（1）母子血型检查：检查母婴 ABO 和 Rh 血型，证实存在血型不合。

（2）溶血检查：血常规红细胞和血红蛋白降低，早期新生儿血红蛋白<145g/L 可诊断贫血，网织红细胞数升高，>6%，血清总胆红素升高，以间接胆红素升高为主。

（3）致敏红细胞和血型抗体测定：改良 Coombs 试验阳性或抗体释放试验阳性为确诊试验；游离抗体试验有助于评估是否继续溶血、换血后的效果，但不是确诊试验。

二、治疗要点

1. 产前治疗　提前分娩；血浆置换（临床极少用）；宫内输血；孕母口服苯巴比妥，给母亲或胎儿静脉注射免疫球蛋白（IVIG）。

2. 新生儿治疗

（1）光照疗法指征：各种原因导致的足月儿血清总胆红素水平>205μmol/L（12mg/dl）；早产儿及高危儿如窒息、低蛋白血症、感染等可放宽指征；极低和超低出生体重儿可预防性光疗；其他可参考光疗干预列线图。

（2）药物治疗：苯巴比妥 5mg/（kg·d），分 2～3 次口服，连服 4～5 天；输血浆 10～20ml/kg 或白蛋白 1g/kg；IVIG 1g/kg，6～8 小时静脉滴注；其他：口服益生菌，纠正酸中毒。

（3）换血疗法

1）指征：符合下列条件之一可换血。①产前明确诊断溶血，出生时脐血总胆红素>68μmol/L（4mg/dl），血红蛋白低于 120g/L，伴水肿、肝脾大和心力衰竭者；②出生后 12 小时内胆红素每小时上升 12μmol/L（0.7mg/dl）者；③光疗失败者，即光疗 4～6 小时后血清总胆红素仍上升 8.6μmol/（L·h）[0.5mg/（dl·h）]；④已有胆红素脑病早期表现者。

2）方法：①血源，Rh 溶血病选用 Rh 系统与母亲同型、ABO 系统与患儿同型血液，紧急或找不到血源时可选用 O 型血；ABO 溶血病用 AB 型血浆和 O 型红细胞悬液的混合血。②换血量，一般为患儿血量的 2 倍（150～180ml/kg）。

③途径，最常用经外周动、静脉同步换血。

第二节　贫血与胎儿水肿

一、贫　血

1. 诊断要点

（1）定义：2 周内静脉血的血红蛋白≤130g/L；毛细血管血≤145g/L。

（2）病因：包括失血性贫血、溶血性贫血及红细胞生成障碍性贫血。出生时贫血多见于严重的免疫性溶血或出血；24 小时后出现的贫血常由内出血、医源性或非医源性溶血所致；红细胞减少所致的贫血常在 3 周后发病，晚期贫血则多继发于感染，医源性贫血是早产儿贫血的一个非常重要的因素。

（3）临床表现：新生儿贫血的临床表现取决于贫血发生的时间、出血量及速度。

1）急性大量失血的新生儿表现为急性呼吸窘迫、苍白、活动减少，呼吸急促，心率增快，严重者可出现低血容量性休克。

2）由溶血导致的贫血，黄疸程度重，常有肝脾大，低蛋白血症。

3）先天性感染者还存在其他指标的异常。

4）感染引起的非免疫性溶血性贫血于新生儿早期发病，持续数周，通常有肝脾大。

5）慢性失血或中度出血的新生儿贫血常无症状。

（4）实验室检查

1）血常规示红细胞计数，血红蛋白量，血细胞比容下降；网织红细胞计数增高见于溶血性贫血。

2）根据病史完善其他免疫及红细胞形态与酶学检查。

2. 治疗要点

（1）输血：①严重心肺疾病，血红蛋白＜130g/L（血细胞比容＜0.4）；②中度心肺疾病，血红蛋白＜130g/L（血细胞比容＜0.3）；③大手术，血红蛋白＜130g/L（血细胞比容＜0.4）；④急性失血，失血量＞血容量10%。输血种类及输血量：红细胞输注，一般单次剂量10～20ml/kg，早产儿尤其是极低出生体重儿为5～15ml/kg；其他血制品有IVIG、白蛋白、血浆。

（2）病因治疗。

（3）药物治疗：给予促红细胞生成素、铁剂治疗。

（4）供氧：苍白乏力者需清理气道后供氧。

3. 预防

（1）延迟脐带结扎或脐带挤捏。断脐前给予延迟脐带结扎30～90秒，或将脐带血挤压入胎儿端，可减少新生儿尤其是早产儿贫血的发生。

（2）减少医源性失血，对新生儿尤其是早产儿减少不必要的抽血检查，如有需要抽血量较大时，抽血同时可根据情况给予快速静脉注射生理盐水补充血容量，但不能预防贫血发生。

二、胎 儿 水 肿

1. 诊断要点

（1）定义：胎儿水肿是指胎儿体内过多液体积聚，出现2处及2处以上的不同部位体腔液体异常积聚，包括胸腔积液、心包积液、腹水、皮肤水肿（厚度≥5mm）或羊水过多、胎盘水肿（厚度≥6cm）等。胎儿水肿并非是常见疾病，且病因机制复杂，预后较差，新生儿死亡率及围生期死亡率均较高，其预后与病因机制及胎儿水肿类型紧密相关。

（2）病因：胎儿水肿是一种多病因疾病，分为免疫性与非免疫性两大类，其中90%胎儿水肿由非免疫性因素所致。

①免疫因素主要为母婴血型不合所致新生儿溶血病，以 Rh 血型不合多见，较少部分为 ABO 血型不合；②非免疫因素包括双胎妊娠胎-胎输血综合征、心血管系统异常、染色体异常、血液系统疾病（如地中海贫血等）、淋巴系统发育异常、感染、胸部结构异常、泌尿系统畸形、胃肠道异常、先天性代谢异常及特发性胎儿水肿。

（3）诊断：胎儿水肿可通过超声检查诊断，包括各个器官检查、超声心动图检查及胎儿多普勒血流检查等；并对母亲血液学进行相应病因检测。

2. 治疗要点

（1）宫内干预，某些病因引起的胎儿水肿可以进行相应的宫内干预，改善水肿胎儿的预后，但是这些手段也是有限的，只有部分会成功。

（2）终止妊娠，综合各因素考虑，必要时终止妊娠。

（3）新生儿期处理：如能存活，水肿胎儿娩出前应充分做好新生儿复苏准备，活产儿进入新生儿监护病房行进一步诊治。

1）复苏：水肿患儿出生后几乎都需要插管，因水肿有插管困难可能，需有丰富经验的新生儿科医师协助；可考虑采用持续性肺膨胀通气，给予稍高的吸气峰压进行通气（20～25cmH$_2$O），持续时间>5 秒，可帮助建立功能残气量，而后通气频率设置为 80～120 次/分。

2）复苏后转入病房处理：预防性使用肺表面活性物质；根据水肿部位进行胸腔穿刺、腹腔穿刺、心包穿刺；药物使用：给予强心剂、利尿药，改善循环，纠正电解质紊乱及脏器功能障碍，适当限制液体入量[60～80ml/（kg·d）]；如低蛋白血症，则可以考虑输注白蛋白治疗。

3）ECMO 治疗。

（黄　鹏　杨传忠）

第三节　新生儿凝血功能障碍

新生儿凝血功能障碍主要表现为新生儿出血,新生儿凝血系统尚处于发育阶段,出血的临床表现及可能病因与胎龄和新生儿健康状况有关。新生儿凝血障碍按病因可分为遗传性凝血功能障碍和获得性凝血功能障碍。

一、遗传性凝血功能障碍

1. 血友病 A（Ⅷ因子缺乏症）

（1）临床表现：多数在出生后第二年发病,有部分在新生儿期即可发病,表现为颅内出血、膜状腱膜下出血或头颅血肿,动静脉穿刺部位出血,脐带出血时间延长不常见,内脏出血罕见。

（2）诊断：采集脐血或外周血做检查诊断。典型表现为APTT延长,但PT、TT、血小板和纤维蛋白原正常。Ⅷ因子凝血活性检测是确诊的依据。

（3）治疗要点：静脉给予重组Ⅷ因子50～100U/kg,每天2次,对于有颅内出血,Ⅷ因子活性治疗需持续至少2周;如未明确诊断可先给予新鲜冰冻血浆或冷沉淀物15～20ml/kg。尽量避免行静脉穿刺术、腰椎穿刺术,以防出血。

2. 血友病 B（Ⅸ因子缺乏症）　血友病 B 与血友病 A临床表现及实验室检查有类似之处,诊断依据Ⅸ因子活性检测,但因肝病和维生素 K 缺乏时Ⅸ因子活性有所下降,因此可在出生后 6 周和 6 个月复查后进一步明确。治疗可给予重组Ⅸ因子浓缩剂,100U/kg 静脉输注,每天 1 次,颅内出血用药 2 周以上。避免进行穿刺操作。

3. 新生儿血管性血友病（von willebrand disease, vWD）vWD 由血管性血友病因子（vWF）的数量和质量缺陷导致。

该病为最常见的遗传出血疾病,分为几个亚型,新生儿期发病的有 2b 型和 3 型,2b 型 vWD 为常染色体显性遗传且表现为血小板减少,出血不常见;3 型 vWD 是该病最严重类型,为常染色体隐性遗传,临床表现与血友病相似,vWF 与Ⅷ因子均下降,治疗可应用中等纯化的Ⅷ因子治疗。

4. **ⅩⅢ因子缺乏症** 为罕见的常染色体隐性遗传疾病,临床表现通常为出生后 3 周内仍有脐带出血,亦可出现颅内出血情况。常规凝血筛查可正常,确诊需行ⅩⅢ因子检测。治疗可给予ⅩⅢ因子浓缩剂,每月给药降低颅内出血风险,如无该浓缩剂情况下,可给予冷沉淀物 10ml/kg。

二、获得性凝血功能障碍

1. **维生素 K 缺乏症**

(1)分类:维生素 K 缺乏症称为维生素 K 缺乏性出血,根据出血时间可分为早发型、经典型、晚发型三类。

1)早发型:出生后 24 小时内发病,轻重程度不一,轻者仅有皮肤少量出血或脐残端渗血,严重表现为胃肠道出血和颅内出血。由宫内严重维生素 K 缺乏导致,通常由母亲使用干扰维生素 K 的药物所致,如抗惊厥药(苯巴比妥、苯妥英钠)、抗结核治疗和口服抗凝剂。

2)经典型:出生后 2~5 天发病,早产儿可推迟至出生后 2 周。表现为皮肤瘀斑、脐残端渗血、胃肠道出血等,婴儿一般情况好,出血量一般少或中等,并呈自限性。

3)晚发型:出生后 1~3 个月发病,多见于母乳喂养、慢性腹泻、肝胆疾病、营养不良、长期接受静脉营养而未补充维生素 K 者。除其他部位出血外,几乎均有颅内出血,死亡率高,幸存者遗留神经系统后遗症。

(2)实验室检查

1)凝血功能检查:PT 延长至正常值的 2 倍以上;APTT 延长;TT、出血时间、血小板计数、血块退缩试验和纤维蛋白原正常。

2）活性 II 因子与 II 因子总量比值大于 1 时，提示维生素 K 缺乏。

3）PIVKA- II $\geqslant 2\mu g/L$。

4）维生素 K 含量测定。

（3）预防及治疗要点

1）有出血者给予维生素 K_1 1～2mg 静脉滴注，出血严重可输新鲜全血或冰冻血浆 10～20ml/kg。

2）母亲妊娠期服用干扰维生素 K 代谢的药物，应在妊娠最后 3 个月及分娩前各肌内注射 1 次维生素 K_1 10mg。

3）纯母乳喂养者，母亲应口服维生素 K_1，每次 20mg，每周 2 次。

4）所有新生儿出生后立即给予维生素 K_1 0.5～1mg 肌内注射 1 次（早产儿连用 3 天）。

5）早产儿、有肝胆疾病、慢性腹泻、长期全静脉营养等高危儿应每周静脉注射 1 次维生素 K_1 0.5～1mg。

2. 弥散性血管内凝血

（1）病因：与严重缺氧和（或）酸中毒有关，包括围生期出血、出生时重度窒息、胎粪吸入和脓毒血症。

（2）临床表现：DIC 主要表现为广泛的出血，包括肺出血及静脉穿刺部位的出血；循环障碍与休克；血栓形成致血管栓塞；溶血。

（3）实验室检查：DIC 中凝血异常的常见形式是 PT、APTT 延长伴血小板和纤维蛋白原的降低，D-二聚体升高。

（4）治疗要点：DIC 治疗主要是病因治疗。血制品置换用于临床出血的治疗，包括血浆、冷沉淀、血小板输注等，维持血小板计数大于 $30 \times 10^9/L$、纤维蛋白原＞1g/L。其他治疗包括纠正酸中毒、电解质紊乱，改善循环等。

3. 其他获得性凝血障碍性疾病 新生儿期获得性凝血病的其他原因包括肝病、代谢性疾病（如高氨血症）、体外膜氧合（ECMO）和继发于巨大血管内皮瘤的消耗性凝血病伴血小板减少（Kasabach-Merritt 综合征）。

（黄　鹏　杨传忠）

第四节　新生儿血栓性疾病

新生儿血栓性疾病是各种原因导致血栓形成与抗血栓形成平衡发生破坏，引起血栓形成、血栓栓塞的病理生理过程。由于新生儿凝血系统发育尚未成熟，更容易发生血栓栓塞，应引起足够重视。

一、病　　因

新生儿血栓性疾病主要发生于动静脉置管患儿（导管相关性血栓），其他因素有败血症，窒息，母亲患糖尿病，某些遗传易栓症（蛋白 C 缺乏）等。

二、临床表现

1. 动脉血栓　主要发生于脐动脉置管患儿，包括肢体动脉血栓、肾动脉血栓、肠系膜上动脉血栓等；也常见于外周动脉置管的患儿。临床表现各异，也可能无症状，与发生部位有关，肢体动脉发生栓塞时栓塞部位肢体远端出现苍白，温度降低，肢端发黑、干性坏疽，血管搏动减弱，甚至血压测不到；肾动脉栓塞导致高血压伴或不伴肾衰竭；肠系膜上动脉血栓可发生坏死性小肠结肠炎，甚至栓子通过卵圆孔进入颅内导致新生儿脑卒中。

2. 静脉血栓　包括深静脉（上腔静脉、肢体静脉等）血栓、肾静脉血栓、右心房血栓。上腔静脉血栓表现为颈部、面部和（或）上胸部水肿，合并上肢静脉血栓时可发生上腔静脉综合征。肾静脉血栓表现为血尿，明显腹部包块，血小板减少，肾衰竭等。右心房血栓表现为突然出现心脏杂音、心律失常、右心衰竭、持续脓毒血症。最严重的是肺动脉栓塞，表现为突发的呼吸困难。

三、实验室检查

新生儿血栓性疾病实验室检查常用的是血管超声和超声心动图，但检出率不高；血管造影敏感度与特异度较高；磁共振血管成像也可作为诊断方法之一。

四、治 疗 要 点

1. 一般管理　无症状性血栓主要支持治疗和对血栓进行监测。若血栓进展或出现症状，则需要抗凝治疗，必要时需要溶栓。如果中心静脉或脐静脉导管与血栓有关，应拔除导管，也可以在应用抗凝剂 3～5 天后再拔除，如果周围动脉导管与血栓有关需立即拔除。

2. 抗凝治疗　一般情况下，抗凝治疗应持续 6 周至 3 个月。抗凝治疗常用药物：

（1）普通肝素：初始静脉注射剂量 75U/kg，10 分钟注入，随后以 28U/（kg·h）维持。目标是输注 4 小时后抗活化凝血因子 X 水平达到 0.3～0.7U/ml，APTT 达到正常的 1.5～2 倍，当达到治疗范围时，应每 24 小时监测 1 次 APTT 和血小板计数。最常见的不良反应包括出血和肝素诱导的血小板减少。

（2）低分子量肝素：对凝血功能监测要求小，发生出血和肝素诱导的小板减少风险较低。治疗血栓时，足月儿皮下注射剂量 1.7mg/kg，早产儿 2mg/kg，每 12 小时 1 次。目标是使抗活化凝血因子 X 水平达到 0.5～1U/ml，预防血栓的剂量是治疗量的 1/2，抗活化凝血因子 X 水平达到 0.1～0.3U/ml 即可。

3. 溶栓治疗　只有存在危及生命、脏器功能和肢体功能的血栓时才考虑。首选组织纤溶酶原激活物，静脉注射给药 0.1～0.6mg/（kg·h），连续输注 6 小时以上，维持纤维蛋白原 100mg/d 以上。

4. 其他　蛋白C缺乏者应用蛋白C 60U/kg治疗，每6～8 小时 1 次，随后根据患儿情况调整剂量，如以上方法无效，可输注新鲜冰冻血浆 10～20m/kg，每 8～12 小时 1 次。蛋白 S 缺乏者常使用新鲜冰冻血浆替代。治疗终点为血栓完全消失，通常需要 6～8 周，根治方法是肝移植。

（黄　鹏　杨传忠）

第8章

胃肠道与泌尿系统疾病

第一节　新生儿坏死性小肠结肠炎

一、概　　述

坏死性小肠结肠炎（necrotizing enterocolitis，NEC）是新生儿重症监护病房（neonatal intensive care unit，NICU）最常见的一种肠道急症，也是危及新生儿尤其是早产儿生命的一种严重疾病。临床上主要表现为腹胀、呕吐、腹泻、便血，严重者发生休克及多器官功能衰竭，腹部 X 线检查以肠壁囊样积气为特征。流行病学资料显示，活产儿 NEC 发病率为 1‰～3‰，在 NICU 的发病率为 1%～5%，病死率为 16%～20%。出生胎龄越小、体重越低，NEC 发病率及病死率越高。有研究显示，出生体重在 1251～1500g 的极低出生体重儿（VLBW），NEC 发病率为 3%，病死率为 30%；出生体重在 400～750g 的超低出生体重儿（ELBW），NEC 发病率升至 14%，病死率可高达 40%～45%。25% 的 NEC 患儿会出现小头畸形或严重的神经系统发育异常。

二、病因及发病机制

NEC 最常累及回肠远端及升结肠近端，研究发现，极早产儿的 NEC 多发生于空肠，早产儿多发生于回肠，随着胎龄的增加，空肠及回肠的发生率逐渐下降，足月儿则多发生于结肠。NEC 的病因及发病机制复杂，目前尚未完全明了。所有能影响肠道黏膜血液供应而导致黏膜局部缺血及肠蠕动减弱的因素，均可能引起 NEC。

1. **早产**　是已被流行病学研究证实的导致 NEC 发病的独立高危因素，出生体重越低、胎龄越小，NEC 发病率越高。早产儿消化系统发育不成熟，消化、吸收和代谢功能低下；表皮生长因子（epidermal growth factor，EGF）含量低，消化道黏膜损伤后其修复能力差；消化道 TLR4（toll like receptor 4）水平高，TLR4 信号途径的负调控因子表达量低于足月儿，而 TLR4 是脂多糖的受体，一旦暴露，TLR4 与脂多糖结合可激活转录启动炎症级联因子 NF-κB，促进血小板活化因子（PAF）等炎性基因的转录和表达，从而释放大量炎性介质，引发消化道的过度炎症反应。基于上述原因，早产儿更易发生 NEC。

2. **喂养不当**　研究发现，90% 的 NEC 患儿于肠道喂养后发病，且应用配方乳者远远多于母乳喂养者。大多数哺乳动物的母乳渗透压约为 300mOsm/L，但为满足新生儿的生长需求，配方乳多被过度浓缩。当配方乳渗透压过高（＞400mmol/L）或乳量增加速度过快（每天＞20ml/kg）时，可损伤新生儿的消化道黏膜，细菌容易侵入消化道壁内并繁殖。但也有研究显示配方乳的渗透压不影响 NEC 的发病。需要注意的是，延迟肠道喂养并不能降低 NEC 的发病率。

3. **感染**　有不少研究显示感染和肠壁炎症是 NEC 发病的主要病因。NEC 通常发生于出生第 8～10 天及以后，正是消化道微生物出现多样化和厌氧菌开始定植之时。研究显示，NEC 发病前正常菌群已发生质量改变，包括肠道菌种数目减少及致病性菌群出现。NEC 患儿的粪便培养主要是革兰氏阴性杆菌，如克雷伯菌、大肠埃希菌、铜绿假单胞菌、艰难梭菌等，而足月顺产儿消化道微生物以乳酸杆菌和双歧杆菌为主。Omarsdottir 等发现巨细胞病毒（CMV）肽或抗原可破坏肠道上皮屏障，或通过激活对抗病毒肽的免疫反应而发生肠道炎症反应，提示 CMV 感染可能与 NEC 有关。

4. 缺血缺氧性损伤　　研究发现，缺血缺氧所致的再灌注损伤也是导致 NEC 发病的重要因素。在小鼠 NEC 模型中回肠血管收缩剂内皮素-1（ET-1）mRNA 表达增加，回肠的血液灌注降低，而消化道黏膜局部应用 ET-1 可加重血液低灌注。临床观察也发现，NEC 患儿肠道内 ET-1 表达明显增加，与消化道损伤程度呈正相关。NO 是一种自由基，有助于维持消化道黏膜血流正常，抑制血小板聚集和白细胞黏附，但高水平的 NO 可通过促进消化道细胞凋亡、降低消化道细胞的增殖和分化而加重消化道的损伤，NEC 患儿中 NO 合成酶的主要成分——iNOS 的 mRNA 表达增高，可能与 NEC 发病有关。

5. 其他　　有研究发现，输血可导致急性消化道损伤，可能与输注的浓缩红细胞的可变形性降低、黏附和聚集增加，从而改变消化道的血流动力学、血管渗透压、血液黏度等有关；此外，机体会针对血液中的人类白细胞抗原（HLA）、生物活性脂质、游离血红蛋白、红细胞膜碎片和炎性细胞因子等外源性生物活性物质产生特异的免疫应答和相应的抗体，通过激活补体造成内皮损伤。但也有研究分析发现，没有证据表明输血与 NEC 相关。

有研究显示，脐静脉置管（UVC）的患儿 NEC 发病率增加，其中 UVC 异位是 NEC 的独立危险因素。可能与 UVC 阻塞静脉导管、通过错位的 UVC 进入门静脉使静脉输液直接进入门静脉循环，从而导致消化道缺血缺氧有关。

先兆子痫（PE）可造成胎盘血供减少，胎儿发生缺血再灌注损伤，生长受限或早产，且 PE 的影响在宫内生长受限（IUGR）患儿中更为显著。

综上所述，目前认为 NEC 的发病机制为未发育成熟的肠道在肠黏膜的屏障功能不良或被破坏和肠腔内存在食物残渣情况下，细菌在肠腔和肠壁繁殖并产生大量炎症介质，最终引起肠壁损伤、坏死、穿孔和全身炎症反应，甚至休克、多器官功能衰竭。

三、临 床 表 现

胎龄越不成熟，NEC 起病越晚：足月儿常发生于出生后 3～4 天，而胎龄＜28 周者常发生于出生后 3～4 周。NEC 的临床表现轻重差异很大，开始时常为非特异性临床表现，包括体温不稳、反复呼吸暂停、心动过缓、低血糖和休克。典型的胃肠道症状包括腹胀、呕吐、腹泻或便血三联征。腹胀一般最早出现且持续存在；呕吐先为奶液、逐渐可出现胆汁样或咖啡样物；腹泻或血便出现较晚，血便可为黑粪或鲜血。

目前临床多采用修正 Bell 分期标准，如表 8-1 所示。

表 8-1　新生儿 NEC 修正 Bell 分期标准

	分期	全身症状	胃肠道症状	影像学检查
I A	疑似 NEC	体温不稳定，呼吸暂停，心动过缓，嗜睡	胃潴留，轻度腹胀，大便隐血阳性	正常或肠管扩张，轻度肠梗阻
I B	疑似 NEC	同 I A	直肠内有鲜血	同 I A
II A	确诊 NEC（轻度）	同 I A	同 I A 和 I B，肠鸣音消失和（或）腹部触痛	肠管扩张、梗阻，肠壁积气征
II B	确诊 NEC（中度）	同 II A，轻度代谢性酸中毒，轻度血小板减少	同 II A，肠鸣音消失，腹部触痛明显和（或）腹壁蜂窝织炎或右下腹部包块	同 II A，门静脉积气和（或）腹水
III A	NEC 进展（重度，肠壁完整）	同 II B，低血压，心动过缓，严重呼吸暂停，混合性酸中毒，DIC，中性粒细胞减少，无尿	同 II B，弥漫性腹膜炎，腹胀和触痛明显，腹壁红肿	同 II B，腹水
III B	NEC 进展（重度，肠壁穿孔）	同 III A，病情突然恶化	同 III A，腹胀突然加重	同 II B，腹腔积气

四、诊断及鉴别诊断

目前 NEC 的诊断仍然主要依靠临床表现联合腹部 X 线检查，但由于其发病机制复杂，缺乏特异性临床表现，早期诊断困难。

1. 临床诊断　下列 4 项特征具备 2 项可考虑临床诊断：①腹胀；②便血；③嗜睡、呼吸暂停、肌张力低下；④肠壁积气。若无 NEC 放射影像学及组织学证据，则视为可疑。

2. X 线检查　目前 NEC 的主要影像学检查仍依靠腹部 X 线片，非特异性表现包括肠管扩张、肠壁增厚、腹腔积液。具有确诊意义的表现包括：①肠壁间积气；②黏膜下"气泡征"；③门静脉积气，为疾病严重的征象，病死率达 70%；④气腹征。

3. 超声检查　随着超声分辨率的显著提高及在新生儿病房的广泛应用，超声可较腹部 X 线片更早地发现消化道的变化。在肠穿孔患者中，超声可观察到无回声游离液体和肠壁变薄，但 X 线片中却没有检测到游离气体。

4. 血常规、C 反应蛋白、血气分析及血培养　白细胞异常升高或降低，血小板、粒细胞总数和淋巴细胞计数不同程度减少，而幼稚粒细胞及幼稚粒细胞/粒细胞总数比例升高，C 反应蛋白水平持续升高是 NEC 患儿病情严重和进展的重要指标。如伴有难以纠正的酸中毒和严重的电解质紊乱，提示存在败血症和肠坏死，此是外科手术的指征。血培养阳性者仅占 1/3，如细菌培养阳性，对于明确 NEC 病因具有一定意义。

5. 血浆特异性指标　近年来有研究报道很多特异性肠道相关蛋白，如上皮生长因子、inter-抑制蛋白、小肠脂肪酸结合蛋白、粪便钙卫蛋白等，对 NEC 的诊断有一定价值。通过蛋白组学分析检测尿液中的多种生物学标志物，如尿肠源性脂肪酸结合蛋白（intestinal fatty acid binding protein,

I-FABP）、尿液血清淀粉样蛋白（serum amyloid，SA）A，及尿补体，如 C3a 和 C5a 等对 NEC 的早期诊断及预测疾病严重程度具有一定价值。但目前尚缺乏大样本、多中心研究结果证实上述生物学标志物应用于临床诊断 NEC 的价值，其诊断临界值的确定也比较困难，故尚未常规应用于临床。

6. 肠道微生态　肠道菌群紊乱或失调可能与 NEC 发病有关，目前采用 16Sr RNA 检测技术可检测肠道微生物，通过了解肠道微生态的变化，对早期诊断 NEC 具有一定价值。采用高通量测序技术可全面描述肠道微生物群落的复杂性和多样性，具有通量高、测序快、准确度高等优点，是目前最先进的肠道微生态检测技术，但目前该项技术仍处于研究阶段，尚未应用于临床。

7. 氢呼气和甲烷试验　临床上氢呼气和甲烷试验被广泛应用于小肠细菌过度生长和糖类代谢性疾病，以及与之相关疾病的临床诊断和指导治疗。肠道细菌过度生长是导致 NEC 的重要危险因素之一，研究发现氢呼气和甲烷明显增加的新生儿，最后均被证实发生 NEC，且相较于腹部 X 线片检查可提前 6～8 小时诊断 NEC。但其特异度和敏感度较低，用于 NEC 诊断的实际操作难度较大，故尚未在临床推广应用。

8. 其他　基因中的单核苷酸多态性编码 CPS-1 是精氨酸合成中的主要酶，其水平升高于 NEC 的发病风险具有相关性。IL-18607 基因 aa 基因型频率与 NEC 严重程度具有相关性。NEC 遗传标志物的研究对于 NEC 的临床诊断具有一定潜力。此外，肠道内镜、消化道 pH 值监测、计算机听诊肠蠕动、脉搏血氧仪监测、近红外光谱等均对于 NEC 的早期临床诊断具有一定价值，但目前尚在临床研究中，缺乏大样本数据支持。

五、治　疗

目前尚无统一有效的治疗方案。

1. 内科治疗　对于诊断为 I 期、II 期 NEC 患儿，若无明显肠坏死和肠穿孔表现，则主要采取内科治疗，包括禁食、胃肠减压、胃肠外营养、有效抗菌药物抗感染治疗、液体复苏、辅助通气及输血等对症支持治疗。

（1）禁食：禁食时间主要依据 NEC 患儿病情严重程度而定，一般而言，待患儿临床症状明显好转，腹胀消失、肠鸣音恢复、大便隐血呈阴性后，即可恢复喂养。对于 I 期 NEC 患儿需要绝对禁食 72 小时，症状较轻的 II 期 NEC 患儿应禁食 6～8 天，症状较重的 II 期 NEC 患儿应禁食 9～13 天，同时给予患儿足够的静脉营养支持和适当的胃肠减压。

（2）抗菌治疗：抗菌药物的应用在治疗 NEC 中尤为重要，抗菌药物主要针对革兰氏阳性菌和革兰氏阴性菌。对于病情较重的 II 期 NEC 患儿，抗菌药物治疗还应针对厌氧菌。美国外科感染学会和传染病学会推荐联合使用氨苄西林、庆大霉素和甲硝唑，或氨苄西林、头孢噻肟和甲硝唑（美罗培南）；若为耐甲氧西林-金黄色葡萄球菌或耐氨苄西林菌株感染，则可给予万古霉素治疗。对血培养阳性的 NEC 患儿，可再根据药物敏感试验结果选择敏感抗菌药物治疗。

此外，必须严密监测患儿生命体征，密切随访血常规、电解质、血气分析、凝血功能等生化指标，及时补液维持机体酸碱平衡及内环境稳定，必要时采取机械通气等支持治疗。

2. 外科治疗

（1）外科手术适应证：文献报道称 20%～60%的 NEC 患儿需要外科手术治疗。理论上 NEC 患儿最理想的手术治疗时机应该是严重肠坏死后、穿孔发生前，这不仅可以去除坏死肠管，更能有效减轻毒素吸收及腹腔感染。如何把握此外科手术时机极具挑战性，由于 NEC 疾病本身的特点，以及对于 NEC 的检查手段有限等原因，临床上很难准确把握。目前，肠穿孔是公认的 NEC 手术治疗的绝对指征，但是此时手术可导致患儿死亡率明显增加。NEC 的相对手术指征主要通过患儿的临床表现、影像学检查特异性表现、生化指标异常及内科非手术治疗效果不佳 4 个方面进行判断。目前临床将 Duck 腹部 X 线评分（Duck abdominal assessment scale，DAAS）及 7 项代谢紊乱（seven clinical metrics of metabolic derangement，MD7）发生率用于预测 NEC 手术治疗时机，当 MD7 发生率达到 2%或 DAAS≥5 分时，即应联系外科会诊，而 DAAS≥7 分，同时 MD7 发生率达 3%时，患儿肠坏死或穿孔发生率高达 100%，应立即对患儿进行手术探查。这两个评价体系可作为气腹以外 NEC 手术指征的重要补充，具有临床操作简单易行的特点，同时可作为内外科共识的 NEC 转诊指征。

（2）外科手术治疗方式：临床对于 NEC 治疗的目的在于尽量减少手术本身对患儿带来的影响，减小术后应激反应。在早期切除完全坏死的肠管时，尽可能多地保留肠管，预防术后短肠综合征的发生。开腹肠切除吻合术及肠造瘘术是治疗 NEC 的两种传统手术方式。新生儿腹腔镜技术能大大降低手术创伤，减轻术后应激反应，目前已趋于成熟。对 NEC 患儿进行早期腹腔镜探查可明确诊断并积极进行手术干预。对于病变较轻的 NEC 患儿，仅需进行腹腔引流术，对于病变典型者，则可进行腹腔镜下一期肠切除肠吻合术。此外，NEC 的"钳夹"（clip-and-drop）技术、"修补引流等待"（patch-drain-wait）技术、封闭负压引流（vacuum-assisted closure）技术等也是近年 NEC 手术治疗的研究热点。

六、预 防

1. **预防早产** 早产是已被流行病学研究证实的导致 NEC 发病的独立高危因素。预防早产可降低 NEC 发病率。做好妊娠期保健知识宣传,加强围生期保健,定期产前检查,加强高危妊娠管理,预防感染,及时识别先兆早产的临床症状,可最大程度地降低早产发生率。

2. **合理喂养** 提倡母乳喂养,早期母乳微量喂养可促进新生儿肠道的成熟及完善其屏障功能,刺激胃肠道激素分泌,促进肠道内正常菌群建立,提高喂养耐受程度,降低早期 NEC 发病率。适当增加肠内喂养量可促进早产儿生长发育,但肠内喂养量增加过多、过快,可增加 NEC 的发病风险。此外,配方乳与母乳喂养量及喂养速率是否应该有差别,目前尚不明确,有待进一步的研究证实。

3. **补充益生菌** 学术界关于益生菌预防 NEC 的有效性一直存在极大的争议。NEC 患儿肠道细菌种类少,当大肠埃希菌占主导地位时,发生 NEC 的可能性更大。补充肠道益生菌不仅给肠道提供物理屏障,阻止病原菌转移/定植,其代谢产物如乳酸/细菌素等也可抑制病原菌生长,并与病原菌竞争营养物质,减少早产儿 NEC 的发病率及 NEC 导致的死亡。临床试验研究显示,嗜乳酸杆菌、婴儿双歧杆菌、两歧双歧杆菌、鼠李糖乳杆菌、嗜热链球菌等益生菌制剂的应用,可降低 NEC 的严重程度,甚至减少其发病率。部分 Meta 分析也得出上述结论。但是,最近发表的 3 期 RCT 试验显示,短双歧杆菌 BBG-001 对预防 NEC 无效。目前大部分指南或推荐指出,虽然有大量的文献证据支持益生菌的使用,但确实没有足够强有力的证据推荐益生菌的常规使用。临床工作中可根据患儿具体情况在充分衡量益生菌的利弊后使用。

4. **防治感染** 感染与 NEC 的发病密切相关。积极预防和治疗新生儿感染是预防 NEC 的主要措施。新生儿病房必须完善和落实各项规章制度，医务人员做好手卫生，对新生儿尽可能减少不必要的有创操作，降低院内感染发生率，同时对新生儿感染做到早期发现、及时治疗。

5. 合理应用抗菌药物　新生儿抗菌药物的使用可杀死肠道内的正常菌群，引起肠道菌群失调，甚至导致耐药菌大量生长，引起 NEC，尤其是不能经胃肠道喂养及需禁食的患儿，抗菌药物的使用更会影响肠道正常菌群的建立，引起二重感染，进而导致 NEC 的发生。文献报道称，对新生儿采取预防性使用抗菌药物超过 5 天可促使 NEC 的发生。因此，临床上应严格掌握新生儿的抗菌药物应用指征，避免滥用抗菌药物。

6. 慎用易导致 NEC 的药物　一些药物的使用可能导致 NEC 发病率增高。研究报道表明，静脉注射丙种球蛋白是导致 NEC 发生的独立危险因素。新生儿接受 H_2 受体拮抗剂治疗也可能引起 NEC 发病率增高。此外，妊娠妇女产前使用吲哚美辛与 NEC 发生有关。因此，新生儿尤其是早产儿，应严格把握用药指征，权衡利弊，避免使用容易导致 NEC 发生的药物。

7. 补充乳铁蛋白　有文献报道表明，乳铁蛋白通过下调 TLR 表达及干扰 TLR 通路发挥抗炎作用，有助于预防早产儿 NEC 的发病。乳铁蛋白也可通过作用于白细胞的细胞因子调节肠道细胞及相关淋巴组织，减少败血症及 NEC 的发生。一项纳入 472 例低出生体重儿的多中心、双盲、随机、安慰剂对照研究结果显示，给予乳铁蛋白的 2 组患儿中，败血症发病率明显降低，NEC 发病率也有所降低。

综上所述，NEC 是一种多因素疾病，针对发病因素，围生期开始预防，提倡母乳喂养，对有高危因素的患儿密切注意喂养耐受情况，监测炎症指标，早发现、早诊断、早治疗可降低 NEC 的发病率和病死率。

（徐凤丹）

第二节　新生儿过敏性胃肠炎

一、概　　述

过敏性胃肠炎（allergic gastroenteritis）也称为食物变态反应（food allergy）或消化系统变态反应（allergic reaction of digestive system）或食物过敏（food allergy）等，是由某种食物或食品添加剂等引起的 IgE 介导和非 IgE 介导的免疫反应，从而导致消化系统内或全身性的变态反应。发生在新生儿期过敏性胃肠炎中称为新生儿过敏性胃肠炎。

二、流 行 病 学

新生儿期还未添加辅食，饮食结构较为单纯，通常以母乳及配方乳为主食，因此这个阶段发生食物过敏反应主要是由于牛奶蛋白过敏（cow's milk protein allergy，CMPA）。在欧美发达国家，此病的发病率为 2%～7.5%，国内部分城市的调查结果显示，0～2 岁牛奶蛋白过敏的发病率为 0.83%～3.5%，纯母乳喂养儿发生过敏反应较配方乳低，只有 0.4%～0.5%。随着年龄的增长，食物过敏症的发病率明显下降。此外，有食物过敏的患者常伴有支气管哮喘，发病率为 6.8%～17%，而对牛奶过敏的儿童，哮喘的发病率可高达 26%。

三、病　　因

1. **食物诱发过敏反应**　可通过以下途径引起：胃肠道食入、呼吸道吸入、皮肤接触或注射、通过人乳和胎盘进入。
2. **食物变应原**　是指能引起免疫反应的食物抗原分

子。几乎所有食物变应原都是蛋白质，大多数为水溶性糖蛋白，相对分子质量为 10 万～60 万。每种食物蛋白质可能含几种不同的变应原。食物变应原有如下特点：

（1）任何食物可诱发变态反应：新生儿常见的食物变应原为牛奶、羊奶或豆制配方乳，母乳喂养儿中因母亲摄入鸡蛋、牛奶等致敏。致敏食物也因各地区饮食习惯不同而异。

（2）配方乳喂养中具有变应原的物质以 β 乳球蛋白的抗原性最强，其次为酪蛋白、α 乳清蛋白及血清蛋白。牛奶蛋白诱发的过敏性胃肠炎可于新生儿期发病，植物的交叉反应性比动物明显，如对大豆过敏者也可能对豆科植物的其他成员如扁豆、苜蓿等过敏。

（3）食物变应原性的可变性：加热可使大多数食物的变应原性减低。胃的酸度增加和消化酶的存在可减少食物的变应原性。

（4）食物间存在交叉反应性：不同的蛋白质可有共同的抗原决定簇，使变应原具交叉反应性。如至少 50%牛奶过敏者也对羊奶过敏。对鸡蛋过敏者可能对其他鸟类的蛋也过敏。交叉反应不存在于牛奶和牛肉之间，也不存在于鸡蛋和鸡肉之间。

（5）对食物的中间代谢产物过敏：十分少见，患者多在进食后 2～3 小时出现症状。

3. 遗传因素　食物变态反应与遗传基因有关。父母中一方有食物过敏史者其子女的患病率为 30%。双亲均患本病者，则子女患病率高达 60%。

4. 解剖因素　人体胃肠道的非特异性和特异性黏膜屏障系统可以限制完整的蛋白质抗原侵入，而进入肠道的食物抗原与分泌型 IgA（sIgA）结合，形成抗原抗体复合物，限制了肠道对食物抗原的吸收，从而直接或间接地减轻对食物蛋白的免疫反应。3 个月以下的婴儿 sIgA 水平较低，当消化、吸收过程及黏膜免疫异常时，均造成各种食物的变应原易通过肠黏膜入血而发生过敏性胃肠炎。

5. 其他因素　消化道炎症是肠道过敏症发病率增高的原因之一。这是由于消化道炎症致胃肠黏膜损伤，增加了胃肠黏膜的通透性，过多的食物抗原被吸收，从而发生变态反应。

四、发病机制

新生儿过敏性胃肠炎可进一步分为 IgE 介导的免疫反应、非 IgE 介导免疫反应和混合介导的免疫反应。

1. 新生儿期多为非 IgE 介导的免疫反应。当患者对牛奶产生 IgE 抗体时，就会发生 I 型过敏反应。蛋白质或多肽通过皮肤、肠道或呼吸内壁进入人体，然后由抗原呈递细胞处理，呈递细胞在 MHC 中呈递抗原 T 细胞。T 细胞受体的激活导致 T 和 B 细胞之间的交联导致产生特定 IgE 抗体。IgE 抗体循环并结合肥大细胞和嗜碱性粒细胞表面的 IgE 受体，变应原的快速和强烈的反应随之而来，导致脱粒效应和释放预先形成的颗粒介质，如组胺、趋化因子、胰蛋白酶和新合成的膜源性脂质介质，包括前列腺素和白细胞三烯等。这些介质能够诱导血管扩张、黏液分泌、平滑肌收缩及其他炎性细胞大量涌入。

2. 非 IgE 介导的免疫反应的发病机制尚未明确，可能与几种免疫学机制参与有关。非 IgE 介导的对牛奶的免疫反应在免疫学机制中基本可以考虑为体液机制和细胞机制。症状可能为奶牛的乳汁特异性 T 细胞引起的 Th1 或 Th17 表型的反应，然而抗体介导的机制可能涉及 II 型或 II 型抗体依赖等超敏机制细胞介导的细胞毒性或补体活化，导致肠道不适、腹泻或皮肤症状。

食物变态反应在出生后最初几年常见，大多数患儿至 2～3 岁就对该食物产生耐受，症状随之消失。IgE 介导者可能持续时间较长。开始的严重性与以后临床症状消失与否无关，但由于避食食物变应原不彻底，特别是十几岁的儿童，致使其敏感性持续存在。

五、临 床 表 现

新生儿过敏性胃肠炎临床表现的严重程度与食物中变应原性的强弱和宿主的易感性有关，根据发病机制不同，临床表现有差异。

1. IgE 介导　IgE 介导的食物变态反应临床症状出现较快，可在进食后数分钟到 1~2 小时发生。有时极微量就可引起十分严重的过敏症状。

（1）皮肤、呼吸道症状：是最早出现的症状。呼吸道症状如哮喘出现较晚或不出现。食物诱发的哮喘在婴儿比较多见，除吸入所致者外，一般均合并其他过敏症状。年长儿和成人食物虽可诱发多种过敏症状包括休克在内，但诱发哮喘的不多见。食物一般不引起变应性鼻炎，变应性鼻炎作为食物变态反应的唯一症状更是十分罕见。

（2）肠绞痛：表现为婴儿阵发性烦躁不安，极度痛苦喊叫，腿蜷缩，腹膨胀，排气多，一般于出生后 2~4 周发病，到 3~4 个月痊愈。诊断依靠口服激发试验。

（3）口腔（黏膜）变态反应综合征：患儿在进食乳制品数分钟后，口咽部如唇、舌上腭和喉发痒与肿胀，少数患儿出现全身过敏症状。

2. 非 IgE 介导　多为迟发型过敏反应（2 小时后发作），如小肠结肠炎、直肠结肠炎、肠道疾病，预后相对较好。

（1）小肠结肠炎：主要表现为急、慢性呕吐，腹泻、腹胀、血便，可伴嗜睡、休克、生长受限，一般无皮肤及呼吸道症状，易与坏死性小肠结肠炎、脓毒症等混淆，但抗感染效果欠佳，回避牛奶后症状可迅速缓解。

（2）直肠结肠炎呈相对良性发展经过，是新生儿源性过敏性腹泻的最常见原因，约 50%见于母乳喂养儿，主要表现为腹泻、血便、黏液便，一般无呕吐、休克及生长受限。内镜检查多表现为嗜酸性粒细胞浸润，可呈部分性或弥漫性分布，去除病因后症状在数天内消失，少数可能需要 2 周。

（3）肠道疾病主要表现为慢性腹泻，低蛋白血症致水肿，体重增长不理想，可伴呕吐、腹胀。

3. IgE/非 IgE 混合介导　多为迟发型过敏反应，主要表现为延迟或慢性发作，如嗜酸性胃肠炎、嗜酸性结肠炎等，因累及肠管不同，轻者可表现为慢性腹痛、呕吐、吞咽困难，重者可出现体重下降、贫血、营养不良。

4. 并发症　肠道外症状最常见的表现为血管神经性水肿和各种皮疹、湿疹。此外尚可引起鼻炎、结膜炎、复发性口腔溃疡、支气管哮喘、过敏性紫癜、心律失常、头痛、眩晕等，甚至可引起过敏性休克的全身反应。婴儿期食物过敏尚有发生猝死综合征的报道，应予以重视。

六、诊　断

新生儿过敏性胃肠炎诊断需结合家族史、临床表现、体格检查排除感染及外科疾病后，行诊断性回避试验，症状消失后，行口服激发试验确诊。辅助检查包括皮肤点刺试验（skin prick test，SPT）和特异性 IgE 测定、斑贴试验（atopy patch test，APT）、嗜酸性粒细胞计数等。

1. 诊断性回避试验　在母亲回避牛奶及其制品期间，鼓励继续母乳喂养。若出现过敏反应，母亲回避牛奶时间为3～6 天；若迟发反应，回避时间应长达 14 天。若症状没有改善，说明不是 CMPA，应进一步寻找原因。可能与摄入鸡蛋、鱼、海鲜等常见食物过敏有关。若症状改善，母亲只能接受不含牛奶及其制品的食物，直至激发试验阴性为止。期间母亲每天必须保证 1000mg 钙的摄入，并定期接受营养咨询。对人工喂养儿来说，应严格禁止食用牛奶为基质的配方乳、含 CMP 的辅食及其他乳制品，如羊奶等。回避时间 2～4 周，然后口服激发试验，阴性才能喂食普通配方乳，否则应延长喂养深度水解乳至 6 个月或 9 个月。

2. 口服激发试验　参见 2012 年欧洲儿科胃肠病学、肝病学和营养协会操作指南。

患儿住院后，建立静脉通路，放置留置针。询问病史并对患儿进行详细全面的体格检查，并充分告知患儿家属激发过程可能出现的情况及风险，签署知情同意书。准备肾上腺素（1∶1000）1 支、心电血氧监护仪及心肺复苏装置。选择无乳糖配方乳或普通配方乳进行激发。婴儿最后 1 次进食后 2 小时开始，取 1 滴婴儿配方乳滴于患儿的口唇，观察皮肤等反应。如在 15 分钟后无任何反应，每 20 分钟增加 1 次配方乳的喂养量，从 1ml 开始，然后 3ml、10ml、30ml、100ml（或一餐最大进食量），共 5 次。观察患儿生命体征、皮肤、呼吸道、消化道等症状，给予最大喂养量后继续观察 2 小时。试验中一旦出现相关临床症状，立即停止试验，根据不同的症状对症处理。对没有发生过敏反应的患儿可出院继续随访观察，随后 2 周每天至少进食试验配方乳 250ml，不添加其他新食物或可能导致过敏的食物，家长记录饮食日记，并向医师汇报任何迟发反应。

3. 其他　SPT 和特异性 IgE 测定：SPT 阳性和（或）血清牛奶蛋白特异性阳性 IgE 增高，结合回避试验阳性可确诊过敏性胃肠炎（图 8-1）。APT 目前没有标准的斑贴试剂，缺乏客观的结果评估方法，所以 APT 一般不用于新生儿过敏性胃肠炎的诊断。嗜酸性粒细胞计数是过敏炎症反应中的重要细胞，但因早产、感染、支气管肺发育不良、输血等均可引起嗜酸性粒细胞增多，故该项检查不能作为重要辅助诊断指标。

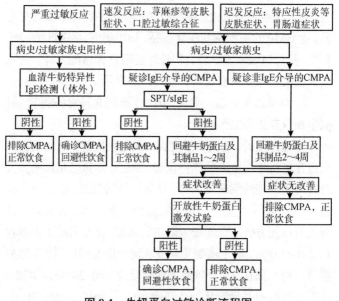

图 8-1　牛奶蛋白过敏诊断流程图

七、鉴 别 诊 断

食物过敏引起的症状具有多样性和非特异性,应与非变态反应所引起的消化道和全身性疾病鉴别,如各种原因引起的消化不良、炎症性肠病、乳糜泻等。进食某些食物后引起的不良反应不能都认为是食物过敏。

1. 食物不耐受(food intolerance)　是指食物和(或)添加剂引起的异常生理反应是由食物或添加剂引起的非免疫反应(如中毒性、药理性、代谢性感染性反应及其他非免疫因素所致的异常反应)。它与食物异常反应的主要区别是不涉及免疫反应,但可由非免疫因素引起的肥大细胞释放炎症介质参与。

2. 乳糖不耐受(lactose intolerance)　是指乳糖酶缺乏,引起乳糖吸收障碍出现系列临床症状。与牛奶蛋白过敏的临床表现相似,且 CMPA 患儿因为腹泻致乳糖酶相对缺乏,还原糖试验呈阳性,应结合 sIgE 或口服激发试验等进行排除。

3. 腹泻病（diarrhea）　是一组由多病原、多因素引起的以大便次数增多和大便性状改变为特点的消化道综合征。而过敏性肠炎引起的腹泻病变机制有所不同，诊断过敏引起的腹泻需要排除病菌或病毒感染方面因素。

4. 假性食物过敏（food pseudo-allergy）　多指由精神及心理因素引起的食物异常反应，其临床表现类似食物过敏，但不涉及免疫机制介导的化学介质的释放。

八、治　疗

确诊为 CMPA 应采用膳食回避的办法来防止过敏进一步加重，最佳治疗的办法是选用合适的低敏配方乳尤为重要。深度水解蛋白配方乳（extensively hydrolyzed formula，eHF）不仅可以有效缓解 CMPA 症状，而且可以促进婴幼儿正常的生长发育。对出现严重过敏或危及生命的情况者，应首选氨基酸配方乳（amino acid formula，AAF）。对 6 个月以上婴儿，确实不能接受 eHF 的苦味或不能承受 eHF 的费用，可选豆基配方乳。若 2 周内症状没有改善，说明婴儿对 eHF、豆基配方乳也过敏或对多种食物过敏，只能选择AAF。如果是纯母乳喂养的婴儿发生牛奶过敏，建议继续母乳喂养，但是母亲日常生活中应注意避免食用含有牛奶、鸡蛋、花生、鱼、海鲜等容易致敏的食物；非母乳喂养的婴儿发生牛奶过敏，需要根据婴儿过敏程度选择合适的配方乳，如轻度或中度过敏建议选择深度水解蛋白配方乳，重度过敏则建议选择氨基酸配方乳。6 个月或更大的婴儿以母乳为主要食物，应给予维生素 D，补充维生素可以降低本病。

避免变应原。一旦确定了变应原应严格避免再进食，这是最有效的防治手段。但"避"应有的放矢，如鸡蛋最容易过敏的部分为蛋清，可食蛋黄部分，一般 6～12 个月后小儿对大部分食物抗原的敏感性消失。此外，烹调或加热使大多数食物抗原失去变应原性，一般不主张长期用酮替芬、皮质类固醇药物进行预防。口服色甘酸的效果不肯定，也不主张以食物进行免疫疗法。但 OAS 可以用致敏花粉进行 IT，1 年后大多数患者对花粉和植物性食物的敏感性降低。但在食物诱发出症状时应对症处理。

九、预后及预防

一般预后良好，多随年龄的增长而逐渐缓解。但处理不当、病情迁徙发展常致营养不良、生长障碍。有患特应性疾病高度危险的小儿（指父母一方或双方患特应性疾病），特别是出生后最初 3～6 个月鼓励人乳喂养。因此，遇有变态反应家族史的婴儿，医师要将这种可能性告诉患儿父母，劝告他们不要吸烟，不要在室内养动物，保持室内环境清洁卫生。

（李　松）

第三节　急性肾损伤

新生儿急性肾损伤既往称为急性肾衰竭，是指肾功能受到突然损害，表现为少尿或无尿，水和电解质失衡，酸碱失调，以及血浆中经肾排除的代谢产物浓度（如肌酐）升高。其发生率约占 NICU 住院新生儿的 23%，其中 73% 为肾前性。众多重症医学和肾脏病协会把急性肾衰竭改称为急性肾损伤，主要是突出早期识别肾损伤的重要性，而不是等到发生肾衰竭。正常新生儿均在出生后 48 小时内排尿，尿量为 1～3ml/（kg·h），尿液浓缩能力尚不成熟。

一、病　　因

1. 肾前性　肾血流减少。

（1）低血容量：围生期出血、脱水、腹泻、手术并发症。

（2）心力衰竭。

（3）低血压：败血症、凝血缺陷、出血、体温过低。

（4）低氧血症：窒息、呼吸窘迫综合征、肺炎。

（5）肾血管阻力增加：如红细胞增多症，吲哚美辛及肾上腺素药物的使用。

上述原因均可引起肾血流量减少,肾小球有效滤过压降低，肾小球滤过率减少，从而导致急性肾损伤。

2. 肾性　肾小管失去功能。

（1）先天性：肾畸形、肾发育不全、肾病综合征、肾炎。

（2）获得性：肾静脉或肾动脉血栓形成，肾皮质坏死，使用肾毒性药物，DIC，创伤，未经治疗的肾前性原因。

3. 肾后性　泌尿系统梗阻。

（1）双侧输尿管肾盂连接部阻塞。

（2）双侧输尿管膀胱连接部阻塞。

（3）后尿道瓣膜。

（4）尿道憩室或狭窄。

（5）输尿管囊肿。

（6）神经源性膀胱。

（7）肿瘤压迫。

二、临 床 表 现

1. 非特异性症状　拒食、呕吐、苍白、脉搏细弱。

2. 主要症状　少尿或无尿，补液过多时（出现水肿、体重增加）可导致高血压、心力衰竭、肺水肿、脑水肿和惊厥。

3. 特征　腹水、水肿等。

三、实验室检查

1. 尿：常规，渗透压、比重、尿钠、尿肌酐。

急性肾衰竭时尿量少而比重低,尿中可有较多蛋白质和管型。

2. 血清钾、肌酐、尿素氮增高，血清钠、氯降低，血清钙也常降低。

3. 心电图可有高钾表现：P 波低平，QRS 增宽，ST 段下移、T 波高尖。

4. 必要时可做腹部 B 超、CT、肾扫描等检查以明确肾畸形等器质性改变。

四、确诊指标

1. 出生后 48 小时无排尿或出生后少尿[＜1ml/(kg·h)]、无尿[＜0.5ml/(kg·h)]。

2. 血清肌酐(Scr)≥同龄平均值以上两个标准差(表 8-2、图 8-2)或 Scr 每天增加＞26.5μmol/L（0.3mg/dl）。

表 8-2　足月儿、早产儿正常血清肌酐水平

（均值±标准差，单位 mg/dl）

日龄（天）	＜28 周	29～32 周	33～36 周	＞37 周
3	1.05±0.27	0.88±0.25	0.78±0.22	0.75±0.2
7	0.95±0.36	0.94±0.37	0.77±0.48	0.56±0.4
14	0.81±0.26	0.78±0.36	0.62±0.4	0.43±0.25
28	0.66±0.28	0.59±0.38	0.40±0.28	0.34±0.2

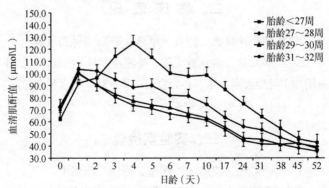

图 8-2　早产儿正常血清肌酐——日龄曲线

3. 鉴别肾前性和肾性肾损伤，在无心力衰竭及液体超负荷的情况下可行快速补液试验，在 1 小时内输注生理盐水 10ml/kg，如小便量无增加，超声波确定膀胱无尿潴留以排除梗阻，则考虑为肾性肾损伤。具体鉴别内容见表 8-3。

表 8-3　新生儿肾前性和肾性肾损伤实验室鉴别

项目	肾前性	肾性
尿常规	正常	异常
尿渗透压（mmol/L）	>350	<300
尿/血渗透压	<1.2	1.0 左右
尿素氮/血肌酐（mg/mg）	>10	同步升高
尿/血肌酐（mg/mg）	>20	<10
尿/血尿素氮（mg/mg）	>20	<10
尿钠（mmol/L）	<20	>25
FENa（%）	<2.5	>3.0

$$FENa（\%）= \frac{尿钠}{尿肌酐} \times \frac{血浆尿肌酐}{血浆钠}$$

五、治 疗 要 点

1. 早期防治

（1）纠正低血容量和（或）低血压等肾前因素。

（2）如血压正常，继之可给予呋塞米 1mg/kg，静脉注射或同时加多巴胺 1～5μg/（kg·min），静脉滴注。

（3）准确记录出入水量，每天测体重 1～2 次。

（4）经上述治疗，如果无尿并排除梗阻性尿道疾病，即开始第二阶段的治疗。

2. 少尿或无尿期的治疗

（1）严格限制液体入量：24 小时入量=前一天尿量+不显性失水量+异常损失量–内生水量。不显性失水量为 20～30ml/kg，内生水量为 10～20ml/（kg·d），以 5%葡萄糖为主，不含钾、钠。治疗期间应保持体重不增或每天降低 10～20g，血钠应维持在 130mmol/L 左右，体重增加或血钠下降均是水过多的标志。

（2）保持电解质平衡

1）控制钠的摄入量，完全无尿，不必补钾；如为稀释性低钠，应限制液体入量；如为缺钠性低钠血症，则可用高渗盐水（3%NaCl，按 12ml/kg 计算）补充。

2）处理高血钾，当血钾＞6.5mmol/L，心电图有高钾表现，即刻治疗：①10%葡萄糖酸钙溶液 0.5～1ml/kg，稀释后静脉侧管加入；②5%碳酸氢钠溶液 3～5ml/kg，静脉侧管加入；③25%葡萄糖溶液 2ml/kg，每 3g 糖加 1U 胰岛素，静脉侧管加入。

3）纠正酸中毒：5%碳酸氢钠溶液 5ml/kg（3mEq/kg），静脉侧管加入或以血气-BE 值计算。

（3）供给热量及营养：①热量不应少于 167.4kJ/（kg·d）；②主要用葡萄糖，浓度为 15%～25%；③可给予促进蛋白合成的药物，如苯丙酸诺龙 12.5mg，静脉滴注，每周 1～2 次。

1）治疗高血压：出现高血压主要为水潴留所致，应限制水和钠的摄入并给予利尿药和降压药。

2）维持钙磷平衡：血磷＞2.24mmol 应限制磷的摄入，血钙＜1.87mmol/L 给予 10%葡萄糖酸钙溶液 1～2ml/kg，静脉侧管加入。

3）控制感染：选用对细菌敏感而对肾无毒的药物。

4）对症处理：抗惊厥，抗心力衰竭，治疗 DIC 等。

5）腹膜透析指征：①持续性高血钾，经上述措施无效者；②严重的代谢性酸中毒，用 NaHCO₃ 不能控制者；③重度水钠潴留及少尿，伴心力衰竭或肺水肿者；④持续氮质血症及少尿＞2 天，血尿素氮＞22.42mmol/L（60mg/dl），或每天上升 11.21mmol/L（30mg/dl）。

6）持续性血液滤过：应用于严重的急性肾衰竭。①心肺功能不稳定者；②严重的凝血性疾病者；③由于外科手术或外伤而不能行腹膜透析者。

目前应用的有：①持续性动-静脉血液滤过（CAVH）；②持续性静脉-静脉血液滤过（CVVH）；③血液透滤。

3. 利尿期的治疗　治疗原则是掌握好水和电解质的补充（主要是钾、钠、钙），避免感染，注意供给热量。

4. 恢复期的治疗　贫血可少量输血，给予各种维生素。

（马可泽）

参 考 文 献

胡博，戴春娟，赵旭稳，等，2015. 新生儿坏死性小肠结肠炎手术探查指征评价体系的临床研究. 中华小儿外科杂志，36（2）：89-94.

欧洲儿科胃肠、肝病和营养学会，2013. 儿童牛奶蛋白过敏的诊断方法和治疗原则—欧洲儿科胃肠、肝病及营养学会胃肠专业委员会应用指南. 中国儿童保健杂志，21（2）：220-222.

魏铭，李文斌，2018. 新生儿牛奶蛋白过敏. 中华新生儿科杂志，33（6）：471-474.

杨云帆，李占魁，2018. 新生儿牛奶蛋白过敏诊断及治疗现状. 中国儿童保健杂志，26（2）：177-179.

中华医学会儿科学分会免疫学组，2013. 中国婴幼儿牛奶蛋白过敏诊治循证建议. 中华儿科杂志，3（51）：183-186.

Androulakakis E, Hirides S, 2002. Neonatal Acute Renal Failure In：Autumn Symposium of Greek Pediatric Urologists, 1518-1518.

Carlo C, Francesco B, Barbara B, et al, 2010. Cow's milk protein allergy in children：a practical guide. Italian Journal of Pediatrics, 36（5）.Doi：10.1186.

Chen Y, Chang KT, Lian DW, et al, 2016. The role of ischemia in necrotizing enterocolitis. J Pediatr Surg, 51（8）：1255-1261.

Feldens L, Souza J, Fraga JC, 2018. There is an association between disease location and gestational age at birth in newborns submitted to surgery due to necrotizing enterocolitis. J Pediatr（Rio J），94（3）：320-324.

Garg P, Pinotti R, Lal CV, et al, 2018. Transfusion-associated necrotizing enterocolitis in preterm infants：an updated meta-analysis of observational data. J Perinat Med, 46（6）：677-685.

Gleason CA, Devaskar SU, 2012. Avery's diseases of the newborn.9th ed. Philadelphia：Saunders Elsevier.

Hochwallner H, Schulmeister U, Swoboda I, et al, 2011. Patients suffering from non-IgE-mediated cow's milk protein intolerance cannot be diagnosed based on IgG subclass or IgA responses to milk allergens. Allergy, 66（9）：1201-1207.

Jn VDA, De GR, Broerse HM, et al, 1995. Assessment of glomerular filtration rate in preterm infants by serum creatinine: comparison with inulin clearance. Pediatrics, 96 (6): 1156.

Kim SY, 2010. Acute Kidney Injury in the Newborn: Etiology, Pathophysiology and Diagnosis. Neonatal Medicine, 17 (2): 161.

Miyake H, Chen Y, Koike Y, et al, 2016. Osmolality of enteral formula and severity of experimental necrotizing enterocolitis. Pediatr Surg Int, 32 (12): 1153-1156.

Neu J, Pammi M, 2017. Pathogenesis of NEC: Impact of an altered intestinal microbiome. Semin Perinatol, 41 (1): 29-35.

Ng PC, 2018. An update on biomarkers of necrotizing enterocolitis. Semin Fetal Neonatal Med, 23 (6): 380-386.

Ng PC, Chan K, Yuen TP, et al, 2019. Plasma miR-1290 Is a Novel and Specific Biomarker for Early Diagnosis of Necrotizing Enterocolitis-Biomarker Discovery with Prospective Cohort Evaluation. J Pediatr, 205: 83-90.

Nino DF, Sodhi CP, Hackam DJ, 2016. Necrotizing enterocolitis: new insights into pathogenesis and mechanisms. Nat Rev Gastroenterol Hepatol, 13(10): 590-600.

Rudd PT, Hughes EA, Placzek MM, et al, 1983. Reference ranges for plasma creatinine during the first month of life. Archives of Disease in Childhood, 58 (3): 212-215.

Sawh SC, Deshpande S, Jansen S, et al, 2016. Prevention of necrotizing enterocolitis with probiotics: a systematic review and meta-analysis. PeerJ, 4: e2429.

Vongbhavit K, Underwood MA, 2016. Prevention of Necrotizing Enterocolitis Through Manipulation of the Intestinal Microbiota of the Premature Infant. Clin Ther, 38 (4): 716-732.

Vandenplas Y, Mukherjee R, Dupont C, et al, 2018. Protocol for the validation of sensitivity and specificity of the Cow's Milk related Symptom Score(CoMiSS) against open food challenge in a single-blinded, prospective, multicentre trial in infants. BMJ Open, 8 (5): e019968.

Wisgrill L, Wessely I, Spittler A, et al, 2018. Human lactoferrin attenuates the proinflammatory response of neonatal monocyte-derived macrophages. Clin Exp Immunol, 192 (3): 315-324.

第9章

神经系统疾病

第一节 缺氧缺血性脑病

一、概　　述

1. 新生儿缺氧缺血性脑病（hypoxic-ischemicencephal-opathy，HIE）　是新生儿脑病的一种类型，指由于大脑供氧不足引起的脑功能障碍，临床表现为意识障碍、易激惹或惊厥，可有或无永久性损伤。

HIE 发病率在发达国家为 1‰～8‰，在欠发达国家高达 26‰，是新生儿近期死亡和远期致残的重要原因之一。世界范围内，HIE 的死亡率为 10%～60%，幸存者中至少25%存在长期的神经发育后遗症。HIE 占儿童脑瘫主要原因的 15%～28%。

2. 新生儿脑病（neonatal encephalopathy，NE）　是指胎龄≥35 周的新生儿在出生后最初几天出现神经功能紊乱的一种临床综合征，表现为意识状态低于正常水平或癫痫发作，常伴呼吸困难、肌张力和反射抑制。

由窒息导致的脑病，被称为窒息后缺氧缺血性脑病，鉴于在疾病早期（数小时内）不易区分是否存在导致脑病的其他因素，建议诊断新生儿脑病而非 HIE，直到有充分的证据表明在围生期和（或）产时存在缺氧和（或）缺血损伤。

起源于窒息的 NE 占比目前未明确，诊断 NE 或 HIE 更科学，目前仍存在争议。

二、病因与发病机制

1. HIE　可由以下一种或两种机制引起：①低氧血症，血液氧含量不足。②缺血，大脑血流量不足；低氧状态下心排血量减少称为缺氧缺血（hypoxia-ischaemia，HI）。HI 损伤的原因可以是 10～25 分钟的急性缺氧（如脐带脱垂、子宫破裂等急性围生期事件），也可以是持续 1 小时以上的慢性缺氧（图 9-1）。

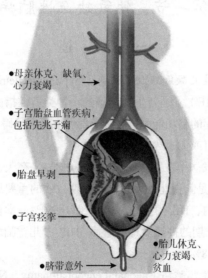

●母亲休克、缺氧、心力衰竭

●子宫胎盘血管疾病，包括先兆子痫

●胎盘早剥

●子宫痉挛

●胎儿休克、心力衰竭、贫血

●脐带意外

图 9-1　胎儿氧供阻断的部位

2. 发病机制

（1）原发能量衰竭阶段［原发性神经元死亡（坏死）］：（图 9-2）大脑缺氧缺血后即时发生 ATP 缺失、细胞毒性水肿、兴奋性氨基酸累积。

（2）再灌注损伤（潜伏阶段）：脑循环恢复，组织氧化代谢逐渐正常，细胞毒性脑水肿可能会在 30～60 分钟消退；动物实验数据表明潜伏期持续约数小时。

（3）二次能量衰竭阶段（继发性神经元死亡）：发病 6～

15 小时后，病情可能会出现恶化：氧自由基形成、兴奋性氨基酸进一步释放、脑细胞乳酸升高，诱导细胞凋亡、激活炎症，导致迟发性癫痫（次级细胞毒性水肿）；本阶段可持续数天。

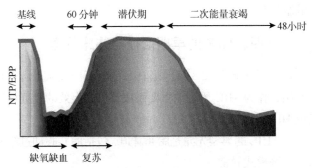

图 9-2　HI 损伤后能量衰竭演变模式图

三、HIE 的临床表现与诊断

临床表现是诊断 HIE 的主要依据，同时具备以下 4 条者可确诊，第 4 条暂时不能确定者可作为拟诊病例。

1. 宫内窘迫的证据

（1）明确的可导致胎儿宫内窘迫的异常产科病史。

（2）严重的胎儿宫内窘迫表现［胎心<100 次/分，持续 5 分钟以上和（或）羊水Ⅲ度污染］。

2. 出生时重度窒息的证据

（1）Apgar 评分 1 分钟≤3 分，并延续至 5 分钟时仍≤5 分。

（2）OR 出生时脐动脉血气 pH 值≤7。

3. 出生后不久出现神经系统症状，并持续至 24 小时以上。

（1）意识改变：过度兴奋、嗜睡、昏迷。

（2）肌张力增高或减弱。

（3）原始反射异常：吸吮、拥抱反射减弱或消失。

（4）严重病例可并发惊厥、脑干征（呼吸节律改变、瞳孔改变、对光反应迟钝或消失）和前囟张力增高。

4. 排除电解质紊乱、颅内出血和产伤等原因引起的抽搐，以及宫内感染、遗传代谢性疾病和其他先天性疾病所引起的脑损伤。

四、HIE 的早期治疗与临床管理

1. 产房内的管理　新生儿 HIE 的管理应该从产房内复苏开始，作为 HIE 管理的重要组成部分，有效的复苏可以避免 HIE 或减轻其程度。

（1）HIE 的典型先兆是胎儿窘迫，包括胎儿心动过缓和胎心监测模式异常。

（2）严格按照复苏指南规范复苏。

（3）及时给予呼吸支持：CPAP、NIPPV 或机械通气。

（4）监测体温，避免体温过高；如条件符合，启动低温治疗。

（5）检测脐血的血气分析。

（6）确保在出生后的第一个小时内检测毛细血管、静脉或动脉血血气分析。

（7）留取胎盘行病理检查：①胎盘的成熟度降低与低血糖是脑白质损伤和分水岭样损伤的独立危险因素；②严重慢性绒毛炎症与 HIE 基底节/丘脑损伤有关。

（8）评估窒息后 HIE 发病风险：Portman 评分系统（表 9-1）。

2. 新生儿监护病房内的管理

（1）出生后 6 小时内，每小时记录改良 Sarnat 脑病评分系统（表 9-2），对照亚低温入选标准密切评估，符合条件的及时启动低温治疗。

表 9-1 窒息后 HIE 发病的 Portman 评分（Portman 等，1990）

项目	0 分	1 分	2 分	3 分
5 分钟 Apgar 评分	6	5~6	3~4	0~2
出生后 1 小时内动脉血气分析碱缺失（mmol/L）	<10	10~14	15~19	≥20
胎心宫缩图	正常	变异减速	严重的变异或晚期减速	长期心率下降

≥6 分，严重病变，HIE 阳性预测值为 78%

（2）持续监测体温呼吸、心率、血压、SpO_2。

（3）避免高温（>37.5℃）。

（4）个体化管理，早期发现和治疗癫痫发作和（或）多器官损害。

（5）支持治疗

1）呼吸系统：维持良好的通气及正常的血气分析范围，根据病情使用合适的呼吸支持方式。新生儿复苏后正常的氧合和碳酸血症可预防继发性损伤：$PaCO_2$ 为 40~55mmHg、PaO_2 为 50~100mmHg。

A. 避免高氧血症：高氧增加氧化反应和自由基的产生，尤其再灌注期，对 HIE 患儿产生不良影响。有文献显示，出生后 6 小时内 PaO_2>100mmHg 是 HIE 亚低温治疗患者不良结局的危险因素。

B. 谨防过度通气和低碳酸血症。

2）心血管与循环系统：维持各脏器血流灌注，如果存在低血容量，给予液体复苏，根据病情选择血管活性药物，足月婴儿 MAP 建议维持在 40~60mmHg。

A. 避免医源性高血压。

B. 维持 SaO_2≥92%，以降低并发肺动脉高压的风险。

C. 建议行心脏超声监测，此有助于了解患儿一氧化碳及心肌收缩力数据。

表 9-2　改良 Sarnat 脑病评分系统

评估标准	缺氧缺血性脑病严重程度评估表（每小时记录一次）			
	正常	轻度	中度	严重
意识水平	□清醒，反应正常	□激惹	□迟钝，反应差	□昏迷或反应极差
自主运动	□正常	□正常或过多	□减少	□无自主活动
姿势	□正常	□正常	□远端屈曲，完全外展	□去大脑僵直
肌张力	□正常	□肌张力正常或增强（躯干及四肢）	□肌张力减退（局部或全身）	□肌张力迟缓
原始反射	□吸吮反射正常	□吸吮反射正常或不完全	□吸吮反射减弱	□吸吮反射消失
	□Moro 反射强烈	□Moro 反射强烈，易触发	□Moro 反射不完全	□Moro 反射消失
自主神经系统	□瞳孔对称及对光反射存在	□瞳孔对称及对光反射存在	□瞳孔缩小	□瞳孔缩小散大，没有反应
	□呼吸正常	□呼吸正常	□心动过缓	□心率时快时慢
	□心率正常	□心率正常	□呼吸不规则/周期性呼吸	□呼吸暂停

确定的早期脑病至少在 3 个类别中表现出一种症状

D. 有文献显示，HIE 合并肺动脉高压及心功能障碍患者，升血压首选肾上腺素（低-中等剂量）。

3）液体平衡和代谢管理

A. 维持血糖正常高值（4.5～5.5mmol/L），保证脑细胞能量来源：静脉输注葡萄糖，尽早喂养母乳。

B. 纠正电解质紊乱，如低钙、低镁等。

C. 处理高乳酸血症/乳酸酸中毒。

D. 谨慎管理液体，避免液体超载，防止脑水肿，初始计划 60～80ml/（kg·d）。液体限制可能导致低血糖和低灌注，需要密切监测和调整。

E. 监测尿量，维持≥1ml/（kg·h）；监测肾功能，如少尿或早期肾功能损伤可考虑输注多巴胺[2.5～5μg/（kg·min）]和（或）0.9%氯化钠溶液 10～20ml/kg，30～60 分钟输注完。

4）血液系统：血小板减少、贫血、弥散性血管内凝血（尤其胎盘早剥、脓毒症产妇）可能需要纠正失血性休克，输注新鲜冰冻血浆等。

5）多器官功能衰竭的管理：监测血液学、生化、肝肾功能，防治坏死性小肠结肠炎等。

（6）神经系统监护

1）每天进行神经系统评估并记录。

2）振幅整合脑电图和（或）脑电图检查。

3）惊厥的监护和治疗：①注意惊厥的潜在征象，如频繁嘴唇抖动、摇头、眼球运动、心率减慢、呼吸暂停；②亚临床惊厥在脑电图上可能有表现；③控制惊厥。

4）颅脑超声监测：①出生后 4 天内每天 1 次及出院前；②出生前 3 天内每天监测血流速度及阻力指数；③首次多普勒超声检测宜在出生后 12 小时内进行。

5）头颅 MRI 检查：如果只能检查 1 次，则最佳检查时间是出生后 4～14 天。

（7）神经保护策略：缺氧缺血性损伤后神经毒性级联反应和继发性能量衰竭的证据提示围生期 HI 损伤后脑损伤的发展是一个从急性损伤开始并持续数天的再灌注期的演变过程。HIE 进化过程中存在短暂的正常脑代谢潜伏期的概念，提示在围生期窒息后数小时采取低温治疗和其他神经保护与神经恢复策略可能改善后来继发性能量下降及与之相关的神经发育障碍，从而改善 HIE 的神经结局。

在 HI 损伤后 6 小时内启动亚低温治疗可以提高无脑性瘫痪或其他残疾患儿的生存率约 40%，可以降低死亡或神经系统残疾约 30%。

鉴于低温疗法在降低 HIE 致残率方面效果明确但不完全成功，目前正在寻找可能增强神经保护和神经恢复的治疗方法（表 9-3）。①亚低温治疗（图 9-3）：评估和启动治疗性低温的方案。②神经营养药物：鼠神经生长因子注射液 18μg/d，肌内注射，疗程为 10～14 天。③高压氧治疗：高

表 9-3　神经保护和神经修复策略

抗兴奋或抗惊厥药物	抗炎或抗氧化剂
亚低温治疗	亚低温治疗
疝气	米诺环素
镁离子	吲哚美辛
托吡酯	褪黑素
拉莫三嗪	N-乙酰半胱氨酸
苯巴比妥	别嘌醇
布美他尼	色甘酸钠
生长因子	**抗凋亡**
神经生长因子	亚低温治疗
胰岛素样生长因子	促红细胞生成素
脑源性神经生长因子	Caspase 酶抑制剂
联合机制	**神经修复**
亚低温治疗	促红细胞生成素
促红细胞生成素	脐带血和间充质干细胞

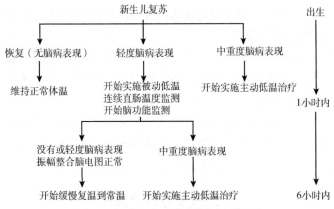

图 9-3 评估和启动治疗性低温的方案

压氧能够提高动脉血氧分压、增加组织氧储量、提高血氧弥散率、增加组织内氧的有效弥散距离，有利于恢复缺血边缘部位组织的氧供，改善缺血周边部位的微循环，改善脑组织的有氧代谢，减轻脑水肿和降低颅内压，增强损伤脑组织的可塑性。治疗的时间及疗程：生命征稳定即可开始实施，10 天为 1 个疗程，共 3～4 个疗程。

（何晓光　李建波）

第二节　症状性新生儿动脉缺血性脑卒中

一、概　述

新生儿动脉缺血性脑卒中（neonatal arterial ischemic stroke，NAIS）被定义为出生至出生后 28 天的动脉区域中的急性症状性、局灶性脑梗死，其通过神经影像学证实。NAIS 是最常见的急性新生儿脑卒中类型，现有的人群研究提示 NAIS 的患病率为（6～17）/100 000 不等，占围生期脑卒中的 1/4，造成终身运动、认知和（或）行为障碍、癫痫等沉重疾病负担。

NAIS 可发生于大脑前、中、后动脉。脑卒中部位多在左侧，左侧大脑中动脉最常受累。新生儿脑卒中患儿中约 15% 是早产儿。

NAIS 必须与围生期脑卒中的其他类型，即颅内静脉窦血栓形成、新生儿出血性脑卒中和动脉推测的围生期缺血性脑卒中（presumed perinatal ischemic stroke，PPIS）区分。

二、病因与危险因素

NAIS 的病因繁多，孕母和新生儿出生前、出生时及出生后等诸多因素总结如表 9-4 所示。除了一些罕见或特定的疾病或临床操作（如血管内凝血、脑膜炎、心脏手术或导管插入），这些因素都不能被认为是梗死的唯一和直接原因，动脉闭塞更可能是由于复杂的多因素相互作用（母体/胎盘和胎儿/新生儿疾病）。

表 9-4　NAIS 的危险因素

产妇病史
-血栓史，不孕症，既往妊娠相关疾病
现孕史
-第一次妊娠，初产，双胎
-妊娠期高血压/先兆子痫，妊娠期糖尿病
-母体发热，绒毛膜羊膜炎，胎膜早破时间长
-妊娠期摄入可卡因
围生期
-炎症，感染
-胎儿窘迫
-胎盘早剥
-产时非特异性事件：紧急剖宫产、胎心率异常、第二产程延迟、胎粪污染、需要复苏、5 分钟 Apgar 评分<7 分

续表

新生儿

　-男性，小于胎龄

　-红细胞增多症，低血糖，脑膜炎

　-先天性心脏病，体外膜肺氧合

生物学特征（母亲/新生儿）

　-易栓症

　-脂蛋白（a）>30ng/ml

　-凝血因子 V、凝血酶原 *G20210A* 突变

　-抗磷脂抗体

三、临 床 表 现

　　罹患 NAIS 的婴儿最初可能被认为是健康的，虽然分娩情况可能复杂，但通常不需要大规模的复苏过程，在出现癫痫等临床症状而被诊断之前，常被安置于母婴同室区。

　　症状性 NAIS 的最初表现常为惊厥，可为局灶性及全身性，发生在 70%~90% 的婴儿中，发作时间多在出生后 12~72 小时；局灶性阵挛发作是其典型表现。其他非特异性表现包括呼吸暂停、烦躁、嗜睡、肌张力增高或减低、进食困难、语调异常、不对称的 Moro 反应等。新生儿期很少出现偏瘫症状。

　　癫痫发作在早产儿中不常见，早产儿 NAIS 的早期识别更多地来自在该群体中进行的常规颅脑超声检查。

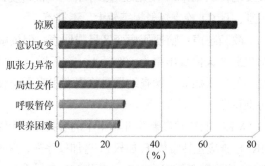

图 9-4　NAIS 的临床表现

四、新生儿评估

评估应包括完整的临床检查、神经学评估及心脏超声以排除潜在的心脏异常。

1. 一般评估　内容包括血红蛋白、血小板、电解质、感染/炎症指标、胸部 X 线检查、腰椎穿刺（考虑在颅脑MR 成像后进行）。

振幅整合脑电图或完整脑电图通常确认癫痫发作的存在。NAIS 在新生儿期脑电图的特征通常是梗死区局灶性尖波，伴背景波抑制。如果新生儿反复出现呼吸暂停或心动过缓、持续性脑病，建议延长脑电图。不良的运动预后更多的与脑电图持续存在的背景异常相关，而不是癫痫发作。

尽早完成凝血功能检查。一般只推荐在有较强家族史，或新生儿有额外的全身动脉或静脉血栓的情况下，进行遗传性血栓性疾病相关检测。

孕母有死胎、反复流产史，可疑有抗磷脂综合征者测定新生儿血抗心磷脂抗体浓度。

胎盘病理检查可为新生儿脑梗死的病因诊断提供重要线索。

2. 神经影像学

（1）CT：诊断脑梗死敏感度较差，发病 4 小时内病变不易被发现，CT 图像中梗死灶与脑水肿均呈低密度，有时难以区别，且 CT 检查辐射损害较大，不推荐。

（2）颅脑超声：脑梗死病变区呈强回声，但灵敏度不够，出生后 3 天内检出率为 69%，4～10 天增至 87%，不易发现小的皮质病灶，检查结果受检查者主观影响较大，用于协助诊断。

（3）MRI：目前诊断新生儿脑卒中的金指标，无辐射伤害。MRI 检查应包括常规 T_1 加权和 T_2 加权序列，弥散加权成像 DWI 或弥散张量成像 DTI，以及 MR 静脉造影和 MR

血管造影 MRA（定位）。磁敏感加权成像 SWI 有助于分辨未成熟大脑小的缺血性和出血性病变。弥散加权成像 DWI 最敏感，在发病 6 小时内便可显示病灶。

（4）心脏超声：如果心脏体查有异常，或者头颅 MR 证实有多个栓子，则必须完善心脏超声检查，进行心脏内血栓或易于血栓形成的结构条件的评估。

五、诊　　断

新生儿脑卒中的诊断需要根据患儿病史、临床表现和实验室检查综合诊断，以及影像学检查作为确诊依据。

1. 临床诊断　孕母患妊娠合并症、自身免疫性疾病、药物滥用及高龄病史、产前检查提示胎盘/脐带疾病等高危因素，临床表现为一侧肢体惊厥发作伴全身泛化，应该高度怀疑新生儿脑卒中可能，及时完善脑电图及影像学检查。

2. 影像学检查　急性期弥散加权成像 DWI 是诊断新生儿脑卒中的金标准。

3. 电生理检查　大部分脑卒中的患儿在出生后 12~72 小时出现惊厥，应该在第一个 24 小时内完善脑电图检查，有助于诊断惊厥发作及预后判断。

六、治　　疗

1. 支持治疗：在急性期，支持性护理很重要，包括氧合、电解质、血糖和温度（特别是避免高温）的管理，预防脱水和贫血/红细胞增多症。

2. 怀疑败血症者，给予抗生素和（或）抗病毒药物。有国外文献建议，疱疹性脑炎可能有类似脑卒中的表现，如果怀疑，应开始抗病毒治疗，直至相关检查阴性。

3. 抗凝：不推荐常规使用抗凝剂，除非血栓明确来源于心脏，存在多发性脑或全身性血栓，或严重的易栓症患者，在血液学和（或）心脏病学专家的指导下，可酌情考虑使用普通肝素或低分子量肝素抗凝，或者阿司匹林抗血小板治疗。

（1）普通肝素（unfractionated heparin，UFH）：负荷量 75～100U/kg，大于 10 分钟输注，初始维持剂量 28U/（kg·h），4 小时复查 APTT，根据 APTT 和抗因子 Xa 活性调整，抗因子 Xa 目标值为 0.35～0.7U/ml，相当于 APTT 60～80 秒。如果患儿存在出血风险，应停用或减少负荷量。肝素抗凝依赖 AT-III，必要时补充新鲜冰冻血浆。

UFH 的主要副作用为出血、肝素诱导的血小板减少症（heparin-induced thrombocytopenia，HIT）和骨质疏松。一旦出血，停用 UFH，如出血不能停止，则应用鱼精蛋白中和肝素（1mg 鱼精蛋白可灭活 100U 肝素，计算时假定肝素半衰期为 1 小时）。HIT 在新生儿中发生率不详，一般每 2～3 天监测 1 次血小板，必要时输血以维持正常血小板计数。

（2）低分子量肝素（LMWH）：依诺肝素是新生儿最常用的 LMWH，足月儿起始剂量为每次 1.5mg/kg，早产儿起始剂量为每次 1.7mg/kg，均为 1 天 2 次，皮下注射。LMWH 的剂量以维持抗因子 Xa 水平在 0.5～1.0U/ml（给药后 4～6 小时测定）。

LMWH 优点为较少发生出血和骨质疏松，需要药物检测的次数较少。一旦出血，则停用 LMWH，并采用鱼精蛋白来中和肝素的效应，如果 LMWH 在 4 小时内给予的，每 100U 的 LMWH 最大剂量需要的鱼精蛋白，为 1mg；如果是在 4 小时前给予，应使用较小剂量的鱼精蛋白。

（3）阿司匹林口服，2～4mg/（kg·d）。

4. 溶栓：紧急血管再通策略一般不考虑，因为梗死具体时间很难确定，脑卒中被诊断时血管通常已经再开放，而且溶栓对新生儿的安全性和有效性尚缺乏证据。

5. 抗惊厥治疗：鉴于抗惊厥药物潜在神经抑制作用，以及脑卒中患儿新生儿期之后较低的癫痫复发率，对于单发局灶性癫痫发作是否开始抗癫痫治疗尚存在争议。

　　如果脑电图显示癫痫持续或亚临床持续状态,苯巴比妥20mg/kg 静脉注射是控制癫痫发作的一线药物, 维持量2.5mg/（kg·d）, 1 天 2 次, 可静脉输注或口服;鉴于新生儿可以快速代谢这种药物,可能需要更高的剂量。二线药物可以选择左乙拉西坦, 静脉负荷为 20～30mg/kg, 维持量通常为 15mg/kg, 1 天 2 次, 可静脉输注或口服;亦可选择静脉咪达唑仑,负荷量为 0.15 mg/kg,维持剂量为 1～7μg/（kg·min）。

　　6. 一些在研究中的治疗方法:亚低温、生长因子、促红细胞生成素、干细胞移植等。

（杜　邦　何晓光）

第三节　新生儿颅内出血

一、定　义

　　新生儿颅内出血（intracranial hemorrage，ICH）是围生期新生儿尤其是早产儿常见的脑损伤,发病紧急,进展迅速,常引起神经系统后遗症甚至死亡。多种围生期高危因素与新生儿颅内出血相关。随着早产儿存活率的增加,早产儿颅内出血的发生率明显升高。新生儿颅内出血主要分为硬膜下出血、蛛网膜下腔出血、小脑出血、脑室周围-脑室内出血等类型。

二、病　因

　　1. 早产　最常见的类型为脑室周围-脑室内出血,胎龄越小, 发病率越高, 且出血程度较重。早产儿颅内出血与其胚胎生发层基质有关, 胚胎生发层基质中的毛细血管分布十分密集, 直径较大, 血管壁较为薄弱, 容易受到脑血流波动、缺氧和静脉压力增大的影响,引发生发层基质坏死崩解, 进而造成颅内出血。蛛网膜下腔出血、小脑出血也可见于早产儿。

2. 新生儿窒息　窒息会引发低氧血症和高碳酸血症，缺氧会导致新生儿脑血管调节功能变差，脑部血管中血流量发生改变，造成脑毛细血管壁发生变形，从而引起压力被动性脑血流而致血管损伤出血。

3. 各种因素所致损伤　硬膜下出血以足月儿多见，大部分由生产过程中的机械性创伤所致，包括各种产科因素引起头盆不称、胎头过分受压，或使用产钳、胎头吸引器、急产等情况。硬膜下出血、小脑出血及蛛网膜下腔出血均可见于损伤。

4. 其他因素　母亲使用过抗凝药物等影响凝血因子的药物或者母亲患有出血性疾病、妊娠期高血压、胎盘老化、胎盘早剥、产前出血等。低出生体重儿或新生儿存在酸中毒、低血糖、呼吸窘迫综合征、维生素 K 缺乏、血管畸形及存在血液系统疾病等情况也可引起出血。

三、临 床 表 现

1. 脑室周围-脑室内出血　常见于早产儿，足月儿少见。

（1）急剧恶化型：临床少见，进展迅速，发生于大量出血时，临床可以表现为昏迷、呼吸暂停、惊厥、病情迅速进展，出现意识障碍、瞳孔对光反射消失、中枢性呼吸衰竭，多于短时间内死亡。

（2）断续进展型：常由于出血量较大或持续出血引起，临床不常见，数小时到数天内病情跳跃式进展，临床表现首先出现神经兴奋性增高表现，后出现皮质抑制表现。病情严重者可导致死亡。

（3）临床稳定型：见于出血量较少的患者，临床症状不明显，此类型最为常见。确诊依靠影像学检查。

2. 硬膜下出血

（1）颅后窝内出血：颅后窝内大量积血后可导致颅内压

迅速升高，使脑干受压表现出明显的中枢性呼吸衰竭特征，预后凶险。患儿可表现为尖叫、不安、惊厥、瞳孔不等大、对光反射异常、进行性意识障碍、昏迷等。小量颅后窝硬膜下血肿：出生后短期可无任何临床表现，若血肿逐渐增大，患者可于出生后 3～4 天出现临床表现，表现为前囟饱满、易激惹、惊厥、肌张力减低等。

（2）上矢状窦出血：轻度出血可无临床表现或仅表现为易激惹。出血增多后部分患儿出生后 2～3 天可出现局部脑功能障碍的表现，常出现惊厥。新生儿期无症状性硬膜下出血可出现慢性硬膜下渗出，在随后数月发生硬膜下积液。

（3）下矢状窦出血：少量出血可无症状，但如发生幕下出血，临床表现同大脑镰撕裂和颅后窝出血。患者可出现脑组织明显受压表现，神经系统症状表现明显。

3. 蛛网膜下腔出血　此种出血在新生儿期较常见，可与缺氧、酸中毒等因素相关。出血量少可无临床症状表现，或仅有易激惹等表现，常在 1 周内恢复，预后良好。惊厥常发生于出生后第 2 天，间歇性发作，发作间期无临床表现。大量出血可能出现病情急剧恶化，可出现昏迷、呼吸功能不全、惊厥、反射消失及四肢松软等，此种类型较少见。

4. 脑实质出血　此类出血的临床表现差异很大。点片状出血在临床上常无明显神经系统症状，大多数可迅速自行吸收，常不易被发现。多灶性脑实质出血常见于早产儿，神经系统表现明显。脑血管畸形所致的脑实质出血，患儿常突然出现惊厥，临床表现的严重程度与出血量及出血部位相关。

5. 小脑出血　可出现脑干受压表现，特别是呼吸暂停或呼吸节律不规则，可伴有心动过缓，脑脊液梗阻时颅缝增宽，前囟膨隆，可有脑室扩张。严重患儿病情发展迅速，常在发病后 36 小时内死亡。

四、辅 助 检 查

1. 影像学检查

（1）脑超声：为早产儿脑室内出血的首选检查方法，优于 CT 及 MRI，对颅脑中央部位的病变分辨率高，一般出生后 3～5 天行初次检查。根据出血严重程度进行分级：Ⅰ级，生发层基质出血，或极少量脑室内出血；Ⅱ级，出血进入脑室内；Ⅲ级，脑室内出血伴脑室扩大；Ⅳ级，脑室内出血伴有脑室旁白质损伤或出血性梗死。

（2）MRI：可显示出血部位及范围，可准确诊断，对终末期脑室周围白质的软化显示最佳，能显示 CT 不能分辨的胶质增生及髓鞘形成不良改变。

（3）CT：蛛网膜下腔出血时首选，可准确定位及判断出血量，且该项检查简单、易操作，临床上高度怀疑颅内出血时应于出生后 1 周内行 CT 检查。

2. 脑功能检查　脑电图可用于评估早产儿脑成熟及脑功能状态。应早期监测、动态观察、以背景活动为主要分析指标。轻度异常一般预后良好，重度异常则死亡率高。

五、治　　疗

1. 一般对症治疗

（1）护理动作轻柔。

（2）监测生命体征，积极纠正循环衰竭，维持血压稳定。

（3）常规给予止血药物，维生素 K_1 3～5mg，肌内注射，可同时给予其他止血药物。

（4）可给予吸氧，纠正缺氧及酸中毒，纠正体内酸碱失衡。

（5）伴有抽搐患儿，可给予苯巴比妥等镇静药物以止抽。

（6）积极治疗原发病。

2. 积极防止感染　适当选择抗生素。

3. 脱水、降颅压　可选用呋塞米。

4. 脑积水防治　出血后脑室扩张和脑积水是脑室内出血的主要并发症。

（1）每周行脑超声检查，测量头围，评估颅内压。

（2）连续腰椎穿刺引流减压，引流量应在 10～15ml/kg，根据脑室扩张情况决定间隔时间，通常需要进行 2～3 周。

（3）内科腰椎穿刺放脑脊液治疗 5～10 天无好转，颅内压上升，头围增加（＞2cm/周），脑室扩大进行性加重的患儿需要外科干预治疗。

5. 出血后脑积水外科治疗　传统方法为脑室外引流侧脑室-腹腔分流。新方法为神经内镜行三脑室造瘘术储液囊头皮下埋植引流脑脊液。

（杨　明　魏　兵）

参 考 文 献

Antoine G, Guiraut C, Mathilde C, et al, 2017. Role of Perinatal Inflammation in Neonatal Arterial Ischemic Stroke. Frontiers in Neurology, 8: 612.

Armstrong-Wells J, Ferriero DM, 2014. Diagnosis and acute management of perinatal arterial ischemic stroke. Neurology: Clinical Practice, 4（5）: 378-385.

Azzopardi D, 2010. Clinical management of the baby with hypoxic ischaemic encephalopathy. Early Human Development, 86（6）: 345-350.

Douglas-Escobar M, Weiss MD, 2015. Hypoxic-Ischemic Encephalopathy: a review for the clinician. JAMA Pediatrics, 169（4）.

Fernández-López D, Natarajan N, Ashwal S, et al, 2014. Mechanisms of perinatal arterial ischemic stroke. Journal of Cerebral Blood Flow & Metabolism, 34（6）: 921-932.

Hunt R, Osborn D, 2002. Dopamine for prevention of morbidity and mortality in term newborn infants with suspected perinatal asphyxia. Cochrane Database of Systematic Reviews, （3）: CD003484.

James A, Patel V, 2014. Hypoxic ischaemic encephalopathy. Paediatrics & Child Health, 24（9）: 385-389.

Kirton A, Armstrong-Wells J, Chang T, et al, 2011. Symptomatic Neonatal Arterial Ischemic Stroke: The International Pediatric Stroke Study. Pediatrics, 128（6）.

Mary D, Adam K, 2018. Perinatal stroke: mechanisms, management, and outcomes of early cerebrovascular brain injury. The Lancet Child & Adolescent Health,

S2352464218301731.

Merchant NM, Azzopardi DV, Edwards AD, 2015. Neonatal hypoxic ischaemic encephalopathy: current and future treatment options. Expert Opinion on Orphan Drugs, 3 (4): 357-377.

Portman RJ, Carter BS, Gaylord MS, 1990. Predicting neonatal morbidity after perinatal asphyxia: a scoring system. Journal of Pediatrics, 162 (1): 174-182.

Roka A, Azzopardi D, 2010. Therapeutic hypothermia for neonatal hypoxic ischaemic encephalopathy. Early Human Development, 86 (6): 361-367.

Rutherford MA, Ramenghi LA, Cowan FM, 2012. Neonatal stroke. Archives of Disease in Childhood-Fetal and Neonatal Edition, 97 (5): F377-F384.

Selway LD, 2010. State of the science: hypoxic ischemic encephalopathy and hypothermic intervention for neonates. Advances in Neonatal Care Official Journal of the National Association of Neonatal Nurses, 10 (2): 60.

Stéphane C, Béatrice H, Dinomais M, et al, 2011. New insights (and new interrogations) in perinatal arterial ischemic stroke. Thrombosis Research, 127 (1): 1-22.

第10章

常见外科疾病

第一节 食管闭锁

先天性食管闭锁和气管食管瘘简称为先天性食管闭锁（esophageal atresia，EA），是新生儿期消化道的一种严重发育畸形。Leven 及 Ladd 于 1939 年成功完成第一例手术病例。随着手术成熟和现代护理技术飞跃发展，生存率达 95%以上。本病临床上并不少见，发病率为 1/4000～1/2500，男女发病率无差异，主要表现为患婴吃奶时出现呕吐、发绀、呛咳和呼吸困难等症状。

一、病　　因

EA 是一种先天性疾病，目前大部分统计表明男女发病率相等，胎儿期发育异常，未形成管型所致。病因仍未明确。认为主要与以下方面有关：

1. **胚胎学**　胚胎第 5 周时前肠腹侧形成憩室，支气管与食管开始形成，食管管腔很小，主要组成细胞为复层柱状上皮和外周的间充质。并随着胚体颈部的生长和心肺下降而变长。胚胎第 7 周增长迅速。这个过程前肠分隔成气管腔和食管腔。因此，脊外胚层细胞分化异常导致食管闭锁及气管食管瘘。

2. **基因学**　目前发现食管闭锁有一定家族遗传性，在动物实验中利用多柔比星对啮齿类动物食管闭锁模型进行研究，确定控制前肠发育的基因。至今发现与食管闭锁有关的基因为 *Sox2*、*Gli-2*、*Gli-3*、*Shh*、*Pcsk5*、*FOX* 及转录因子 Nkx2.1、Tbx4 等。

3. 伴发畸形　超过 50%的食管闭锁患儿合并其他先天性畸形，部分患儿合并两种或两种以上畸形（VACTERL 综合征），其中最常见的为心血管系统畸形（23%），其次为四肢及骨骼畸形（18%），肛门直肠及消化道畸形（16%），泌尿系统畸形（15%），头颈部畸形（10%），纵隔部位畸形（8%），染色体畸形（5.5%）。

二、先天性食管闭锁的分型

食管闭锁有多种分类方法，按食管闭锁的部位及是否合并有食管气管瘘，最常用 Gross 分型，分 5 种类型（图 10-1）。

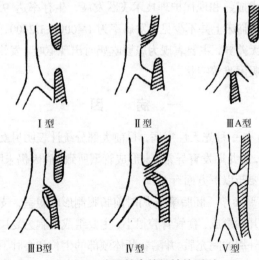

图 10-1　先天性食管闭锁的型别
图内有斜纹的部分是食管畸形，其他部分是气管和大支气管，图中序号为类型

1. Ⅰ型　食管近段及远段均为盲端，不通入气管，无食管气管瘘。此型约占 6%。

2. Ⅱ型　食管近段通入气管后壁，形成食管气管瘘，远端为盲端。此型少见，约占 2%。

3. Ⅲ型　食管近段为盲端，远段通入气管后壁，形成食管气管瘘。其中依食管两段距离远近再分型，若距离超过 2cm 为ⅢA 型；若不超过 2cm 为ⅢB 型。ⅢA 型食管吻合相当困难，ⅢB 型食管吻合难度相对较小。据 Holder 统计，此型最常见，约占 85%。

4. Ⅳ型　食管近段及远段均分别通入气管后壁，形成两处气管食管瘘。此型亦很少见，占 1%。

5. Ⅴ型　食管腔通畅，无闭锁，但食管前壁与气管后壁相通，形成食管气管瘘，占 6%。

除上述分型外，我们还有一类食管闭锁Ⅵ型（图 10-2）为食管隔膜闭锁或食管狭窄闭锁，食管肌纤维肥厚伴纤维化。

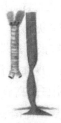

图 10-2　食管畸形的Ⅵ型

Spitz 分类先已被大家广泛接受（表 10-1），主要以出生体重和有无存在先天性心脏病来评估风险系数。

表 10-1　Spitz 分类（t 为出生体重）

分类	特征	存活率
Ⅰ	$t>1500g$，无明显心脏疾病	97%
Ⅱ	$t>1500g$，或有明显心脏疾病	59%
Ⅲ	$t>1500g$，有明显心脏疾病	33%

三、辅 助 检 查

1. 超声检查　产前超声检查如发现羊水多、胃泡持续未显示等征象且未见其他畸形时，提示单纯食管闭锁的可能，但直接诊断食管闭锁较为困难且产前超声无法对食管闭锁做出分型；出生后查超声提示胃泡缺如、胎儿颈部中线显示有盲袋，此盲袋为食管闭锁上端，可随吞咽变化。

2. 食管造影　注射 0.5～1ml 造影剂行颈部 X 线正侧位可见盲端显影。

3. CT 检查　对于判断瘘管的位置及盲端距离有一定帮助，三维重建以明确远端食管气管瘘位置主要用于食管远近端距离较远或伴有多发畸形的食管闭锁。

四、临 床 表 现

食管闭锁胎儿期早期诊断：超声提示胃泡缺如、胎儿颈部中线显示有盲袋，此盲袋为食管闭锁上端，可随吞咽变化，同时可发现羊水增多。磁共振可进一步提高食管闭锁的诊断率，影像显示近段食管扩张、远端食管消失，敏感度可达100%，特异度约为 80%。现在随着新生儿影像学技术的提高，食管闭锁产前诊断明显提高。

1. 典型表现：出生后即流涎、吐白沫，喂奶即出现呛咳、吞咽困难、咳嗽、发绀、呼吸困难等症状应考虑食管闭锁可能性大，由于反流及支气管瘘易合并顽固性吸入性肺炎。放置鼻饲管时不能顺利通过，可感受特征性的近段食管受阻或食管卷曲反折，胃管注入造影剂行胸部 X 线检查可发现食管闭锁近段的盲端，同时估算盲端位置，评估能否行一期手术吻合。

2. 腹部症状：对于单纯的食管闭锁，气体不能进入胃肠道，腹部一般呈舟状腹，腹部 X 线片表现为肠道无气体显影。腹胀提示支气管瘘，腹部 X 线可见膈下充满气体肠管及大胃泡，出现双泡征可提示有十二指肠梗阻；必须检查有无合并其他畸形。因腹胀可导致膈肌上抬而压迫肺部呼吸，严重的可导致呼吸衰竭。

3. 因食物不能进食，未经处理患儿迅速出现脱水、消瘦，如不及时治疗，数天内即可死于肺部炎症和严重失水。

4. 诊断：产前可以通过彩超及磁共振发现食管近端盲袋结构且远端食管消失而诊断为食管闭锁。出生后食管闭锁较易诊断，典型表现为饮奶呛咳、口吐白沫及胃管不能插入，结合胃管注入造影剂或食管镜检查可以经口或鼻腔放入食管镜，在上段食管盲端处即受阻不能通入胃内，或可看到封闭的食管即可诊断。

五、治　疗

1. 先天性食管闭锁成活率已达 90%以上，但病例未经治疗，出生后数天即死亡。一旦确定食管闭锁的诊断，就需要将婴儿转移到新生儿重症监护室。将头抬高（头向上 30°）以降低吸入肺的风险。一个 10F 的胃管放置在食管上部并持续抽吸；双腔管允许吸入分泌物，但限制了对黏膜的抽吸，以防止溃疡。定时用盐水冲洗或输注 3～5ml 的空气有助于防止管道堵塞；应尽快建立静脉通路以便确保摄入足够的热量、液体和电解质。减少患儿疼痛，因疼痛哭闹会导致通过气管食管瘘的空气通道增加，胃扩张导致横膈膜抬高和呼吸动力学受损，可以用镇痛药安慰患儿；通便、减少腹胀可改善呼吸循环。呼吸系统早产儿需要插管和机械通气，此会增加胃扩张和胃破裂的风险。

明确诊断后应尽早施行手术以纠治畸形。随着新生儿外科发展，胸腔镜治疗食管闭锁成为目前发展主流。手术要点食管两端吻合及瘘管结扎，大部分食管闭锁可一期吻合，一般认为两端盲端距离大于 2cm 属于长段型闭锁，有很多文献提及 2.5cm 左右仍可行一期吻合。一期吻合较困难，对于长段型处理，部分可行胃代食管，不能一期缝合行颈部及胃造瘘。术后给予抗感染、呼吸循环治疗，维持内环境及营养支持。术后 48 小时可通过鼻胃管行连续小容量肠内喂养。

手术后 7 天进行食管造影，确认无吻合口瘘可拔除胃管进食，术后 1 个月后再次行食管造影检查以评估。

2. 并发症及处理

（1）吻合口漏：术后吻合口漏的发生与吻合口张力大、食管分离过多导致血运障碍、胃食管反流及吻合技术等原因有关。出现吻合口漏应持续充分引流，同时加强营养治疗，怀疑胃食管反流可暂停管饲或将胃管放置于十二指肠以下进行管饲。单纯的吻合口漏可经非手术治疗 2～4 周愈合。复发的气管食管瘘常需要再次手术。近年在国内复发的气管食管瘘有明显增多的趋势，与食管闭锁手术的普及和胸腔镜手术初期开展相关，由于再手术的难度极大，应引起注意。

（2）吻合口狭窄：发生率为 34.9%～49.0%，狭窄的发生与吻合口张力、吻合口瘘、缝线种类及胃食管反流等因素有关。轻度的狭窄，通过吞咽活动可以逐渐改善，可以随访观察。出现吞咽困难、食管异物及反复肺炎等症状应行食管造影检查或胃镜检查以明确食管狭窄的程度和长度。对于简单局限的狭窄，扩张治疗是有效的方法，球囊扩张比探条扩张更为安全和有效。两次扩张治疗间隔以 2 周至 1 个月为宜。术后食管狭窄扩张治疗可进行 1～15 次。症状大多可在扩张治疗 6 个月内改善，成功率为 58%～96%。具体扩张次数及间隔时间应根据患儿症状个性化设计。对于狭窄段超过 2cm、食管扭曲的复杂性狭窄，扩张治疗多次仍然有进食困难，生长发育迟缓的，可考虑行手术切除治疗。

（3）胃食管反流：食管闭锁患儿术后约 50%存在不同程度的胃食管反流，尤其见于长段型食管闭锁。患儿可出现反复呕吐、拒食、易激惹、咳嗽、反复发作的肺炎及低体重不增等症状。首选的诊断方法是上消化道造影。

（4）远期并发症：吞咽困难是食管闭锁术后较常见的症状，食管测压显示约 70%的患儿有食管运动障碍，但其中约 1/3 的患儿没有任何临床症状。部分患儿出现生长发育迟缓。呼吸系统的疾病如支气管炎、慢性咳嗽、肺炎及哮喘等的发生率在食管闭锁手术后的患儿中也较高，在青少年期，呼吸系统疾病的发生率也可以达到约 40%。

（姚志广）

第二节　先天性肠旋转不良和肠闭锁

一、先天性肠旋转不良

先天性肠旋转不良（congenital malrotation of intestine）是新生儿期常见的消化道畸形之一。

（一）病因与病理

胚胎期的中肠管正常的旋转固定主要在妊娠 4～12 周。在妊娠 4～10 周，肠管的发育快于腹腔的发育，导致中肠从相对薄弱的脐环疝出至羊膜囊。妊娠 10～12 周，腹腔的生长发育加快，中肠管回纳入腹腔，首先十二指肠空肠襻逆时针旋转 270°。围绕肠系膜上动脉旋转回纳入腹腔固定于肠系膜上动脉左侧，而后盲肠襻逆时针旋转 270°。回纳入腹腔固定于肠系膜上动脉右侧。旋转过程中形成了自左上腹屈氏韧带至右下腹回盲部的附着于后腹壁的宽广的小肠系膜，升结肠、降结肠亦由结肠系膜附着于后腹壁。

上述过程任何阶段均可发生异常，导致肠道的解剖位置异常。从盲肠及升结肠发出的腹膜系带（Ladd 系带）跨越十二指肠附着于右后外侧腹壁，对十二指肠形成压迫。中肠系膜根部仅形成了狭窄固定，中肠管常以此为中心发生扭转而引起梗阻，甚至肠管缺血坏死。在部分病例中，十二指肠空肠襻停留于肠系膜上动脉前方，腹膜系带压迫空肠起始段引起梗阻。

肠旋转不良可以独立存在，也可以作为先天性膈疝、腹部缺损的一部分表现，也可以并发十二指肠隔膜、肠闭锁、内脏转位、脐膨出、先天性心脏病等畸形。

（二）临床表现

1. 呕吐　大部分患儿在新生儿期出现症状。由于 Ladd 系带压迫十二指肠、肠扭转、腹膜系带压迫空肠起始段，从而出现胆汁性呕吐，多呈非喷射性，如压迫程度重，也可出现喷射性呕吐，部分患儿可出现间歇性呕吐，因此每一个呕吐的患儿都应假设有肠旋转不良的可能性。肠旋转不良引起的梗阻常为不全性梗阻且患儿呕吐频繁，早期常不出现腹胀。

2. 非特异性表现　当肠道缺血时，症状可能发展为哭吵不安、腹胀、便血、腹膜炎。如出现肠坏死，可出现腹壁发红、脓毒性休克等症状，严重者可出现患儿死亡。

3. 其他消化道症状　少部分患儿在婴儿期及以后发病，表现为间歇性腹痛、恶心呕吐、腹泻、隐匿性消化道出血、低蛋白血症、营养不良、发育迟滞等症状，因中肠扭转、肠系膜上动脉或静脉的扭曲，也可出现肠缺血坏死的相关症状，但也有少数患儿可不发病。

（三）辅助检查

由于临床表现不典型，术前诊断及鉴别常依赖于影像学检查。

1. 腹部 X 线片　肠旋转不良患者腹部 X 线片的表现为胃十二指肠扩张、双泡征、远端肠管充气减少等征象。如肠管缺血坏死可表现为肠壁气囊肿，易与坏死性小肠结肠炎混淆。还有少数患儿表现出多处气液平的远端肠梗阻征象。值得临床医师注意的是，肠旋转不良甚至出现扭转的患儿早期可有正常腹部 X 线片表现。

2. 上消化道造影　是诊断本病的金标准，十二指肠空肠交界处的正常解剖位置是脊柱左侧十二指肠球部下缘水平，侧位可见造影剂通过该段向后流动。如上消化道造影后出现十二指肠空肠交界处位于脊柱右侧、十二指肠正常的"C 形结构"消失、造影剂未向后流动直接下行、造影剂通过梗阻点后呈"鼠尾状""麻花状"等征象。因新生儿期行钡剂检查有误吸入肺部的风险，可采用经胃管注入造影剂及检查结束后通过胃管抽出造影剂的方法降低风险。也可采用水溶性碘对比剂代替钡剂检查。

3. 彩超检查　主要通过判断肠系膜上动脉和肠系膜上静脉的位置关系来诊断本病。正常情况下肠系膜上静脉位于肠系膜上动脉右侧，如肠旋转不良，肠系膜上静脉位于肠系膜上动脉左侧；如发生扭转，彩超检查可见因肠系膜上静脉以肠系膜上动脉为轴心围绕分布形成的"漩涡征"。发生绞窄时，彩超检查亦可以看到肠管血流信号异常。在患儿腹膜炎难以与中肠扭转鉴别且不能行上消化道造影检查的情况下，彩超检查可通过正常的肠系膜上动静脉的位置及有无"漩涡征"来排除中肠扭转。增强 CT 及血管重建诊断肠旋转不良的原理与彩超检查类似，但有辐射性，故不作为首选，可作为彩超检查的替代检查或者诊断不清时采取的方法。

（四）治疗

一般情况下，有症状的患儿确诊肠旋转不良后均应行手术治疗。目前主要是采取 Ladd 术，主要的目的是将肠管回复到不旋转的位置，即结肠在左侧，小肠在右侧。大多数儿外科医师会选择右上腹横行切口行开放 Ladd 术，在新生儿期也可选择脐周切口，其美容效果更佳。

除此之外，也可选择行腹腔镜 Ladd 术。因新生儿腹腔操作空间小，常选用开放性手术而非腹腔镜 Ladd 术。考虑到中肠扭转时肠壁水肿、易穿孔会增加手术难度，及时地扭转复位对于该类患儿至关重要，故仅对无扭转的肠旋转不良患儿行腹腔镜 Ladd 术，但肠旋转不良合并肠扭转不是腹腔镜 Ladd 术的绝对禁忌证。

内脏转位的肠旋转不良：内脏转位的患儿常伴发肠旋转不良。内脏转位患儿的死亡率约为 23%，主要死因是先天性心脏病。确诊肠旋转不良的内脏转位患儿，如无临床症状，可不予以手术治疗；如出现症状，可行腹腔镜探查及 Ladd 手术治疗。

（五）预后

大部分肠旋转不良患儿手术治疗效果良好，呕吐、腹痛等症状消失，营养状况明显改善。预后效果主要取决于肠缺血程度、肠切除术后残余肠管的长度和功能。如肠道缺血范围广，以及合并脓毒败血症、早产、低出生体重及其他畸形可增加患儿死亡风险。

术后粘连性肠梗阻的发生率约为 10%，其中 50% 需要住院手术治疗，少数患儿甚至需要再次手术松解粘连以解除梗阻。Ladd 术后肠旋转不良的复发和再次扭转的发生率很低。

部分患儿术后可能出现间歇性腹痛、顽固的胃肠道功能紊乱和消化吸收障碍，从而引起贫血、营养不良、生长发育迟缓等情况。

二、先天性肠闭锁

先天性肠闭锁是新生儿时期最常见的消化道畸形之一，是引起新生儿肠梗阻的重要原因，约 1/3 的新生儿肠梗阻由肠闭锁引起，是严重的消化道畸形，发生率为 1/5000～1/2000，男女发病率接近。肠闭锁可发生于肠道的任何部位，按发生率高低依次为小肠闭锁、十二指肠闭锁、结肠闭锁，发生的原因、临床表现、诊断、治疗和预后因梗阻部位而异。该病发病机制目前尚未完全清楚，手术矫正是唯一有效的治疗手段。

新生儿肠闭锁是先天性疾病，发病机制目前尚未完全清楚，可能与胚胎发育期肠空化不全、血液循环障碍和神经发育异常等有关。多发肠闭锁的发生可能是常染色体隐性遗传。

（一）病理分型

先天性小肠闭锁根据 Grosfeld 分型标准分为四型。

Ⅰ型：膜状闭锁，肠腔为一隔膜阻塞，肠管及系膜保持连续性，隔膜中央可有针眼大小孔隙。

Ⅱ型：盲端闭锁，闭锁盲端被纤维索带隔开，闭锁两端的肠管均呈盲袋，肠系膜保持连续性。

Ⅲ型：Ⅲa 型，盲端闭锁，肠系膜分离，闭锁两端呈盲袋状，两盲端间肠系膜呈 V 形缺损隔开。Ⅲb 型，苹果皮样闭锁（Apple-Peel 闭锁）。闭锁部位于空肠近端，闭锁两盲端分离，肠系膜上动脉发育异常，仅存留第一空肠支及右结肠动脉。回结肠动脉成为闭锁远端小肠唯一营养血管。该段小肠系膜游离，小肠肠管环绕血管支形如一串削下的苹果皮，由于缺乏肠系膜固定，易发生肠扭转。

Ⅳ型：多发性闭锁，小肠多处闭锁，可呈Ⅰ型、Ⅱ型、Ⅲa 型同时并存。各型小肠闭锁中Ⅰ型和Ⅱ型最常见，占总数的 58%～65%。

（二）临床表现

本病主要表现为羊水多、胆汁性呕吐、腹胀、黄疸，以及出生后无正常胎粪排出。凡新生儿出现呕吐、进行性腹胀、不排胎粪或仅有少量黏液样便应考虑肠闭锁的存在。十二指肠近端闭锁呕吐物中可以不含胆汁。腹胀程度与闭锁部位及就诊时间相关。闭锁部位越低，就诊时间越迟，腹胀越明显。但在宫内因肠套叠或胎粪性腹膜炎等造成的继发性小肠闭锁，有时出生后可排少量胎粪，容易漏诊，应与全结肠型巨结肠相鉴别。

先天性肠闭锁患儿多合并其他畸形，大多数为心肺、血管、泌尿生殖系统、肠道及直肠肛门畸形。伴发畸形中以心脏畸形、环状胰腺、肠旋转不良、消化道其他畸形、肾畸形、骨骼和神经系统畸形常见。

（三）影像学检查

1. X 线检查　腹部 X 线片对本病的诊断及确定闭锁部位高低有重要价值，为首选的检查方法。X 线片提示肠梗阻，闭锁近端高度扩张的肠管合并气液平，腹部其余肠管无气体。高位小肠闭锁可观察到典型的"单泡征""双泡征"或"三泡征"；低位小肠闭锁，小肠全部胀气并可见多处气液平，闭锁近端胎粪钙化时常提示多发性肠闭锁可能。

2. 消化道造影　能直接显示闭锁的位置，对诊断有较大价值。X 线片提示为低位梗阻的可行钡剂灌肠造影，先天性小肠闭锁特征性地显示全结肠细小，其又称为胎儿型结肠或幼稚型结肠。

（四）治疗方法

手术是先天性小肠闭锁患儿唯一有效的治疗方法，早期诊断和选择合理的手术方式是提高小肠闭锁治愈率、减少并发症的关键因素。

根据患儿闭锁的位置、类型、合并畸形及患儿的一般情况选择合适的手术方式，提高手术技巧对提高肠闭锁治愈率非常重要。肠切除肠吻合术是先天性小肠闭锁患儿最常见的手术方式。对肠闭锁的病理学研究已证明，近端扩张的肠壁肌间神经丛及神经节细胞数明显减少，若扩张段切除不足则易发生功能性肠梗阻。术中如果发现闭锁近端肠管明显扩张，远端肠管细小，应采取超范围切除病变肠管以缩短术后肠功能恢复时间。对于结肠闭锁可行一期造瘘，待 3～6 个月后再行肠吻合术。对于多发肠闭锁，均行闭锁肠段切除肠吻合术，术中应尽量保存正常肠段，防止术后出现短肠综合征。小肠闭锁合并肠扭转、肠坏死、肠穿孔等情况不宜行 I 期肠切除肠吻合术，可行肠造瘘术。

临床诊断为小肠闭锁可以在短期内完成急救输液和维持水电解质平衡，在患儿没有出现明显腹胀时考虑采用腹腔镜手术。但如果肠管胀气严重、患儿一般情况差、有肠穿孔腹膜炎表现及近端肠道积液过多时行肠减压比较困难等情况下，不适用于腹腔镜手术。

（五）并发症

肠闭锁术后最常见的并发症为吻合口漏及功能性肠梗阻，发生率约为 15%。吻合口漏通常发生于术后 5 天左右，但也可能在术后 1～2 周发生。迟发性吻合口漏多合并吻合口功能障碍。小肠闭锁术后肠动力功能障碍的发生与术后留存的梗阻近段肠管的严重扩张有关。

（六）预后

目前影响肠闭锁患儿存活的主要因素为术后肠梗阻和各种原因造成的剩余肠管长度不足，出现这两种并发症的患儿往往需要长期住院治疗、静脉营养支持、多次手术等，治疗过程长、费用高，以致患儿家长因不能或害怕承受巨大的经济负担而放弃进一步的治疗。

（吴文桑）

第三节　先天性肛门直肠畸形

一、概　　述

先天性肛门直肠畸形（congenital anorectal malformations，

ARM）是小儿最常见的消化道畸形，发生率为 1/5000～1/1500，男女性别的发生率大致相同，男婴稍多于女婴，但无种族差异。虽然在有关该疾病的胚胎学、遗传学、病理解剖学等基础研究方面取得了长足的进步，并已认识到直肠肛门在胚胎发生时与周围的肌肉、骨骼和神经的发育紧密相关，后者的发育状况与畸形的矫治效果有着极为密切的联系，但术后的并发症如便秘、大小便失禁等仍是困扰小儿外科医师的难题，如何处理这些并发症已成为现今研究的热点之一。

二、胚胎发生机制及病因

常用尿直肠隔在第 4～8 周向泄殖腔移行受阻来解释先天性肛门直肠畸形的形成。尿直肠隔由中胚层组成，这些中胚层的生长、迁移和分化形成尿直肠隔的正常下降过程。同时，尿直肠隔可能诱导相邻组织（转化为肌肉、骨骼和神经组织），所以源于中胚层的尿直肠隔发育异常不仅可导致肛门直肠畸形，还可导致该区域的肌肉、骨骼和神经发育异常。

尿直肠隔是由中线的 Toumeux 褶和两侧的 Rathke 褶组成。与肛管上 2/3 不同，肛管下 1/3 来源于外胚层，称为肛凹或肛道。如果 Rathke 褶没有形成就将导致下段尿直肠隔分隔受阻；在男婴中，将形成直肠尿道前列腺部瘘，而在女婴中则将形成一穴肛畸形。Toumeux 褶和 Rathke 褶同时发生发育障碍将导致直肠膀胱颈瘘。Toumeux 褶和 Rathke 褶的排列异常可导致直肠尿道球部瘘和低位阴道或前庭瘘。尿直肠隔与肛凹未融合，可产生肛门直肠畸形而没有瘘。肛凹形成但肛膜未吸收或吸收不完全将形成直肠闭锁或肛门狭窄。外胚层和中胚层融合处（会阴体水平）的中胚层异常将导致肛门开口异位，也称为直肠会阴瘘。

三、分　　型

先天性肛门直肠畸形多发生于男婴，而且男婴中合并畸形的比例也较高。男婴中以直肠会阴瘘最多见，其次是直肠尿道瘘，而直肠膀胱颈瘘少见，发生率小于10%。女婴中以直肠会阴瘘最常见，其次是直肠前庭瘘，一穴肛的发生率约为10%，而直肠阴道瘘非常少见。单纯无肛而不伴有瘘的发生率小于5%，并且无性别差异。2005年5月在德国Krinkenbeck举行的肛门直肠畸形治疗标准会议上提出了新的分型标准，即Krinkenbeck分类法（表10-2）。

表 10-2　国际诊断分型标准（Krinkenbeck 分类法，2005）

主要临床分型	罕见畸形
直肠会阴（皮肤）瘘	球结肠
直肠尿道瘘	直肠闭锁/狭窄
直肠前列腺部瘘	直肠阴道瘘
直肠尿道球部瘘	"H瘘"及其他畸形
直肠膀胱瘘	
直肠前庭（舟状窝）瘘	
一穴肛	
肛门闭锁（无瘘）	
肛门狭窄	

1. 直肠会阴瘘（图 10-3）　属于低位畸形，直肠的最下端开口于外括约肌中心前方的会阴，但近端直肠通过外括约肌。瘘口可沿中线缝向前直至阴囊甚至阴茎根部，可从瘘管中发现胎粪。此类畸形的中线沟、骶骨、括约肌发育良好，臀部丰满，较少合并泌尿系统及神经系统畸形，预后良好。

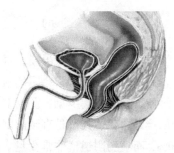

图 10-3　直肠会阴瘘（男）

2. 直肠尿道球部瘘（图 10-4）和直肠前列腺部瘘（图 10-5）　直肠分别开口在尿道球部及尿道前列腺部，前者直肠与尿道间的共同壁比后者长，前者患儿的骶骨、括约肌发育好，臀部中线槽突出而肛凹存在。但直肠尿道前列腺部瘘时，患儿的骶骨和括约肌可能发育不良，表现为短骶骨和会阴部短平。但瘘口上方的直肠仍可被肛提肌包绕。两者小便中均可混有胎粪。

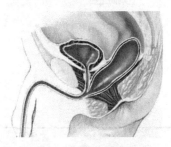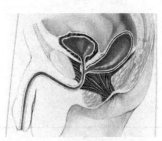

图 10-4　直肠尿道球部瘘　　　**图 10-5　直肠前列腺部瘘**

3. 直肠膀胱颈瘘（图 10-6）　直肠以 T 形开口于膀胱颈。此时，直肠位于肛提肌上方。臀部扁平、骶骨发育不良、括约肌缺乏等是该型的特征，且常合并有畸形，预后欠佳。单纯无肛患儿的直肠盲端与皮肤的距离约为 2cm，所以这类畸形的括约肌、骶骨和臀部都发育良好，预后也较好。

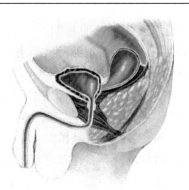

图 10-6　直肠膀胱颈瘘（男性）

4. 直肠前庭瘘（图 10-7）　女婴常见的畸形，直肠开口于前庭后壁，其直肠与阴道之间的共同壁很长。该畸形易被误诊为直肠阴道瘘。这类患儿肛门括约肌、骶骨通常发育良好，偶可见会阴部发育差及骶骨异常，通常预后较好。

5. 一穴肛畸形（图 10-8）　即泄殖腔畸形，为最复杂畸形，其特征是直肠、阴道和尿道形成共同通道，此通道的长度不等，长可大于 10cm，也小于 1cm。共同通道小于 3cm 者肛门括约肌与骶骨均发育较好，预后较好。但共同通道大于 3cm 者多有阴道、尿道、骶骨及肛门括约肌不同程度的发育不良，术后排便、排尿功能差。

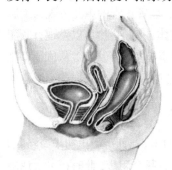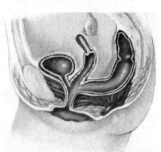

图 10-7　直肠前庭瘘（女性）　图 10-8　一穴肛畸形（女性）

6. 无瘘管的肛门闭锁　少见，直肠盲端常位于尿道球部水平，直肠与尿道或阴道之间无共同壁，直肠盲端与远端肛管完全不相通，这类畸形的括约肌与骶骨发育接近正常，术后预后也较好。

7. 肛门狭窄　通常于出生后肛门内插入体温表检查时才发现。这类畸形特征为肛门外观正常、直肠闭锁或狭窄位于肛缘上方 1～2cm，直肠呈袋状扩张。通常直肠盲端和肛管之间为一层厚 3～7mm 的纤维隔膜，薄膜少见。一般患儿会阴部及骶骨发育正常，极少伴发其他系统畸形。

8. 直肠阴道瘘　直肠开口于处女膜环内侧的阴道壁上，70%的患儿伴发泌尿系统畸形。

四、临 床 表 现

1. 不伴有瘘管的直肠肛管畸形的患儿在出生后不久即表现为无胎粪排出、腹胀、呕吐等症状。

2. 瘘口狭小者出生后不能排出胎粪或仅能排出少量胎粪，患儿在喂奶后可逐渐出现呕吐，以后可出现呕吐物为粪渣样物，逐渐腹胀并加重。

3. 瘘口较大者在出生后一段时间可不出现肠梗阻症状，而在数周至数年内逐渐出现排便困难等症状。

4. 高位直肠闭锁，肛门、肛管正常的患儿表现为无胎粪排出，或从尿道排出混浊液体，直肠指检可以发现直肠闭锁。女婴通常伴有阴道瘘。尿道瘘多见于男婴，从尿道口排气和胎粪是直肠泌尿系瘘的主要症状。

五、诊 　 断

仔细检查会阴时发现无肛门存在即可做出初步诊断。如在会阴部发现瘘口，则可考虑直肠会阴瘘，此时还可发现瘘管内的胎粪。但会阴无明显瘘口存在时，不宜匆忙认定是单纯肛门直肠畸形。因为胎粪从瘘口排出需 16～24 小时，所以应等待 24 小时再行判断。如臀部扁平、小便中有胎粪或膀胱中有气体，则需考虑高位畸形。结合以下检查不难判断畸形的类型。

1. **倒立位摄片**（图 10-9）　对判断直肠盲端的位置有极大的帮助。方法是在会阴皮肤凹陷处贴上标记，让患儿俯卧臀部抬高 5～10 分钟后转为侧卧、头低足高、屈髋 70°位，X 线通过股骨大粗隆垂直照射。读片时在耻骨联合上缘与骶尾关节间做一连线（P-C 线）（图 10-10），再在坐骨下缘做一条与 P-C 线平行的连线（I 线）。直肠盲端位于 P-C 线之上为高位，位于 P-C 线与I线间为中间位，位于I线以下为低位。但该检查结果可因摄片时间过早（早于 12 小时）、倒立时间太短、患儿哭闹及肛门括约肌收缩等因素影响判断。

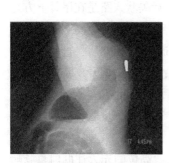

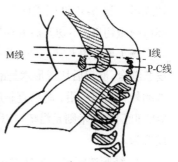

図 10-9　倒立位摄片　　　　図 10-10　P-C 线

2. **B 超**　该检查一方面可通过胎粪回声来测量直肠盲端与皮肤间的距离，准确性高、误差小，且可避免射线照射；另一方面，还可对泌尿生殖器及其他相邻结构进行检查，可以早期发现合并畸形。还有文献报道称，可用 B 超来诊断新生儿脊髓拴系综合征，较 MRI 具有经济、方便等优点。

3. **瘘管造影**　通过瘘管直接进行造影检查可以更准确地判断直肠盲端的位置，并可了解瘘管与直肠盲端的关系，对直肠前庭瘘的诊断有重要意义。

4. **MRI**　随着 MRI 检查技术的不断进步，现在已有取代 CT 对肛门括约肌发育情况进行评估的趋势。不仅如此，它还能准确诊断脊髓拴系综合征等合并畸形,对治疗方式的选择有重要意义。

六、治　　疗

1. 治疗方式及其选择：对先天性肛门直肠畸形的治疗方式的选择需要考虑以下几个因素：一是畸形位置的高低；二是有无合并畸形；三是患儿的一般状况。通常情况下，对低位畸形可行肛门成形术,对中间位和高位畸形宜先行结肠造瘘，1～2 个月后行后矢状入路肛门直肠成形术。

2. 肛门成形术：对直肠会阴瘘的患儿可直接行肛门成形术。手术方式包括小切口后矢状入路肛门成形术、肛门后切成形术和 Y-V 肛门成形术。后矢状入路是在尾骨下方与瘘口间做切口,不切开后方外括约肌,切开会阴瘘管充分游离直肠（男性患儿注意防止尿道损伤）,然后将直肠交错与皮肤缝合。肛门后切成形术是沿瘘管向后切开皮肤并延至后方的外括约肌后沿,游离直肠后将直肠与皮肤交错缝合。而Y-V 肛门成形术则是沿瘘口以 Y 形切开皮肤,然后将肛门成形为 V 形。

3. 结肠造瘘术：虽然对中、高位的先天性肛门直肠畸形在根治术前是否需要行结肠造瘘还存在争议,但术前结肠造瘘可减少术后并发症的发生,有利于患儿的恢复,所以在根治术前行结肠造瘘较为安全。造瘘部位以降结肠下段为宜,造瘘的方式以提筒式造瘘为宜。根治术前造瘘肠管造影可明确直肠与泌尿生殖道间瘘口的位置,以及更准确地判断直肠盲端的高低,应常规进行此项检查。

4. 根治手术：常用的手术方式有后矢状入路肛门直肠成形术和腹腔镜肛门成形术。

（1）后矢状入路肛门直肠成形术：患儿俯卧位,骨盆垫高。骶会阴正中切口,从尾骨尖端开始,通过肛凹而延至会阴体。电刺激皮肤有助于定位。平行切口方向左右对称分开外括约肌的旁矢状纤维。肌肉复合体位于旁矢状纤维内侧并与其垂直，两者向上与肛提肌相连。在中线上分开这些肌纤维，显露直肠。找到直肠后在其后方切开，寻找瘘口。然后在瘘口上方 6～8mm 处缝牵引线。拉紧牵引线，黏膜下分离直肠直至它与尿道(或阴道)的分离平面。环形游离直肠，使其能无张力到达新建肛门。如有张力，可将直肠外壁的神经、血管和筋膜充分游离以延长直肠。如仍有张力，应经腹游离乙状结肠和降结肠。关闭瘘口。重建会阴体并拖下直肠。如直肠太过扩张，可修剪成形以缩小管径。缝合肛提肌。直肠后壁与肌复合体缝合数针以防止术后直肠脱垂。缝合皮下组织及皮肤。最后行肛门成形术。

（2）腹腔镜肛门成形术：近年来，腹腔镜也应用于肛门直肠成形术。腹腔镜手术能较好地辨认直肠瘘管及周围结构，并可准确地将肠管从肛提肌的中线位穿过，同时腹部瘢痕较少。但该手术处理直肠尿道瘘时需特别注意，应避免造成术后尿道狭窄或尿道憩室。

5. 直肠膀胱颈瘘时需经腹游离直肠、乙状结肠并关闭瘘管。可先行后矢状入路，在拟将直肠拖出的间隙内置橡胶管，缝合肛提肌及括约肌并关闭切口。经腹找到瘘管，切断后用可吸收线缝合膀胱侧瘘口。肠壁侧瘘口关闭后将肠管沿橡胶管所留间隙拖至会阴。然后行肛门成形术。

6. 一穴肛畸形的处理较为棘手。切口从骶骨中份开始，经会阴至共同开口。分开旁矢状纤维、肌肉复合体及肛提肌。切开直肠，分开直肠与阴道。在分开阴道和尿道时要注意，尿道管壁的 2/3 都有被阴道包绕，分离时要特别注意，防止损伤尿道。双层缝合重建尿道，阴道扭转 90°缝合以避免缝线相对而致术后尿道阴道瘘。重建会阴体并成形肛门。

7. 术后处理：术后继续使用抗生素 2～3 天。直肠尿道瘘者保留尿管 4～5 天，一穴肛畸形保留尿管 10～14 天。如一穴肛畸形共同通道长于 3cm，可行耻骨上膀胱造瘘。术后 2 周开始扩肛（图 10-11）。达到这些要求后关闭肠造瘘。2 岁左右开始排便训练。

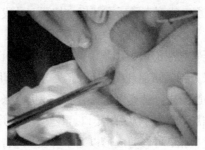

图 10-11　扩肛治疗

七、手术并发症及处理

感染、吻合口裂开、神经源性膀胱、一过性股神经麻痹、术中尿道及输精管损伤及一穴肛畸形重建阴道缺血坏死等是术后早期并发症。吻合口狭窄、瘘管复发、直肠脱垂等是术后晚期并发症。吻合口狭窄多由未坚持扩肛、直肠缺血等引起，可先扩肛，无效时行后切肛门成形术。瘘管复发则需再次手术。严重的直肠脱垂也需手术切除脱出的直肠黏膜。

常见的并发症及处理如下：

1. 便秘　常发生在术后数天至数周，尤其多见于低位畸形患儿。它的发生与肠动力下降有关，也与术中损伤直肠周围神经有关。治疗方法包括多吃新鲜蔬菜和水果，口服乳果糖或番泻叶。如果这些处理无效，可每天灌肠以排空直肠。生物反馈治疗也可试用。

2. 污粪　如污粪与主动排便有关，则污粪应看作便秘的一种表现，可用缓泻剂治疗。如污粪与非随意排便有关，那可能是大便失禁，应进行相应的处理。

3. 大便失禁　对术后大便失禁的患儿应进行综合评估。患儿畸形的类型、治疗术式、臀部及骶骨的发育情况可提供初步的资料。腰骶椎照片可测量骶椎比率，钡灌肠可确定结肠的长度并可观察结肠的运动情况，MRI 可确定新建肛门的位置是否在括约肌的中央并可发现脊髓拴系综合征，排尿性膀胱尿道造影及泌尿生殖系超声检查也是必要的。

八、预　　后

肛门直肠畸形的治疗效果，近年来已有明显改善，总病死率由过去 25%～30% 逐渐降至 10% 左右，手术死亡率已降至 2% 左右。但由于不同类型的直肠肛门畸形有不同的预后。因此，除采用手术治疗和正确的术后处理外，对有排便功能障碍的患儿，还要对肛门功能进行比较客观准确的评估，并积极采取有针对性的排便训练，并且对于出现社会和心理问题的患儿，还需进行较好的心理辅导及治疗，以便提高其排便控制能力和远期生活质量。

（马　达　林锦辉）

第四节　先天性膈疝

先天性膈疝（congenital diaphragmatic hernia，CDH）由 Bochdalek 于 1848 年首次提出，是指由于胚胎发育异常导致单侧或双侧膈肌缺损，致使腹腔内部分脏器经此缺损进入胸腔，导致解剖关系异常，从而引起一系列病理生理变化的一种先天性疾病，常伴有心肺发育异常和其他畸形。据统计，先天性膈疝发病率为 1/3000～1/2500，若合并死产儿一起计算，则发病率接近 1/2000。男女发病比例为 1∶2。病变位于左侧较右侧常见，左侧约占 85%，右侧约占 13%，双侧约占 2%。合并其他畸形的发生率为 30%～70%，其中心血管畸形约占 27.5%，泌尿生殖系统畸形约占 7%，骨骼肌肉系统畸形约占 15.7%，中枢神经系统畸形约占 9.8%。尽管目前对先天性膈疝的早期诊断有了新的突破,临床医师也为患儿提供了及时积极的对症处理及适合时机的外科手术治疗,但先天性膈疝的死亡率仍较高,对于重症病例研究提示死亡率可高达 60%。

一、病因与发病机制

解剖学上胎儿横膈发生于妊娠 4～12 周,横膈发育正常时为穹窿状隔膜,由腹侧部、背外侧部、背正中部及周缘部 4 个部分融合而成。膈肌在发育过程中,若某一组成部分发育停止或发育不全,则可导致相应缺损,而腹腔脏器经缺损处突入胸腔便形成先天性膈疝。

目前,对先天性膈疝病因及发病机制尚不完全清楚,较多研究提示与以下因素相关。

1. 在膈肌形成以前,因各种因素使膈肌在发育过程中某一部分发育停止或发育不全,导致膈肌缺损;其次,在妊娠过程中由于腹腔脏器,如胃、脾、结肠、肝左叶等,经膈肌缺损疝入胸腔,造成膈疝侧肺受压,阻碍胎儿膈疝侧肺呼吸运动,二者又共同导致肺发育异常。

2. 维 A 酸类的缺乏或其通路的破坏可导致先天性膈疝的发生。

3. 环境因素研究提示妊娠女性产前长期暴露于香烟、酒精和抗菌药物下可增加发生先天性膈疝的概率。

4. 遗传因素:目前有研究提示 *COUP-TFII*、*friend-of-GATA2*、*GATA4*、*GATA6* 等基因与先天性膈疝的发生相关。

二、病理与分类

膈肌缺损是先天性膈疝的基础病理特征,合并肺发育不良及持续肺动脉高压是患儿生存率不能改善的根本原因,伴随其他系统发育畸形更是加重了患儿病情。肺发育不良在病理上主要表现为肺组织形态发育不成熟,肺泡塌陷不规则，有效通气容积减小，而肺血管发育不良则主要表现为肺血管重构-血管壁增厚，管径变细，弹性降低，导致肺动脉高压。

根据其发生部位不同，先天性膈疝又可分为以下三种。

1. 胸腹裂孔疝（pleuro-peritoneal hernia）　是先天性膈疝最常见类型，缺损大小可从仅为狭隙至 1/2 膈肌，80%～90%发生于左侧。约 20%的胸膜裂孔疝存在疝囊。

2. 胸骨后疝（retrosternal hernia）　是先天性膈疝第 2 好发部位，位于膈肌前部胸骨后方。

3. 食管裂孔疝（hiatus hernia）　是先天性膈疝第 3 位好发部位，其又可为食管裂孔滑动疝和食管裂孔旁疝。

三、诊　　断

1. 临床表现

（1）胸腹裂孔疝：患儿一般前侧膈肌发育好，后侧发育不良或缺如，少数患儿一侧膈肌几乎完全缺如。在有疝囊的患儿中，进入胸腔的腹腔脏器数量受限，因而胸腔脏器受压程度较轻。在无疝囊的患儿中，大量肠管等腹腔脏器占据患侧胸膜腔。其中，进入胸腔最常见的为小肠、盲肠及阑尾。疝环较小的患儿，则可发生钳闭，使胸内肠管膨胀、扩大，加重肺、心脏受压，甚至发生胸内肠袢绞窄、坏死。该型的突出表现为呼吸困难和循环障碍，胃、肠症状次之。而越早出现呼吸困难和循环障碍则提示患儿病情越严重，预后越差。

（2）胸骨后疝：可为单侧或双侧，绝大部分无症状，常在成年后因其他原因行胸部 X 线检查时被发现，可合并其他畸形。胸骨后疝多有疝囊，但疝内容物一般较少，以横结肠及大网膜多见。胸骨后疝患儿的主要表现为反复发作的呼吸道感染、咳嗽、呕吐或上腹疼痛，胃、肠症状可为间歇性。

（3）食管裂孔疝：未出现并发症时，可无明显临床症状或偶有胃食管反流症状，当并发胃扭转时，可有剧烈腹痛、呕吐、呕血等表现。

2. 辅助检查

（1）产前超声检查：是目前产前检出先天性膈疝的重要手段，其无创、安全、可重复，对膈疝部位及相关脏器的异常改变均可清晰检出，妊娠18周左右即可确诊，准确率高达60%～90%。超声发现先天性膈疝声像图特征包括胸腔异常回声（由腹腔内容物如胃、小肠、结肠、肝、脾、大网膜进入胸腔形成）；心脏纵隔移位；胸腔内囊性结构有蠕动或实性占位，血供来自肝；胎儿腹围小于相应孕周；正常膈肌弧形低回声中断或消失。随着超声技术的不断发展，超声可测定胎儿肺容积（fetal lung volume，FLV）和胎儿肺直径-头围比（lung area to head circumference ratio，LHR），充分评估胎儿产前肺发育状况对产后患儿死亡风险进行预测。由于先天性膈疝患儿常合并多种畸形，16%～37%的患儿伴有染色体异常，16%的胎儿伴有心脏异常，因此产前还需对疑似患儿进行染色体及胎儿超声心动图的检查。

（2）X线检查：膈上下阴影相连、膈影消失，是纵隔显著移位的典型X线片表现，但在临床中典型的胸部X线片较为少见，多误诊为气胸、胸腔积液，经反复胸腔穿刺后症状仍未消失，此时应考虑膈疝的存在。

（3）钡剂造影：可见疝入脏器，当疝入脏器极度扩张占据大部分胸腔时，可因类似气胸或液气胸而误诊。

（4）CT检查：可重建肺实质，但对婴幼儿有一定辐射。

（5）MRI检查：产前应用较多，可充分评估胎儿肺发育及肺功能情况，进而评估预后。出生后检查中，在成像系统中显示低信号强度，但在超极化气体磁共振中，吸入造影剂后在肺部表达高信号，可进行肺部的时间-空间失联成像联合高分辨率血流成像。

3. 严重程度评估

（1）胎儿肺容积：可通过超声或 MRI 检查进行评估，目前临床上以 MRI 应用较多。研究提示当胎儿肺容积低于正常预测值 15%～20% 时，胎儿出生后死亡率显著增高，由 19% 增至 40%。当先天性膈疝胎儿一侧肺在 MRI 上不能显示时，其出生后死亡率明显高于两侧肺均可显示的胎儿。

（2）胎儿肺直径-头围比：是指胎儿肺区与头围的比值，是评估胎儿肺发育不良程度的重要参考指标。该值变化受胎龄影响较小，临床应用多在妊娠 24～26 周进行测量。有研究提示，胎儿肺直径-头围比大于 1.4，提示预后较好；在 0.6～1.0，提示预后较差；小于 0.6，提示胎儿出生后死亡率接近 100%。

（3）肝的位置：肝是否嵌入胸腔及嵌入的程度可作为导致先天性膈疝死亡的危险因素，目前临床上多使用 MRI 进行检查。有研究提示，合并肝嵌入的先天性膈疝胎儿死亡率约为 65%，未合并肝脏嵌入者死亡率约为 7%。

（4）其他指标：如持续性肺动脉高压、肺胸横面积比、羊水生物学代谢谱、B 型钠尿肽等。

随着影像学技术的高速发展，对于先天性膈疝的诊断（尤其为早期诊断）有了新的突破。60%～80% 的先天性膈疝可以通过产前检查确诊，产后综合临床表现及辅助检查确诊也并不困难。

四、治　疗

1. 产前治疗

（1）激素的应用：产前应用糖皮质激素被证实可以促进胎肺组织的 DNA 和蛋白质合成，提高肺组织顺应性和减小其腺泡内血管壁的厚度，促进血管生成等。但是，有导致早产和感染的风险，需谨慎使用。

（2）胎儿镜下腔内气管阻塞术（FETO）：该术式指在超声引导下，以直径 1.2mm 胎儿镜介入对宫内胎儿进行气管球囊封闭，该术式的远期疗效仍有待进一步研究证实。

（3）维生素 A 及维 A 酸的应用：研究提示产前补充维生素 A 及维 A 酸可降低先天性膈疝的发生，其机制与促进膈肌及肺发育相关。

（4）甲状腺激素：对促进膈肌发育有一定效果，但作用机制尚不清楚，可能存在对内分泌系统的干扰等问题。

2. 产后治疗

（1）手术治疗：先天性膈疝患儿出生后治疗主要是通过外科手术使疝入胸腔的腹内脏器复位并修补膈肌缺损。最初认为，胎儿出生后应立即手术治疗，发现术后呼吸系统症状反而加重，且死亡率高。现认为术前改善肺功能和降低血管阻力才是提高生存率的关键，术前准备期改善内环境，保持血流动力学的稳定既可增加患儿手术耐受能力，也可提高术后生存率。而随着微创外科的日益发展，手术方式也发生了很大改变。最早一般采用开胸或经腹腔膈疝修补术，到现在胸腔镜、腹腔镜的应用，患儿术后恢复较快，短期效果较好，但由于胎儿胸腹腔空间狭小，手术难度较大，远期生存率是否有明显提升有待进一步研究。

（2）体外膜肺氧合（ECMO）：非先天性膈疝的常规治疗方式是在出现严重肺动脉高压的情况下的一种抢救措施，目的是稳定患儿呼吸及循环功能。

（3）肺表面活性物质：先天性膈疝新生儿肺表面活性物质的质和量均明显降低，肺泡张力增高，肺顺应性下降，最终导致通气功能的降低。因此，直接向气管内注入肺表面活性物质可降低肺表面张力，加强肺血流灌注和气体交换，从而改善呼吸功能，但单独使用并未发现患儿生存率有明显提高，现认为配合其他治疗方法合用效果较好。

（4）一氧化氮吸入（iNO）：是一种选择性肺动脉舒张剂，通过鸟苷酸环化酶的激活产生鸟苷酸，以此舒张血管平滑肌，降低肺动脉高压，外源性吸入一氧化氮可明显地改善先天性膈疝患儿低氧血症，减少机械通气的时间，在一氧化氮吸入前应先用足量的肺表面活性物质来改善肺表面活性，才能使其发挥最大效应。

（5）肺移植：由于供体资源少，手术难度大，目前对其研究较少。但有研究提示远期效果佳，该术式有一定的应用研究前景。

五、预　后

预后取决于肺发育不全的程度和有无合并其他畸形。

（吴锐发）

第五节　肺隔离症

一、定　义

肺隔离症（pulmonary sequestration，PS）又称为支气管肺组织分离，于 1964 年由 Pryce 首次描述命名。其是指胚胎时期一部分从正常肺组织分离出来，有胸膜将其隔离而单独发育而成的异常肺组织。因其与气管支气管树缺乏沟通，并接受异常体循环动脉供应，在病理生理学上为无功能的胚胎性及囊性肺组织。

二、病因、组织学与分类

1. 病因学　肺隔离症是原始前肠的发育异常所致的疾病。发病机制目前一直存在争议，无明确病因。发病机制的假说可分为 5 类：血管牵引、血管发育不全、共同因素（血管牵引+血管发育不全）、后天感染、副肺芽学说。其中 Pryce 的血管牵引学说受到普遍认可。

在胚胎发育初期，原肠与肺芽周围存在许多内脏毛细血管，并与背侧主动脉相连。正常情况下，随着肺组织发育脱离，这些相连的毛细血管及背侧主动脉会逐渐吸收衰退。但由于某些原因使萎缩发生障碍而残存，就会成为主动脉异常分支，并且会牵拉一部分胚胎肺组织，与正常肺组织和支气管分隔开，形成独立的隔离肺。牵引发生在胚胎肺与原肠发生脱离时，则成叶内型肺隔离症；而在脱离之后，则形成叶外型肺隔离症。但该假说并不能解释所有的肺隔离症，少数隔离肺症并无异常动脉，或存在异常动脉但并不导致隔离肺。因此，肺隔离症的真正的发病机制仍需进一步研讨。

2. 组织学　组织学显示病变肺组织存在不同程度的肺不张、肺黏膜的慢性炎症和肺组织的纤维化。支气管腔内衬立方上皮或柱状纤毛上皮等结构，囊壁含软骨、弹力组织、平滑肌，其支气管和肺泡多有扩张。囊壁及周围肺组织纤维增生，间质中有大量淋巴细胞、浆细胞浸润。

3. 分类　解剖上根据有无独立脏胸膜分隔为标准，分为叶内型肺隔离症和叶外型肺隔离症（表 10-3），少数为混合型肺隔离症。

表 10-3　叶外型肺隔离症与叶内型肺隔离症的临床特点比较

特点	叶外型肺隔离症	叶内型肺隔离症
表现	完全与正常肺分离	位于同一肺叶的脏胸膜内
性别比例（男：女）	（3~4）：1	1：1
合并畸形率	65%	11%
部位	63%在肺底与横膈顶之间 10%~15%在腹腔内 8%在前纵隔 6%在后纵隔	98%在肺下叶

续表

特点	叶外型肺隔离症	叶内型肺隔离症
动脉血供	80%胸主动脉或腹主动脉	73%胸主动脉
	15%锁骨下、头臂、脾、胃、肋 间肌动脉	20%腹主动脉
		20%腹腔或脾动脉
	5%肺动脉	3.7%肋间动脉
	20%不止 1 条血管供应	冠状动脉和锁骨下动脉也有报 道，但罕见
		15%不止 1 条血管供应
静脉回流	80%体循环静脉（奇静脉，半奇 静脉或下腔静脉）	5%体循环静脉
		95%肺静脉
	25%肺静脉	
	少数经由锁骨下静脉或门静脉	
好发人群	61%<6 月龄	2 岁前罕见（除产前诊断）
	10%无症状	20%在 20 岁
		15%无症状
症状	呼吸困难	反复肺部感染
	喂养困难	少有气胸、咯血、血胸
	心力衰竭	心力衰竭
	胎儿水肿	

（1）叶内型肺隔离症（intralobar sequestrations，ILS）：较常见，占肺隔离症的 75%～86%。其特点是与周围肺组织之间由共同的脏胸膜相连，并可与正常的支气管有病理性的相通，其静脉回流入肺静脉。常见于左下肺叶，约 2/3 发生于左下叶后基底段。此外，右叶肺隔离症常与短弯刀综合征（Scimitar syndrome）的发生有关。

（2）叶外型肺隔离症（extralobar pulmonary sequestrations，ELS）：有独立的脏胸膜包绕，解剖上完全与正常的肺组织分离，并与支气管不相通。其静脉回流入体循环静脉，常见于下叶静脉、奇静脉或半奇静脉，也有锁骨下静脉或门静脉的报道。血供应来自体循环动脉，常见胸主动脉（73%）、腹主动脉、腹腔干，脾动脉（21%）及肋间动脉，还可来自心包膈动脉、右冠状动脉，锁骨下动脉和胸廓内动脉。ELS通常位于横膈与肺叶底之间，很少位于横膈下。

三、诊　　断

1. 临床表现　　肺隔离症在小儿先天性肺畸形疾病中较为少见,其临床症状不典型,也因病灶具体类型的不同而异,极易导致误诊漏诊。发生在胎儿期时,常因产检超声显示均匀一致的强回声团而被发现。其中 1/5 可随妊娠自发地消退,约 1/10 的肿块继续增大,从而出现肺发育不良、水肿、压迫周边脏器、胎儿宫内缺氧、发育迟缓甚至胎死宫内等。在新生儿及婴幼儿期时常表现为呼吸急促、发绀、鼻翼扇动、三凹征等呼吸窘迫表现。在年长儿中,其临床表现较为复杂,常因继发肺部感染后出现呼吸道症状,如发热、咳嗽、咳痰,甚至大量脓血痰,常被误诊为肺炎或肺脓肿。

（1）叶内型肺隔离症:因其可与支气管树相通,多表现为在 10 岁前肺部同一部位反复感染或迁延不愈,严重者还可以出现全身感染中毒症状、病灶坏死、胸膜炎、血气胸及恶变等;查体肺部固定部位叩诊浊音,患侧呼吸音减低或消失,有时可闻及湿啰音,部分可有杵状指。

（2）叶外型肺隔离症:因其自身完整的脏胸膜,病肺与支气管不相通,一般多无症状,常在行胸部影像学检查时被发现;也多由于并存其他先天性畸形出现相关症状而就诊,尤以合并膈疝及先天性心脏病最多见,其次为膈膨升、漏斗胸等。

2. 辅助检查

（1）X 线检查:对肺隔离症的诊断敏感性低,并与病灶的类型及其继发改变密切相关,仍是目前最基本的方法。

叶外型肺隔离症表现为靠近后纵隔或膈上有一团均匀、边缘清晰、三角形、尖端指向肺门的高密度阴影。叶内型肺隔离症表现为肺下叶内及后基底段紧贴膈面的一均匀、界清、多为圆形或卵圆形肿块或囊肿样阴影,少数可呈三角形或多边形;其阴影有指向内后方长轴的形态提示与降主动脉之间有相应的联系。当合并感染，但不与支气管相通时，病灶周围可见呈片状阴影的炎性影像改变；若与支气管相通，则可见呈单个或多个含气的圈形阴影，内可见液平，需与肺囊肿影像相鉴别；若经抗感染治疗，阴影可缩小，但绝不可能被完全吸收。

（2）CT 检查：增强 CT 扫描+三维血管重建作为肺隔离症的首选检查方法，其确诊率可达到 73.33%。其典型表现为：①病灶多为圆形或椭圆形密度不均匀的蜂窝状改变的软组织密度影；②部分肿块周围可有肺气肿影像改变；③增强扫描见囊性或实性包块影中可见条索状、结节状或逗点状的异常动脉，并与肺外血管相连接，其强化时间及密度与体循环动脉一致。

（3）超声检查：肺隔离症的彩色多普勒超声特征性地表现为边界清，内部回声的圆形/类圆形肺内强回声/稍强回声团块影，其内探出来自体循环动脉的异常供血血管。超声具有无创及可重复等特点，常用于产前和对婴幼儿的诊断。

（4）MRI 检查：常作为超声重要补充检查方法，用于产前和对婴幼儿诊断。叶内型肺隔离症表现为肺内异常增黑的阴影团块，并与异常血管相连。叶外型肺隔离症表现为肺外异常增白的团块影，同样也与异常血管相连。MRA 能很好地显示隔离肺的异常动脉来源和引流静脉，因其无创，可替代血管造影。

四、鉴 别 诊 断

肺隔离症的临床症状不典型，常易误诊、漏诊。其诊断主要有四大特征：①每年间歇、反复发作肺部感染，久治不愈；②持续发热、咳嗽、咳痰、胸痛甚至咯血；③胸部 X 线片提示肺下叶（尤其是左肺下叶）囊肿样/团块样/不规则阴影；④经充分抗感染治疗，阴影可缩小，但绝不可能被完全吸收。具有上述特点的疑似肺隔离症患儿需进一步行 CT、

MRI 或血管造影检查，发现异常供血动脉以确诊。但还需与下列疾病相鉴别。

1. 其他先天性肺囊性病变　可表现为肺部反复感染，X 线和 CT 平扫征象与肺隔离症类似，但肺部病灶无异常体循环动脉及分支供血。

2. 先天性膈疝　好发于左侧，除可出现呼吸困难等缺氧表现，常合并消化道系统症状，上消化道造影可协助明确诊断。

3. 肺肿瘤　常见于成人，多无症状，影像学表现为病灶边界不清，可见分叶征、毛刺征、胸膜凹陷征，并有肺门、纵隔、颈部淋巴结明显增大。

五、治　疗

儿童隔离肺症在原则上一经诊断均应择期手术治疗。若合并肺部感染，积极控制感染（1~2 周）后行手术治疗。手术治疗以切除感染病灶为目的，预防远期合并特殊病原体感染（真菌、结核杆菌等）及癌变。

叶外型肺隔离症无症状者可定期随访观察，但多因不能明确诊断而行单纯肿块切除。叶内型肺隔离症因可引起反复继发感染故均应尽早手术治疗，目前多采用肺叶切除。除开胸手术外，近年胸腔镜手术和介入封堵也是隔离肺切除术的重要补充手段。

胎儿肺隔离症的治疗需根据病灶的进展（肿块大小、生长速度）、是否出现并发症，如胎儿水肿、纵隔移位、肺组织发育不良、心脏受压等综合考虑。若胎儿染色体核型分析正常，肿块无继续增大，无合并其他并发症，宫内生长发育良好，可随访观察，待胎儿出生后根据情况再制订治疗方案。若出现并发症，胎儿预后不良，可考虑行干预治疗。若32 周前合并并发症，则采取宫内治疗（手术和药物）；若32 周后出现并发症，则建议选择产时宫外治疗，建议终止妊娠时间为 37～38 周。

六、预　　后

儿童肺隔离症治疗行手术切除为主，预后良好。胎儿肺隔离症与是否有合并症密切相关，若合并水肿，其生存率仅为 0～21%，而无水肿的胎儿，其生存率为 92%～100%。

（姚志广）

参 考 文 献

冯杰雄，郑珊，2014. 小儿外科学. 第 2 版. 北京：人民卫生出版社.

广西贵港市人民医院小儿外科，2013. 先天性肛门闭锁的诊治进展. 海南医学院学报，19（6）：861-864.

郭卫红，陈永卫，侯大为，等，2011. 先天性肠闭锁病死率 40 年回顾性分析. 中华小儿外科杂志，32（6）：434-437.

刘贵麟，2008. 无肛术后肛门失禁治疗中的一些问题. 临床外科杂志，（5）：308-309.

朴梅花，黄德珉，2011. 肛门直肠畸形//邵肖梅，叶鸿瑁，丘小汕. 实用新生儿学. 第 4 版. 北京：人民卫生出版社，507-510.

施成仁，金先庆，李仲智，2009. 小儿外科学. 第 4 版. 北京：人民卫生出版社.

王小林，魏明发，2008. 先天性肛门直肠畸形致病基因研究进展. 临床外科杂志，（5）：352-353.

杨向东，陈小朝，岳朝驰，2012. 内括约肌重建术治疗先天性无肛术后大便失禁 16 例//第十五届中国中西医结合大肠肛门病学术交流会议暨甘肃省第五届结直肠肛门外科学术年会.

俞钢，陈运彬，赵扬玉，2016. 临床胎儿学. 北京：人民卫生出版社：223-233.

张涛，张海兰，白玉作，等，2010. 人类正常泄殖腔胚胎发育的研究. 中华小儿外科杂志，31（3）.

郑珊，2013. 实用新生儿外科学. 北京：人民卫生出版社：462-470.

郑珊，陈永卫，冯杰雄，2013. 实用新生儿外科学. 北京：人民卫生出版社，363-377.

钟微，李乐，郑珊，等，2014. 先天性食管闭锁诊断及治疗（专家共识）. 中华小儿外科杂志，（8）：623-626.

Adams SD，Stanton MP，2014. Malrotation and intestinal atresias. Early Hum Dev，90（12）：921-925.

Alberti D，Boroni G，Corasaniti L，et al，2011. Esophageal atresia：pre and post-operative management. Journal of Maternal-Fetal and Neonatal Medicine，24（S1）：4-6.

Clarke BE, 2013. Cystic lung disease. Journal of Clinical Pathology, 66（10）: 904-908.

Corbett HJ, Humphrey GME, 2004. Pulmonary sequestration. Paediatric respiratory reviews, 5（1）: 59-68.

Danzer E, Gerdes M, D'Agostino JA, et al, 2013. Preschoolneurological assessment in congenital diaphragmatic hernia survivors: outcome and perinatal factors associated withneurodevelopmental impairment. Early Hum Dev, 89（6）:393-400. DOI: 10.1016/j.earlhumdev.

Durell J, Lakhoo K, 2014. Congenital cystic lesions of the lung. Early Human Development, 90（12）: 935-939.

El-Gohary Y, Alagtal M, Gillick J, 2010. Long-term complications following operative intervention for intestinal malrotation: a 10-year review. Pediatr Surg Int, 26（2）: 203-206.

Esposito F, Vitale V, Noviello D, et al, 2014. Ultrasonographic diagnosis of midgut volvulus with malrotation in children. J Pediatr Gastroenterol Nutr, 59（6）: 786-788.

Ezomike UO, Ekenze SO, Amah CC, 2014. Outcomes of surgical management of intestinal atresias. Niger J Clin Pract, 17（4）: 479-483.

Ferrero L, Ahmed YB, Philippe P, et al, 2017. Intestinal malrotation and volvulus in neonates: laparoscopy versus open laparotomy. J Laparoendosc Adv Surg Tech A, 27（3）: 318-321.

Gajewska-Knapik K, Impey L, 2015. Congenital lung lesions: Prenatal diagnosis and intervention. Seminars in Pediatric Surgery, 24（4）: 156-159.

Graziano K, Islam S, Dasgupta R, et al, 2015. Asymptomatic malrotation: Diagnosis and surgical management: An American Pediatric Surgical Association outcomes and evidence based practice committee systematic review. J Pediatr Surg, 50（10）: 1783-1790.

Hansmann G, 2009. Neonatal emergencies（a practical guide for resuscitation, transport and critical care of newborn infants）. Esophageal atresia, 10.1017/CBO9781139010467: 434-436.

Keita T, Kouji N, Miharu I, et al, 2015. Surgical ap-proaches for neonatal congenital diaphragmatic hernia: a sys-tematic review and meta-analysis. Pediatr Surg Int, 31（10）: 891 - 897. DOI: 10. 1007/s00383- 015 -3765 -1.

Lally KP, Lasky R E, Lally PA, et al, 2013. The Congenital Dia-phragmatic Hernia Study Group. Standardized reporting con-genital diaphragmatic hernia-an international consensus. J Pediatr Surg, 48（12）: 2408 - 2415. DOI: 10. 1016/j. jpedsurg. 2013. 08. 014.

McHoney M, 2014. Congenital diaphragmatic hernia. Early human development, 90（12）: 941-946.DOI: 10.1016/j.earl-humdev.

Pinheiro PFM, Martins PF, 2012. Current knowledge on esophageal atresia. World Journal of Gastroenterology, 18（28）: 3662.

Piper HG, Alesbury J, Waterford SD, et al, 2008. Intestinal atresias: factors affecting clinical outcomes. J Pediatr Surg, 43 (7): 1244-1248.

Stoll C, Alembik Y, Dott B, et al, 2008. Associated malformations in cases with congenital diaphragmatic hernia. Genetic Counse-ling, 19 (3): 331-339.

van Rooij IA, Wijers CH, Rieu PN, et al, 2010. Maternal and paternal risk factors for anorectal malformations: a dutch case-control study. Birth Defects Res A Clin Mol Teratol, 88 (3): 152-158.

Walker CM, Wu CC, Gilman MD, 2014. The imaging spectrum of bronchopulmonary sequestration. Current Problems in Diagnostic Radiology, 43 (3): 100-114.

Zwink N, Jenetzky E, Brenner H, 2011. Parental risk factors and anorectal malformations: systematic review and meta-analysis. Orphanet J Rare Dis, 6: 1-16.

第 11 章
危重新生儿的护理

第一节 早产儿发育支持护理

一、概 述

随着新生儿重症监护病房（NICU）各种先进的生命支持技术的应用，早产婴儿抢救成功率明显提高。然而，生存者中神经发育障碍的发生率仍然很高，尤其是极低出生体重儿（VLBW）和超低出生体重儿（ELBW），由于各器官系统发育未成熟，容易出现各种并发症影响生长发育，其中神经系统最易受累，远期包括脑瘫、智力低下、精神发育迟缓、学习困难、失明和失聪等各种后遗症，严重影响生存质量。

对于存活的 ELBW/VLBW，在正确处理多种严重的并发症、严格执行精细科学的医护措施的同时，保证早产儿生长发育最优化成为新的护理目标。

早产儿发育支持护理（developmental supportive care，DSC）的干预策略迅速引起 NICU 医护人员的极大关注。DSC 旨在改变监护病房的环境和照顾方式，从而达到预先保障早产儿及其家人的身心健康，它要求照护人员能预先估计早产儿生长发育的内部压力及外部压力，给予支持性的措施，缓解压力，促进早产儿脑发育。

二、早产儿实施 DSC 的意义

近年来，为了加深对早产儿身体功能发育情况的了解，国内外专家均进行了很多研究,结果提示早产儿脑部发育不成熟,具有较好的可塑性,通过各种感觉刺激可以引导其脑部的健康发展,而且胎龄越小,脑部的可塑性越好。但是,这里所说的刺激指的是有利刺激;有害刺激对脑部有损伤作用,而且对未成熟脑部的损伤较成熟脑部更严重,更容易导致神经系统损伤。对早产儿实施发育支持护理可以减少有害刺激对机体的损伤,同时还可以通过人为控制的有利刺激来进一步激发新生儿神经系统的发育,引导其健康发展。

三、早产儿实行 DSC 的理论基础

1. 早产儿各系统发育不成熟　早产儿本身发育不成熟使其易发生一些问题,如易发生颅内出血,吸吮-吞咽-呼吸协调能力差,易发生呼吸暂停,免疫功能不成熟易发生感染,体温控制能力不成熟,对抗或应对外界刺激的能力弱,无体力维持某一体位等。

2. 子宫内外环境变化

(1)胎儿在子宫内环境较舒适,声音分贝低频率,母亲活动作息有规律性,温暖,环境幽暗舒适,无侵入性刺激,有边界感,且在子宫包裹中有安全感。

(2)早产儿在宫外环境有害因素多,刺激缺乏规律性,非预期侵入性操作频率高,疼痛无法预期,杂音高频率及高分贝,光线明亮刺眼,无日夜之分,肢体活动无边界感。

3. NICU 环境对早产儿的影响

(1)过度的触觉刺激:在新生儿重症监护病房中,早产儿接受的检查、操作多为不良刺激,具侵入性且无告知性,可造成心率血压变化、血氧饱和度下降、皮肤血流减少,颅内压力增高,增加脑室出血及脑室周围白质软化的风险。

(2)不良的味觉及嗅觉刺激:病房所接触的嗅觉刺激通常是不舒服的味道,如消毒水、乙醇、去黏剂、橡胶手套,甚至是工作人员身上的香水等,婴儿可能为了避开这

样的刺激而表现出心跳加速及呼吸的改变。

（3）监护病房的强光通常不在安全范围内，24小时持续的强光容易导致早产儿视网膜受损，视网膜病变风险增加，深睡期时间短，无法建立日夜作息规律，体重增加缓慢，互动时睁不开双眼。

（4）噪声：早产儿的视听觉发育最不成熟，NICU的噪声水平一般在50～120dB。婴儿受噪声干扰睡眠不佳、心率增加、周围血管收缩；突发噪声可导致血氧饱和度降低、婴儿哭泣、烦躁不安、颅内压升高、生长激素水平降低。

（5）不舒适的体位：早产儿在培养箱中长时间的仰卧会导致体位性畸形。髋关节过伸、肩部扭转、颈部高度紧张和头部平放都有不良影响，导致患儿需要物理治疗。

（6）与家庭的分离：传统的监护病房引起早产婴儿与父母某种程度分离，父母常产生焦虑、恐惧的情绪，甚至失去治疗的信心。

4. 早产儿统合发展及行为发育协作系统

（1）早产儿常被视为是一个有缺陷的不成熟婴儿，但是如果他持续待在子宫内，他其实是一个有能力的个体，有着自己的发展目标。然而，当他提早出生后，有能力且正在发展中的胎儿与新环境之间彼此无法配合。或许我们该说的不是婴儿不成熟，而是外在的环境无法提供婴儿所需的生态系统。1982年美国哈佛大学Heidelise Als博士提出synactive理论模型（图11-1），详细描述了新生儿各系统的协同发展，包括自主活动、运动、状态调节、注意力及自我调节。

每一个内在系统都有其不同阶段的发展目标，这些内在系统相互影响，也受环境影响。一个新阶段的发展都以之前的发展结果作为基础，让个体得以不断继续进行分化及发展。当个体与周围环境互相整合时，个体得以顺利地朝着发展目标前进。但是当个体的需求与环境无法配合时，可能影

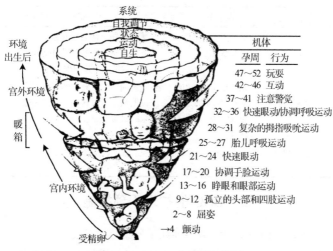

图 11-1　synactive 理论模型

响到正在进行的脑部发展,从而造成了早产儿日后比足月儿更容易产生学习困难、语言了解及表达困难、智商不高、执行功能及注意力障碍、容易疲劳、视觉动作缺陷、空间思考障碍、情绪不稳、自我调适能力差、低自尊、学校表现缺陷等问题。

（2）Heidelise Als 博士等经研究后认为早产儿的行为发育既有层次,又有连续性,因此他们描述了一个早产儿行为发育协作系统的理论框架,作为发育支持护理的评估和实施各种措施的依据（表 11-1）。

表 11-1　早产儿行为发育协作系统的理论框架

发育层次	调节重点	压力下的症状
自律行为	呼吸、心率、血压、体温、体液、激素、消化系统、内脏功能	心率上升、呼吸节律不规则、血氧饱和度下降或肤色发绀
		胃潴留、溢乳、呕吐、咳嗽、打喷嚏或打哈欠

发育层次	调节重点	压力下的症状
活动控制 行为	运动、活动、体位和 肌肉状况	惊跳、抖动、抽动或谵妄；上肢、 下肢或躯干的松散或过度伸展； 面部表情、手指伸展、抓握
状态调控 行为	睡眠、安静觉醒和活 动等不同状态间 相互转换、自我安 抚行为	各状态间突然或频繁的变化、未以 预期顺序平滑移动、安慰无效、 眼睛眨动
注意力和互 动行为	注意力和社会互动	怒视、凝视、高警备状态

四、DSC 的护理干预措施

Heidelise Als 博士最早描述了一个具有高度组织性的发育支持护理系统——新生儿个性化发展性照顾及评估程序（Newborn Individualized Developmental Care and Assessment Program，NIDCAP）。NIDCAP 建立在早产儿行为评估（Assessment of Preterm Infants' Behavior，APIB）的基础上，是以早产儿呈现的行为暗示为依据，根据不同的发育阶段，提供不同的环境及护理计划,有助于减少早产儿应激行为反应并促进行为功能的协同性发展,同时指导父母参与婴儿的照顾。

NIDCAP 在欧美等国家是注册商标,其观察及护理技术在临床上已得到广泛应用。发育支持护理强调提供个体化和人性化,要求医护人员改变工作形态, 观察婴儿的行为, 了解婴儿、思考自身行为对婴儿可能的影响并给予适当的照顾; 视婴儿为主动参与的合作者,把婴儿的行为当作照顾护理上的一种指标, 由医护人员和家庭共同参与, 根据婴儿的表现及需求调整照顾步伐, 提供个体化的护理。

1. 加强环境管理 新生儿重症监护室（NICU）护理环境中潜在的光线、噪声等不良环境刺激给早产儿带来严重的不适感,使其出现生理、心理方面的改变,损伤其神经系统发育，影响成年后的生活质量，因此要模拟子宫环境，加强环境的管理。

（1）合适温湿度：室内温度维持在 24～26℃，湿度为 55%～65%。进入温箱后，根据早产儿的体重、成熟度、体温及病情设置温箱温湿度，保持体温在中性温度。进行各项操作时注意保暖，尽量在温箱内进行，需要打开箱门操作时用包被包裹，防止婴儿受凉。

（2）控制光线：根据美国儿科学会的建议调整 NICU 光线明亮度，暖箱内 25ftc（foot candles，英尺烛光，为照度单位），室内 60ftc，特殊治疗时 100ftc。应用暖箱罩遮盖暖箱，并根据昼夜调整暖箱罩位置，使新生儿适应黑夜和白天的光线变化；治疗和护理时避免光线直射患儿眼部，必要时遮盖婴儿眼睛；夜晚关闭大灯，营造类似子宫的幽暗环境。

（3）降低噪声：美国推荐 NICU 不超过每小时平均 50dB 的连续背景声音和瞬间声音的组合，最大瞬间声音不超过 70dB。控制室内声音强度＜60dB，避免突发高频的声音，减少噪声对患儿的刺激，将仪器设备的工作和报警音量调节到适宜的声音水平，及时处理仪器设备报警声；医务人员注意说话、走动、开关暖箱轻柔，避免在患儿暖箱顶上记录，避免箱门和箱体碰撞引起异响和震动，避免敲击暖箱；注意呼吸机的管道勿积聚水分，患儿哭泣时及时给予应答等。

（4）相对无菌的环境：医护人员按要求做好手卫生、无菌操作。

2. 合理营养

（1）早产儿营养：主要目标是支持接近于宫内生长率的最佳饮食，而不给生长发育中的新陈代谢和排泄系统增加压力。出生后 6～36 小时根据早产儿的体质量给予科学的微量喂养，早期开奶，提倡母乳喂养。

（2）非营养性吸吮：通过给患儿吸吮无孔安抚奶嘴，增加患儿的吸吮动作而无母乳或配方乳摄入的过程（10分钟/次）。可加快其吸吮反射的成熟，加速从经管喂养向经口喂养过渡，可改善吸吮-吞咽-呼吸协调能力，还可安抚婴儿，减轻疼痛，实施侵入性操作前或哭吵时，均可进行非营养性吸吮。

3. 体位支持护理

（1）适宜的体位：可给予患儿安全感和触觉刺激，减少呼吸暂停、胃食管反流和吸入性肺炎的发生。早产儿常用体位有仰卧位、侧卧位、俯卧位等，在一项新生儿舒适护理的研究中证实，俯卧位因腹部、四肢紧贴在床上如母亲怀抱，使早产儿具有安全感，是感觉比较安全舒适的体位。

（2）由于早产儿骨缝尚未闭合，长时间处于同一体位会导致头颅形状改变，且颅内空间也会相应减小，影响其脑部发育。除此之外，长时间处于同一体位会使得其视野范围变窄。为了避免该问题，护理人员应为其准备改良后的水枕，防止头颅变形；定时帮助其改变体位。

（3）"鸟巢"护理：早产儿从温暖的羊水、柔软的胎盘中提前分娩后，被安置在暖箱中，四肢暴露在暖箱的空间中，缺乏安全感和舒适感。早产儿出生后，模拟母体内子宫环境制作了一种"鸟巢"式褓褓，这可以使胎儿在离开母亲子宫后继续维持宫内姿势和舒适体位，提供类似的触觉刺激，减少不适感、消除紧张情绪，满足早产儿心理需求，促进生长发育。

4. 集中操作，减轻疼痛刺激

（1）频繁的操作会妨碍婴儿的睡眠，导致功能状态调节紊乱，甚至日常的护理也能使氧气供应处于低下状态。根据每个婴儿的不同情况，集中护理，避免打扰，提供完整睡眠时间。

（2）减轻疼痛刺激：NICU治疗护理较多，致早产儿频繁暴露于致痛性操作中，会造成内分泌、免疫、自主神经和行为改变，进而产生近期、远期不良影响。医护人员应合理计划早产儿的侵袭性治疗及护理操作,尽量集中进行减少疼痛刺激,操作前评估疼痛程度并加以控制,操作时要轻唤或触摸早产儿,让其有所准备,同时实施有效的疼痛干预方法,如拥抱、抚触、非营养性吸吮、体位支持等。

（3）呼唤式护理:进行各项护理时均用轻柔语言轻唤患儿名字,并告诉患儿准备做什么,为什么要这样做等,从而使婴儿有所准备,不要突然惊醒患儿。

5. 感觉统合训练护理

（1）抚触干预:按照新生儿抚触法标准,待早产儿相对安静时,将室温控制在 30℃左右,由受过训练专业护士采取抚触手法对颜面、头部、前胸、腹部、四肢、背部进行抚触,每个部位 6～7 次,每天 1～2 次,每次 10～15 分钟。动作温柔、缓慢,同时采用轻柔和缓的声音与新生儿对话。通过科学的抚触干预来刺激早产儿的迷走神经,以增加迷走神经的紧张度,从而刺激生长激素、胃肠激素、胰岛素分泌,改善胃肠道功能及免疫系统能力,刺激其感知发育。在抚触的过程中,注意观察患儿的反应,如果出现哭吵等不适,立即停止,查找原因。

（2）视觉训练:待患儿体重增长至 1800g,奶量增至 30ml/d,生命体征平稳,可通过与患儿对视进行黑白卡训练,刺激视觉感知力。卡片距离患儿眼睛 25～30cm,一次匀速替换,每天 2～3 次,每次 10 分钟。

6. 建立 24 小时的照顾计划　根据婴儿的活动规律、睡眠周期、医疗需要和喂养需要制订一天的照顾计划,使照顾有时间规律,尽量提供完整的睡眠时间,保证睡眠质量及足够的睡眠时间是新生儿特别是早产儿中枢神经系统正常发育的重要保障,杜绝突然惊醒患儿;发现患儿疲惫时,给予休息时间。经常观察患儿是否有异常行为,及时抚慰。

7. 促进父母的参与

（1）指导父母学习认识早产儿的行为及其意义,以增进父母对患儿的信心及认可；让父母参与早产儿的照护，使其有机会学习并建立信心，促进父母与患儿的互动，每日以电话沟通婴儿的情况，减少父母的焦虑，举办早产儿家长联谊会让父母分享照护早产儿的心情和经验。

（2）袋鼠式护理（kangaroo mother care，KMC）：待早产儿生命体征稳定时，将患儿抱出暖箱，父母采取仰卧位或坐位，裸露前胸，患儿趴在其胸腹部进行皮肤接触，注意患儿保暖。此方法保暖效果可靠，还可使父母掌握观察和护理早产儿的技术。患儿清醒时让其与父母进行目光交流，每天1～2次，每次1.5～2小时。与父母接触的时间和频率可根据早产儿的病情和生命体征进一步调整。这种方式会给早产儿提供温暖的环境，父母胸廓的起伏会刺激早产儿前庭感觉，皮肤与皮肤的接触提供触觉感受。父母的气味和母亲柔和、安静的说话声音，呼吸声和心跳声提供听觉感受。这样，所有的早产儿早期发育所需的感觉输入都可得到满足。

五、早产儿 DSC 的预期效果

1. 在给予护理及治疗措施时生命体征（心跳呼吸次数）波动小。

2. 在互动或护理时能维持适当的肤色。

3. 促进体重增长，经口喂养开始的时间早。

4. 促进喂食量的消化，减少胃残余量及反流。

5. 促进早产儿能出现平滑及协调的肢体活动。

6. 能适当地使用自我控制行为应对外界环境的刺激，以促进身体内部的平衡。

7. 能运用外界物质安抚自己。

8. 能促进治疗，减少住院日和住院费用。

六、国内 DSC 的发展前景

DSC 在传统护理方面注入了新的元素，是一种新生护理新理念，在临床上的应用越来越广泛，对早产儿的效果也是显著的。国外很多国家对 DSC 的研究已经趋于成熟，而我国在此方面的研究起步较晚，近几年，为了提高对 DSC 的了解程度，临床上相关研究不断增多，但是研究的方向大都集中在患儿住院期间的发育支持护理上，而对于患儿出院以后及家庭护理等方面的研究则相对较少。早产儿生长发育是一个连续的过程，发育支持护理是一个连续动态的发展，家庭也是早产儿护理团队的一部分。

鉴于此，临床护理工作者应结合国内特点进行量表的研究，开展相关早产儿 DSC 统一系统的科学的评价工具和延伸至家庭照护的护理研究，以进一步证实 DSC 在早产儿中的应用效果。这些都是今后早产儿护理的关注和研究方向，此外，DSC 在早产儿护理中的应用现状也让现代医院及专家学者看到了未来早产儿的护理发展方向。

（谢彩璇　吴凤敏）

第二节　新生儿疼痛的评估和管理

随着医学的发展，危重新生儿的生存率逐日上升，由于接受各种诊疗操作，这些新生儿暴露于频繁的疼痛刺激中。新生儿不能描述疼痛这种感受，人们普遍认为新生儿的神经系统发育不健全，对疼痛的敏感性差，不能感受疼痛，从而忽视了疼痛对新生儿的不利影响。但近年大量研究证实，不论是足月儿或早产儿，出生后即具有感受疼痛的能力，尽管其神经系统仍在发育之中，足以能够对有害刺激传递、感知、回应，甚至记忆。

1995 年全美保健机构评审联合委员会（JCAHO）将疼痛列为第五生命体征，逐渐受到医护人员的重视，然而在临床实践中，由于医护人员对新生儿疼痛的认识不足甚至存在错误观念，以及缺乏恰当的评估方法，导致长久以来，新生儿疼痛得不到及时处理。因此，医护人员要认识到疼痛对新生儿的影响，重视疼痛的评估及实施有效管理。

一、疼痛的概述

疼痛的标准仍沿用国际疼痛研究协会（International Association for the Study of Pain，IASP）的定义：一种不愉快的感觉和伴有实际或潜在组织损伤的情绪体验，属主观性感觉。因新生儿没有语言表达能力，因此 2001 年 IASP 又增加了一项解释——无交流能力却不能否定一个个体有疼痛体验和需要适当控制疼痛的可能性。

新生儿疼痛在个体发育早期即出现，是一种能为机体提供保护目的、防止组织损伤的信号系统。疼痛的表达，在某种程度上可以降低个体的伤害。

二、疼痛的机制

神经系统中负责疼痛感觉和疼痛刺激传导的解剖结构和神经内分泌物质早在出生前就已经发育完全。研究表明胎儿在妊娠 19 周已形成脊髓反射功能，妊娠 20 周已形成丰富的感觉纤维；妊娠 29～30 周形成成熟的丘脑反射，妊娠 29～30 周后脑电图可以清晰显示疼痛波形。这意味着新生儿完全有能力感觉和记忆发生在他们周围的一切。

新生儿感受疼痛刺激的神经末梢广泛分布于身体各个部位，它们大量集中于皮肤的浅层、内部组织。各种机械的、化学的或温热刺激可以兴奋痛觉感受器，并通过两类神经纤维（快传导的有髓鞘 Aδ 纤维和慢传导的无髓鞘 C 纤维）将电脉冲传导至脊髓的背角，再由脊丘束通路传导至下丘脑和大脑皮质等部位而产生痛觉。此过程由多种神经递质参与调节，对疼痛性质的感受位于大脑基底区（图 11-2）。

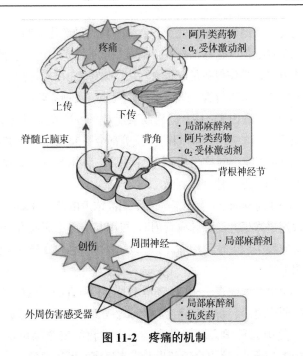

图 11-2 疼痛的机制

此外,新生儿具有发育良好的内分泌系统,在受到疼痛刺激时可以释放皮质醇和儿茶酚胺类物质,从而产生各种生理生化改变。由于新生儿痛觉主要通过无髓鞘纤维传递,抑制性神经递质相对匮乏,具有更大感受野和较高浓度 P 物质受体,故他们的痛觉兴奋和敏化阈值较低,痛性刺激可以导致更多中枢效应。所有这些因素导致新生儿感知疼痛比成人更敏感。

三、疼痛的来源及管理现状

1. 新生儿疼痛来源

（1）侵入性操作：新生儿重症监护室（neonatal intensive care unit，NICU）住院新生儿疼痛的来源主要是各种侵入性操作。国外有研究报道平均每名新生儿每天承受的侵袭性有痛操作达 14 次以上。而在我国,陈银花等研究显示,每个新生儿每天经历的致痛性操作次数平均为早产儿 7.8 次，足月儿 5.9 次，但是这些治疗性疼痛刺激常被医护人员所忽视。这些致痛性操作包括足底采血、动静脉穿刺、各种注射、免疫学检查、留置胃管、气管插管及吸痰、腰椎穿刺等。

（2）护理因素：吸痰、胃肠减压时压力过大及撕胶布，甚至不适当的或过长时间的体位等都会引起患儿的疼痛反应。而对于较小的早产儿，如更换尿布、体温测量等日常的护理操作也是一种疼痛刺激。

（3）药物因素：静脉输液时，当高浓度的药物在短时间内快速进入患儿的静脉血管内时，可引起局部疼痛或沿静脉的走向发生放射性的疼痛。一旦发生药物外渗，疼痛反应更加明显。

（4）环境因素：NICU 环境中光线和声音的刺激最多。国外研究显示，新生儿病房噪声水平（50～140dB）远远超过了美国儿科学会环境健康委员会推荐的安全噪声水平（45dB 以下），这也会给新生儿带来疼痛的不适感觉。

（5）疾病本身因素：局部感染、坏死性小肠结肠炎、肠梗阻、气胸、骨折、术后等都会产生明显的疼痛反应。

（6）产伤：是导致新生儿疼痛的重要原因之一。有研究显示，有产伤的新生儿疼痛发生率明显高于正常新生儿。

2. 国内外疼痛管理现状　　目前国际上有推荐的新生儿疼痛管理策略，部分发达国家如美国、加拿大等已将操作性疼痛的日常干预措施纳入临床工作指南，但在实际临床操作中，对新生儿疼痛的关注和干预仍远远不够。Chen 等对新生儿 ICU 疼痛经验的前瞻性研究中发现，住院期间，每名早产儿平均遭受 100 次（11～544 次）疼痛操作，足月儿平均遭受 56.5 次（12～249 次）疼痛操作，而所有的疼痛操作都没有采取镇痛措施。Carbajal 等对 430 例新生儿操作性疼痛的流行病学研究中发现，在 6 周研究期间统计的 42 413 次操作性疼痛中，2.1% 仅采取了药物镇痛，18.2% 仅采取了非药物镇痛，20.8%采取了药物、非药物或者两者结合的镇痛方式，而79.2%未采取相关的镇痛措施。只有36.6%的致痛性操作得到镇痛处理。

与国外发达国家相比，国内对新生儿疼痛的认识和管理，差距仍很大，至今尚未建立新生儿疼痛管理指南。

NICU医务工作者应掌握新生儿疼痛相关知识，并能根据新生儿所处的情境选择合适的新生儿疼痛评估量表。而准确快速地评估新生儿疼痛非常困难，因为新生儿不能通过主诉来表达疼痛，也没有一个特异性的指标可以直接反映新生儿疼痛。至今，临床上已有>49个量表可以评估新生儿疼痛。但还没有一个量表被视为新生儿疼痛评估的金标准，这给评估新生儿疼痛造成很大的困扰。

四、疼痛的影响

出生早期为新生儿中枢神经系统发育的关键时期，易受环境的影响，对包括疼痛在内的一系列急性应激产生以内分泌、免疫、自主神经和行为改变为特征的适应性反应。一旦适应性反应失代偿或代偿过度则导致机体与环境间的动态平衡紊乱，从而造成一系列的近期和远期的不良影响。短期疼痛刺激可导致新生儿代谢增加，心血管功能不稳定，灌注量减少，呼吸、免疫改变，代谢耗氧量增加，病情恢复差等。长期不良影响包括疼痛会导致脑发育的改变和神经发育、体感和压力反应系统的异常，甚至会持续到儿童期，这些都将持续造成新生儿以后的自我调节、行为认识和社会交际能力等的不良发育。此外，经历疼痛时，早产儿比足月儿要面临更高的风险，如心室内出血的风险增加。

五、疼痛的表现

因新生儿无法通过主诉表达痛苦，其疼痛反应主要有生理改变、行为表现和生化反应，具体内容如表11-2所示。

表 11-2　新生儿疼痛的临床表现

生理改变	行为表现	生化反应
①增加：呼吸频率、心率、血压、颅内压/脑血流量、氧耗、二氧化碳分压、肺动脉压力、平均气道压 ②降低：氧分压、经皮血氧饱和度、外周血流量 ③自主神经功能改变：皮肤颜色改变、恶心呕吐、干咳、瞳孔放大、出汗	①面部表情（图 11-3，图 11-4）：痛苦面容、皱眉或眉头紧锁、紧闭双眼、瞳孔扩张、鼻唇沟加深、嘴唇水平张开、舌卷曲、下颌震颤等 ②哭声：持续性大声尖叫、啼哭或轻微地呻吟 ③身体运动：手指紧握、四肢剧烈运动或伸张、身体扭曲、角弓反张等	①释放增加：儿茶酚胺、胰高血糖素、生长激素、肾上腺素、抗利尿激素、皮质醇或皮质类固醇 ②分泌减少：胰岛素、催乳素 ③分解代谢紊乱

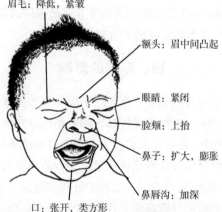

眉毛：降低，紧皱

额头：眉中间凸起

眼睛：紧闭

脸颊：上抬

鼻子：扩大，膨胀

鼻唇沟：加深

口：张开，类方形

图 11-3　新生儿疼痛时的面部表情示意图

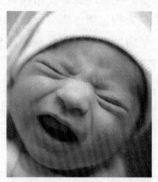

图 11-4　新生儿疼痛时的面部表情

六、疼痛的评估

1. 评估内容　疼痛评估是最佳疼痛管理的必要先决条件，对成年人和年长儿而言，疼痛的自我评估是金标准，而新生儿不能通过主诉来表达疼痛，疼痛的评估只能通过间接方式如行为指标（包括面部表情、身体运动和哭闹）和生理指标（包括心率、呼吸、血压、血氧饱和度的改变及迷走神经张力、掌心出汗、血浆皮质醇和儿茶酚胺水平）来评估疼痛的强度。在评估新生儿疼痛方面，行为反应指标和生理指标都有其局限性，需要从两个方面进行综合评估。

2. 常用评估工具　可靠的新生儿疼痛评估工具对于新生儿疼痛的分级和管理是必不可少的，可为临床提供可靠、准确的方法测量和量化新生儿疼痛。目前，我国尚缺乏统一的新生儿疼痛管理指南。合理利用国际上高质量的指南，避免重复工作，对提高我国新生儿疼痛管理水平、规范医疗行为、提高服务质量、保障患儿权益等有着重要作用。

目前疼痛测量评估工具主要有单维度和多维度两类。前者仅以行为指标为基础进行测评，后者则采用生理和行为等多个指标进行主客观两方面的综合评估。

（1）新生儿面部编码系统（neonatal facial coding system，NFCS）：由加拿大 British Columbia 儿童医院和大学制定，为单维疼痛评估工具。现已广泛应用于急性疼痛的评估，根据面部动作变化来评估早产儿、新生儿和 18 月龄以下婴儿的疼痛。有 10 项指标，皱眉、挤眼、鼻唇沟加深、张口、嘴垂直伸展、嘴水平伸展、舌呈杯状、下颌颤动、嘴呈 O 形、伸舌。每项 1 分，本量表的总分最低 0 分，早产儿最高 10 分，足月儿最高 9 分（因"伸舌"仅适用于评估胎龄≤32 周的早产儿），得分越高疼痛强度越高。

（2）早产儿疼痛量表（premature infant pain profile，PIPP）：由加拿大 Toronto 和 McGill 大学制定，为多维疼痛评估工具。

用于评估早产儿的急性疼痛，该表由 3 个行为指标（皱眉、挤眼、鼻唇沟）、2 个生理指标（心率和 SaO_2）、2 个相关指标（觉醒程度、面部运动），共 7 个指标组成，>6 分则应镇痛治疗，7～12 分为中度疼痛，>12 分为重度疼痛。其中行为状态是指在潜在疼痛发生之前早产儿的行为，需观察 15 秒；心率、血氧饱和度、皱眉、挤眼和鼻唇沟几项是指疼痛发生时的变化，需观察 30 秒，在此之前需记录心率、血氧饱和度的基础值。皱眉、挤眼和鼻唇沟选项中的时间百分数是指疼痛发生时，各项出现时间占观察时间的百分数（表 11-3）。

（3）新生儿术后疼痛测量工具（neonatal postoperative pain measurement tool, CRIES）：由美国密苏里大学哥伦比亚分校等设计，为多维疼痛评估工具，孕周 32 周以上的新生儿术后疼痛，有较强的实用性和可靠性。CRIES 为 5 个条目英文首字母的缩写，即哭闹（crying）、血氧饱和度 > 95% 所需氧浓度（requires O_2 for oxygen saturation >95%）、生命体征升高（increased vital signs）、面部表情（expression）和失眠（sleeplessness）。每项 0～2 分，总分 0～10 分，评分>3 分需要镇痛，4～6 分为中度疼痛，7～10 分为重度疼痛。其中生命体征在最后测量，以免惊醒患儿，睡眠障碍是基于记录 1 小时前的观察结果（表 11-4）。

（4）新生儿疼痛量表（neonatal infant pain scale, NIPS）：由加拿大东安大略儿童医院 Lawrence 等制定，为多维疼痛评估工具，用于评估早产儿（<37 周）和足月儿（>37 周至产后 6 周）的操作性疼痛，如静脉穿刺、肌内注射等。包括面部表情、哭闹、呼吸形态及上肢、腿部和觉醒状态。对于哭闹项，如果患儿插管哭不出声音，但有明显的嘴部活动也记录为大哭。除"哭闹"评分 0～2 分外，其余条目评分 0～1 分，总分 0～7 分，分值越高表示疼痛越严重，>4 分采取镇痛措施。此评估工具的局限性是使用肌松剂的患儿或病情严重者可能会得到较低的分值（表 11-5）。

表 11-3 早产儿疼痛量表（PIPP）

项目	0 分	1 分	2 分	3 分
胎龄	>36 周	32~35 周	28~31 周	<28 周
行为状态	活动/觉醒，双眼睁开，有面部活动	安静/觉醒，双眼睁开，无面部活动	活动/睡眠，双眼闭合，有面部活动	安静/睡眠，双眼闭合，无面部活动
心率最大值（次）	每分钟增加 0~4	每分钟增加 5~14	每分钟增加 15~24	每分钟增加 >25
血氧饱和度最低值	下降 0~2.4%	下降 2.5%~4.9%	下降 5.0%~7.4%	下降 7.5%
皱眉动作	无（<观察时间的 9%）	最小值（观察时间的 10%~39%）	中值（观察时间的 40%~69%）	最大值（>观察时间的 70%）
挤眼动作	无（<观察时间的 9%）	最小值（观察时间的 10%~39%）	中值（观察时间的 40%~69%）	最大值（>观察时间的 70%）
鼻沟加深	无（<观察时间的 9%）	最小值（观察时间的 10%~39%）	中值（观察时间的 40%~69%）	最大值（>观察时间的 70%）

表 11-4　新生儿术后疼痛测量工具（CRIES）

项目	0分	1分	2分
哭闹	无(非高调哭)	高调哭但可安抚	高调哭且不可安抚
$SaO_2 > 95\%$ 所需的氧浓度	无	<30%	>30%
生命体征	心率和平均血压<术前值	心率或平均血压增高,但幅度<术前值的20%	心率或平均血压增高,但幅度>术前值的20%
面部表情	无痛苦表情	痛苦表情	痛苦表情伴有呻吟
睡眠障碍	无	频繁觉醒	不能入睡

表 11-5　新生儿疼痛量表（NIPS）

项目	0分	1分	2分
面部表情	安静面容,表情自然	面肌收紧,表情痛苦	
哭闹	不哭	间歇性轻声呻吟	持续性大声尖叫
呼吸形态	自如	呼吸不规则,加快,屏气	
上肢	自然/放松	肌紧张,屈曲或伸展	
腿部	自然/放松	肌紧张,屈曲或伸展	
觉醒状态	睡觉/觉醒	警觉,烦躁,摆动身体	

（5）婴儿疼痛行为量表（behavioral indicators of infant pain，BIIP）：由加拿大温哥华儿童与家庭研究院和不列颠哥伦比亚大学 Holsti 等设计，包括睡眠/觉醒状态（深度睡眠、浅睡眠、昏昏欲睡、安静/清醒、活跃/清醒、激惹/哭闹），5 种面部动作（皱眉、挤眼、鼻唇沟加深、嘴水平伸展、舌绷紧）和 2 个手部动作（手指张开、握拳）。其中深度睡眠、浅睡眠、昏昏欲睡、安静/清醒评 0 分，活跃/清醒评 1 分，激惹/哭闹评 2 分，其他每项评 1 分，总分 0～9 分，得分越高，疼痛程度越高。本量表用于评估胎龄 23～32 周早产儿

的急性操作性疼痛时，有良好的信度和效度，实用性较强；用于评估孕周 32 周（胎龄 24～32 周）早产儿急性操作性疼痛时，有良好的信度、效度、敏感度和特异度。床边应用于评估健康足月新生儿急性操作性疼痛时，比多维量表 PIPP 更加敏感。

（6）新生儿疼痛/激惹与镇静量表（neonatal pain agitation and sedation scale，N-PASS）：由美国芝加哥洛约拉大学 Hummel 等设计，用于评估足月儿和早产儿的疼痛程度与镇静水平。由 5 部分的行为和生理数据组成，包括哭闹易怒、行为状态、面部表情、四肢肌力和生命体征（心率、呼吸、血压、血氧饱和度）。疼痛/激惹评分是在没有任何干预的情况下通过观察进行评估，每项评分 0～2 分，总分 0～10 分；镇静评分通常用于使用镇静药物的患儿，每项标准为–2～0 分，总分为–10～0 分。疼痛评分＞2 分和镇静评分＜–2 分均需要进行干预。此外，还可单独评估每一项，用于发现临床状态对没有服用镇静药物者疼痛评分中镇静部分的影响，并防止镇静过度。N-PASS 有良好的信度和效度，不足之处就是很难对疼痛与激动进行区分（表 11-6）。

3. 新生儿疼痛评估工具的比较 不同评估工具的观测指标有所不同，对其适用对象及范围进行分析（表 11-7）。

4. 新型新生儿疼痛测量评估工具 创新性的疼痛评估技术被研究，如近红外光谱技术、振幅整合脑电图、功能磁共振成像、皮肤电传导、心率变异分析评估等正在研究中。这些新技术尚处研究阶段。如果能证明神经生理学技术可靠并可量化，以后就可联合应用生理变化和行为疼痛量表来确定临床最有用的评估方法。

表 11-6 新生儿疼痛/激惹与镇静量表（N-PASS）

评估标准	镇静		镇静/疼痛	疼痛/激惹	
	-2	-1	0	1	2
哭闹易怒	疼痛刺激下不哭	疼痛刺激下呻吟或抽泣	非镇静状态/无疼痛表现	易激惹，或间中有哭，可安抚	尖声哭或持续哭无声哭，不可安抚
行为状态	对刺激无反应，无自主活动	对刺激有轻微反应，有轻微自主活动	非镇静状态/无疼痛表现	焦虑不安，扭动，经常觉醒	成弓形，踢腿，时常觉醒，易激惹/非镇静状态下不动
面部表情	嘴松弛，无表情	对刺激有轻微反应	非镇静状态/无疼痛表现	间中有疼痛表情	持续有痛苦表情
四肢肌力	无挣持反射，肌肉松弛	有轻微握持反射，肌张力下降	非镇静状态/无疼痛表现	间中有足趾内收，握拳或手指展开，指展开，身体不紧张	持续足趾内收，握拳或手指展开，身体紧张
生命体征（心率、血压、呼吸、SaO_2）	刺激下没有改变，通气不足或窒息	刺激下和基础状态比较变化<10%	非镇静状态/无疼痛表现	比基础状态上升 10%～20%，刺激下 SaO_2 为 76%～85%，迅速上升	比基础状态上升>20%，刺激下 SaO_2≤75%，缓慢上升，呼吸不同步/人机对抗

表 11-7　新生儿疼痛评估工具的比较

量表名称	年份/国家	生理指标	行为指标	适用对象	评估疼痛的类型	最适用的操作
NFCS	1998/加拿大	无	面部变化：皱眉、挤眼、鼻唇沟加深、嘴水平伸展、舌呈杯状	早产儿、足月儿或小于 4 个月的婴儿	急性疼痛	足跟采血、术后疼痛评分
BIIP	2007/加拿大	无	睡眠/觉醒状态、面部动作、手部动作	早产儿、足月儿	急性疼痛	足跟采血、静脉穿刺
PIPP	1996/加拿大	心率、SaO_2	皱眉、挤眼、鼻唇沟加深	28~40 周	急性、持续性疼痛	足跟采血、静脉穿刺、术后疼痛
CRIES	1995/美国	心率、SaO_2	哭声、面部表情、睡眠情况	32~36 周	持续性疼痛	术后疼痛评分
NIPS	1993/加拿大	呼吸形态	面部表情、哭声、四肢活动、觉醒状态	28~38 周	急性疼痛	静脉穿刺、术后疼痛评分、足跟采血
N-PASS	2008/美国	心率、SaO_2、呼吸形态、血压	易怒、行为状态、哭声、四肢肌张力	早产儿、足月儿	急性、操作性疼痛	用镇静药的患儿、机械通气、术后持续性疼痛

七、疼 痛 管 理

最佳的疼痛管理方法是预防，包括限制或避免有害刺激，建立良好的环境，减少不必要的有害刺激如声音、光线、不舒服的接触和体位改变。无论什么样的操作都应该给予一些简单的安慰方法，如襁褓、非营养性吸吮和体位调整。尽量采用无损伤和非侵入监护，熟练地放置各种插管，减少不熟练操作造成的痛苦。

疼痛的护理管理目标是尽可能降低疼痛强度，缩短疼痛持续时间，减少因疼痛引起的能量消耗，为新生儿营造一个温馨舒适的环境，疼痛的处理包括非药物治疗和药物治疗。近年来越来越多的研究显示非药物干预在新生儿疼痛管理中起极为重要的作用。

1. 改变护理观念　大部分护理人员不了解但十分需要新生儿疼痛的相关知识。因此，首先应从护理教育方面入手，通过授课、讲座等方式提高护理人员对新生儿疼痛的认识，树立积极处理新生儿疼痛的态度；同时，对疼痛控制应充满信心，制订减轻疼痛的措施及规范，从而更好地帮助新生儿应对疼痛。

2. 非药物干预措施　新生儿疼痛非药物干预的首要方式主要是依赖感官，个体化依赖感官干预可以在一定程度上控制下丘脑-垂体-肾上腺（HPA）轴的程序化改变，这仍然是新生儿疼痛管理的基石。对于感官的依赖常是多方面的，下面介绍由意大利锡耶纳大学儿科系主任医师 Carlo Valerio Bellieni 提出的婴儿疼痛的新方法——感觉饱和（Sensorial saturation）。感觉饱和度是指一种温和的同时刺激触觉、味觉、听觉及视觉系统的方法，即在进行疼痛性操作前，注视新生儿并与其温柔交谈，抚摸或按摩新生儿脸部或背部，并在操作前经口喂给蔗糖水或葡萄糖液。感觉刺激能有效减轻一些轻微操作（如使用足跟采血）引起的疼痛。

（1）"感觉饱和"的准备阶段

1）完善病房环境：降低噪声，调节室内光线强度，床边 15～20cm 处播放轻柔舒缓的音乐，这些措施虽然不能直接减轻疼痛，但可以降低对疼痛刺激的感觉，从而降低新生儿的能量消耗加强他们对疼痛的应对能力。

2）体位的改变：屈曲体位和包裹襁褓是疼痛的主要治疗体位。鸟巢式的体位是包裹襁褓方法之一，使新生儿犹如在母亲子宫一般，可提高其自我调节能力。Meta 分析证实，襁褓能够减轻所有早产儿及足月儿的疼痛反应，而且对足月儿的止痛效应维持时间（可达 4 分钟）较早产儿长。

（2）"感觉饱和"第一阶段——味觉刺激

1）口服甜味剂：蔗糖水可以有效缓解侵入性操作引起的疼痛哭闹和行为异常，产生良好的镇痛效果。如单一有痛性操作前口服 12%～24%的蔗糖水 2ml，或反复有痛性操作时给予小剂量 24%的蔗糖水 0.5～1.0ml 持续口服，但口服蔗糖水每天不宜超过 8 次。此外，喂糖水时增加吸吮动作，使新生儿能更好地处于安静状态，从而减轻新生儿痛苦。但使用甜味剂时应评估患儿病情，对于早产、窒息、呼吸窘迫等新生儿则不建议使用，因蔗糖水为高渗液可诱发坏死性小肠结肠炎。此外，某些患有代谢性疾病的新生儿也不适用。

2）母乳喂养：被认为是一种缓解疼痛的措施，可以推迟和缩短新生儿疼痛面容和啼哭出现的时间。疼痛时进行母乳喂养，满足了新生儿生理和心理的需要，使新生儿产生安全感及愉快的情绪，通过吸吮，可以刺激口腔中触觉感受体，提高疼痛阈值，促进直接或间接调节伤害性感觉传导的 5-羟色胺释放而产生镇痛效果。对于健康的新生儿在经历较小的疼痛性操作时，母乳喂养是安全有效的镇痛方法之一。

（3）"感觉饱和"第二阶段——触觉、听觉刺激

1）抚触：抚触带来的温和的皮肤接触，刺激了触觉、

前庭和运动感觉系统调节行为状态，可通过 β-内啡肽的释放、迷走神经张力的改变及 5-羟色胺的作用，满足婴儿情感上的需求，使其身心受到抚慰，消除孤独、焦虑、恐惧等不良情绪，减少应激行为，从而使疼痛缓解，并促进婴儿生长发育，增强免疫力。

2）袋鼠式护理：又称为皮肤接触，是指将新生儿直立式贴在父母亲的胸口，通过与父母肌肤的亲密接触给新生儿提供温暖及安全感。但由于环境及部分新生儿病情特殊，该方法的应用受到了一定限制。

3）在进行抚触和袋鼠式护理时，医护人员或家人应与新生儿进行交谈，吸引其注意力。研究显示，听到温柔安慰的声音，新生儿表现出激惹的状态时间缩短，行为的条理性增加。此阶段在操作前 30 秒开始，并持续整个过程。

（4）"感觉饱和"第三阶段——视觉刺激：视线和吸吮。当新生儿视线开始追随及注视时，并且吸吮变得规则（1 次抽吸/秒）时，可以进行侵入性操作。

3. 药物干预措施　在使用药物治疗时，必须考虑疼痛刺激的程度。药物的选择必须建立在准确评估新生儿的疾病状态、药物的效力和安全性、个人使用此药物的经验的基础上。药物的剂量，包括局部麻醉药，应该根据新生儿的最合适的体重准确计算。开始的剂量不应该超过推荐的最大剂量，维持的剂量应该根据多方面的因素进行调整。

（1）阿片类药物：缓解新生儿操作性疼痛最常用及最有疗效，目前在新生儿最常用的阿片类药物为吗啡和芬太尼。以单剂、间断使用，也可以静脉 24 小时维持。如果需要较长时间的治疗，静脉维持可以避免血浆浓度的较大波动，比间断使用要好。

当需要维持治疗时，应考虑到可能出现耐受和依赖。前者需要仔细评估，逐渐增大使用剂量；后者需要缓慢减量撤药以避免发生戒断综合征。

其对人体各系统的副作用：①中枢神经系统，睡眠，改变对疼痛的感觉，欣快感，烦躁不安，瞳孔放大；②呼吸系统，降低呼吸频率，抑制呼吸运动，镇咳；③消化系统，便秘，呕吐，减少肠蠕动；④心血管系统，血管扩张，大剂量有负性心肌收缩作用。

（2）非阿片类药物：对乙酰氨基酚是最常用的非阿片类镇痛药物。它在肝与硫酸根或葡萄糖醛酸结合，代谢产物由尿排出，目前认为新生儿短期用药既有效又安全，不必担心肝的毒性作用，适用于轻中度疼痛治疗。苯丙二氮䓬类为脑和脊髓特异性受体激动剂，是新生儿最常用的镇静药，可抑制疼痛的行为反应，但无镇痛效果，可联合阿片类药物用于术后疼痛及操作性疼痛的治疗。

（3）局部麻醉药：通过阻断皮肤表面感受器或脊髓感受器对有害刺激的传导起到镇痛作用。新生儿最常用的局部麻醉药为盐酸丁卡因凝胶和局部麻醉药共晶混合物，即 2.5% 利多卡因和 2.5% 丙胺卡因的混合剂。这些药物能减轻静脉穿刺、经皮中心静脉置管和外周动脉穿刺所致疼痛，但对足跟采血无效。镇痛效果可持续 1～2 小时。

疼痛作为人体的第五大生命体征，一直被大家关注。新生儿疼痛发生在个体最脆弱、内环境不稳定、外环境不能适应的时期，也是神经系统发育的关键时期。我国新生儿疼痛管理还处在起步阶段，新生儿操作性疼痛的评估、有效系统的干预措施方面的研究较少，因此未来需要进一步开展新生儿疼痛机制的研究，研发适合我国且不受评估者主观意识影响的疼痛评估新技术，以建立和形成适合我国国情的新生儿疼痛管理指南是新生儿和儿童保健工作的一个重要方向。

疼痛管理应纳入护理工作者的临床工作指南中，是提高护理水平的重要内容，也是优质护理服务的升华和护士综合素质的具体体现，真正体现了以患者为中心的服务理念，顺应了医学模式的转变，让医学更有温度。

（范雪金）

第三节　新生儿的皮肤照护

皮肤是人体最大的器官，其功能主要包括体温调节，防止毒素入侵和感染，维持水电解质平衡、储存脂肪及与外界隔绝、触觉感知的作用。新生儿的皮肤同其他器官组织一样，结构尚未发育完全，不具备成人皮肤的许多功能，皮肤极易受损。因此，作为新生儿科护师应当能够正确评估和照护皮肤，保护新生儿皮肤的完整性，减少潜在的特应性皮炎及医源性皮肤损伤，做好防范措施。

一、胎儿的皮肤特性

从胎儿过渡到宫外生活，新生儿的皮肤要有一个从宫内的水环境逐渐适应宫外含氧、干燥环境的过程。足月儿出生时皮肤上覆盖有胎脂，是一种包含从皮脂腺分泌的皮脂、脱落的毳毛、羊膜脱落细胞和水，看似白的膏状物质，起到保护胎儿皮肤在宫内免受羊水浸泡的影响，同时减少胎儿在宫内生长过程中运动时的摩擦。胎脂还对皮肤表面起保护作用，可以抑制病原微生物的生长并使皮肤具有免疫性。胎脂的形成是在妊娠 17～20 周开始，至妊娠晚期 36～38 周时胎脂达到成熟，到了 40 周时，胎脂主要存在于皮肤皱褶处。

二、新生儿的皮肤生理结构

新生儿皮肤厚度约 1mm，皮肤的重量为体重的 5%～6%。由表皮、真皮、皮下组织三部分组成，并有丰富的血管、淋巴管和神经（图 11-5）。

人体皮肤的分层

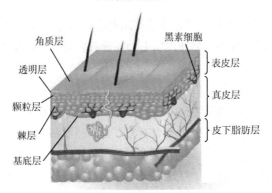

图 11-5　皮肤的生理结构

1. **表皮层**　由外向内分别由形状大小不同的五层上皮细胞组成，分别为角质层、透明层、颗粒层、棘层、基底层。新生儿皮肤的角质层有 10～20 层，是保护机体免受毒素及致病微生物侵袭的主要屏障，是保持机体水分、维持体温的主要器官。但出生第一年内的婴儿皮肤角质层的功能还达不到成人的皮肤屏障作用，其角质层比成人薄 30%，角质层下的表皮基底层也只有成人的 80%，在基底层中的角质细胞具有较强的细胞更新速率，这就是新生儿的伤口愈合较快的原因。

皮肤角质层数取决于孕周，因此早产儿的角质层数量远远不及足月儿。角质层的不足会导致出生后的前几周新生儿体液蒸发和体温散失，还会引起体内电解质的变化、高钠血症和脱水。减少体液和体温的丢失可以采取出生后使用保温箱，保温箱内保持较高的湿度等措施。

2. **真皮层**　是由胶原纤维和弹性纤维组成的，刚出生时只有 2～4mm 厚。它包含神经、血管和毛囊。新生儿真皮结缔组织整体发育不成熟，血管丰富，毛细血管充血，使新生儿皮肤呈粉红色。该层具有较少的皮脂腺、汗腺，使皮肤调节体温功能较成人差，在过冷或过热环境下，容易使体温下降或发热。

表皮与真皮之间起连接作用的小纤维比成人少,早产儿更少,因此在除去粘在皮肤上的黏胶时容易导致表皮剥离而致皮肤损伤。

3. 皮下脂肪层　是由疏松的纤维组织和脂肪细胞组成的。足月儿脂肪层发育与成人类似,但厚度比成人薄,并且新生儿皮下脂肪中固体脂肪酸多,液体脂肪酸含量少,前者熔点低,当体温下降时固体脂肪酸容易发生凝固,因而易导致新生儿尤其是早产儿对热不稳定和代谢障碍,发生硬肿症。

三、新生儿的皮肤特点

1. 体表面积大　新生儿的体表面积约为 $0.21m^2$（成人皮肤总面积约为 $1.5m^2$）,早产儿皮肤面积更少。体表面积与体重的比值增加,足月儿是成人比值的 5 倍。由于体温调节中枢不完善,皮下脂肪少,体表面积大,所以保温不当时极易造成体温下降。

2. 皮肤屏障功能不全　皮肤最重要的功能是对抗干燥和恶劣外界环境,即皮肤屏障功能,主要体现于对水分的调节平衡能力和防止外源物质入侵的能力。

对于皮肤屏障功能的研究,应用最多的皮肤参数就是TEWL（经表皮水分丢失）,是皮肤屏障功能的一个重要指标。新生儿出生后 7 天内 TEWL 值较高,皮肤屏障功能较差,抵御外界刺激和微生物的能力较弱。因此,外用药宜选择性质温和的药物,并应加强皮肤的清洁护理。同时,新生儿的水合作用高于成人,也使皮肤屏障功能降低。

新生儿皮肤结构的不完善,总脂质及皮脂腺脂质的含量都低于成人,细胞间脂质是角质层含水量和屏障功能的重要调节成分,皮脂膜的不完整也是新生儿皮肤屏障不完善的原因。

3. 皮肤 pH 值的变化值　皮肤表面 pH 值在维持正常的

皮肤生理屏障功能、参与角质层细胞代谢酶的活性调节、保持皮肤微生态平衡和正常的皮肤感觉上发挥着重要作用。

足月新生儿出生时皮肤表面呈碱性（pH 值>6.0），出生后 1 周 pH 值下降到低于 5.5，出生第 1 个月末时下降到 5.1，达到正常成人水平。婴幼儿皮肤的 pH 值较高，皮肤的屏障功能降低，易使致敏原、化学物质和微生物进入机体造成过敏、中毒和感染。

沐浴露和其他局部治疗会影响皮肤 pH 值，接触尿布的皮肤由于尿液的作用使 pH 值较高。

4. 皮肤吸收功能　新生儿体表面积相对较大，表皮薄，血管多，新生儿的皮肤渗透和吸收作用较大，在使用外用药时，需注意药物浓度应低于成人，否则容易吸收过量导致不良反应。

5. 皮肤易受紫外线辐射伤害　黑色素由皮肤中表皮层黑色素细胞产生，在皮肤中可以减少紫外线穿透而起到光防护作用。经研究发现，新生儿日光暴露部位的皮肤中黑色素的含量显著低于成人。新生儿皮肤本来就较薄，黑色素含量又较少，角质层含水量高必然使得光的散射减少，这些特点会共同导致天然的防紫外线能力比较弱，更容易被晒伤。

四、新生儿皮肤评估临床操作指导

1. 新生儿皮肤评估的基本原则

（1）评估次数：每天 1 次或根据需要对新生儿全身表面皮肤进行评估。

（2）评估时机：沐浴前/后或抚触时。

（3）评估益处：通过皮肤评估识别出新生儿良性的病变与较为严重的皮肤症状，从而有利于进行更加具有针对性的治疗、护理。

2. 皮肤评估时观察的内容

（1）皮肤颜色：观察皮肤是否红润、苍白、是否有发绀、黄疸或其他异常，发生的部位、范围、程度和持续时间。

（2）皮损情况：观察有无红斑、丘疹、水疱、脓疱、风团、结节、肿块等原发皮损，以及有无出血点或糜烂、溃疡等继发皮损。

（3）皮肤弹性、厚度、完整性及湿润度：注意皮下脂肪的厚度，有无干燥脱皮等现象。

（4）黏膜情况：依次观察眼部结膜角膜、鼻腔、口腔、乳晕、外生殖器及肛周等部位的黏膜，观察有无充血、出血、分泌物、色素异常、皮损等。

（5）褶皱部位：观察耳后、颈部、腋窝、腹股沟等处有无皮肤异常。

（6）脐部情况：观察脐带有无脱落、红肿、出血、分泌物、赘生物等。

（7）臀部及外生殖器：观察有无红臀、皮损等。

3. 皮肤评估工具　　通过有效且可靠的评估工具来客观评估皮肤状况，目前可以使用国外的妇女健康、产科和新生儿护士协会（Association of Women's Health, Obstetric and Neonatal Nurses, AWHONN）编制的新生儿皮肤状况评分工具和特应性皮炎疾病严重程度评分表评分。当新生儿皮肤状况评分大于 3 分时，可进一步使用特应性皮炎疾病严重程度评分表评分评估其特应性皮炎的严重程度。

（1）新生儿皮肤状况评分工具（neonatal skin condition score, NSCS）：是可用于评估新生儿（范围从极低出生体重儿到足月的健康婴儿）皮肤状况的评估工具。NSCS 的 9 分制对皮肤干燥度、红斑和皮肤破损进行评估，该工具可靠性高。通过分析 NSCS 与出生体重、观察次数和感染率的关系可以确定其正确性。本评分系统可以被整合到皮肤护理方案中，以分辨出现皮肤过度干燥、可能与感染或刺激有关的红斑及皮肤破损症状的新生儿（表 11-8）。

表 11-8　新生儿皮肤状况评分工具（NSCS）

干燥程度	1=正常，皮肤无干燥迹象
	2=皮肤干燥，可见脱皮
	3=皮肤非常干燥，开裂/皲裂
红斑	1=无红斑迹象
	2=可见红斑，<50%体表面积
	3=可见红斑，≥50%体表面积
皮肤破损	1=无破损
	2=局部小部位；（1 个体表部位）
	3=大范围；（≥2 个体表部位）

满分为 3 分，最低分为 9 分，健康为 3 分，最差为 9 分；

如评分>3 分，则建议请皮肤科医师进一步诊治，并使用 SCORAD 评分

（2）特应性皮炎疾病严重程度评分表（severity scoring of atopic dermatitis，SCORAD）：特点是快速、简单，但不同观察者对面积和严重程度的评价之间有差异。

1）评价面积（9 法则）：最大评分 100，注意 2 岁以下婴儿和成人的区别；手掌法：患儿五指并拢，一个手掌的面积为其体表面积的 1%。

2）评价 6 个临床特征：红斑/颜色加深；水肿/丘疹；渗出/结痂；剥蚀；苔藓化/痒疹；干燥 0 前 5 个评价单个平均的有代表性的部位，干燥评价未受累部位。

评分尺度：0～3 分，0 分为无；1 分为轻度；2 分为中度；3 分为重度，最大分值 18 分。

3）两个视觉模拟标尺：患者评价过去 3 天（晚）前的瘙痒和睡眠丧失程度。

前两项为客观 SCORAD，可以独立使用，最大分值 83 分，加上第 3 项最大分值 103 分。

SCORAD 评分=A/5+7B/2+C（SCORAD 评分：

0<轻度≤24 分、24 分<中度≤50 分、重度>50 分，总分 0～103 分）详情如下：

A. 体表受累面积（图 11-6）

正面（%）=面部（%）+躯干（%）+上肢（%）+下肢（%）

背面（%）=面部（%）+躯干（%）+上肢（%）+下肢（%）

A 总分（%）=正面（%）+背面（%）

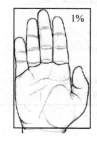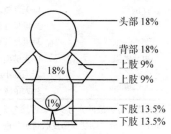

图 11-6　体表受累面积

B. 体征严重程度评估（表 11-9）。

表 11-9　特应性皮炎疾病严重程度评分表（SCORAD）

症状/体征	0分无	1分 轻度	2分 中度	3分 重度	评分
瘙痒	无瘙痒/搔抓	偶尔、轻微瘙痒/搔抓	持续或间断瘙痒/搔抓，不影响睡眠	烦人的瘙痒/搔抓，影响睡眠	
红斑	此体征经仔细观察，不能确认	经仔细观察后此体征确认	此体征明显，立即确认	此体征很明显	
丘疹/水肿	此体征经仔细观察，不能确认	经仔细观察后此体征确认	此体征明显，立即确认	此体征很明显	
渗出/结痂	此体征经仔细观察，不能确认	经仔细观察后此体征确认	此体征明显，立即确认	此体征很明显	
抓痕	此体征经仔细观察，不能确认	经仔细观察后此体征确认	此体征明显，立即确认	此体征很明显	
皲裂	此体征经仔细观察，不能确认	经仔细观察后此体征确认	此体征明显，立即确认	此体征很明显	
苔藓样变	此体征经仔细观察，不能确认	经仔细观察后此体征确认	此体征明显，立即确认	此体征很明显	

C. 主观症状评估（患儿家长主观评估，按最近的 3 昼夜平均来评分）（图 11-7）。

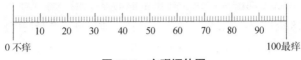

0 不痒　　　　　　　　　　　　　　　　　　100最痒

图 11-7 主观评估图

五、新生儿的皮肤照护四部曲

1. 温和清洁　清洁能维护皮肤的屏障功能，促进皮肤屏障功能的建立。

（1）清洁剂的选择

1）正常新生儿皮肤避免选用肥皂。由于肥皂本身的硬度及抗菌成分对表皮正常定植菌群的影响，新生儿脆弱的皮肤屏障流失，另外肥皂洗涤后的油脂流失比用水或温和的合成剂洗涤后的脂肪流失更严重，使 pH 值升高。

2）仅选择用清水清洁皮肤，只可以清除皮肤上约 65% 的油脂和污垢，另会导致经表皮失水增加，皮肤干燥，脂类物质没有得到及时补充。

3）合成制剂会使皮肤表面上的油脂、污垢和微生物乳化，由于这些物质是脂溶性的，它们通过表面张力附着在皮肤上，合成制剂能将它们分解成细小的液滴，因而可轻松将它们清除。与清水相比，温和的合成制剂在清除皮肤表面的粪便和尿液成分方面更有效。目前大多数基于合成的清洁剂是中性或酸性的。比肥皂温和得多，特别是一些表面活性剂，可以降低刺激和瘙痒。但早产儿使用安全的证据尚不充分。

（2）新生儿沐浴时间与频次

1）沐浴时间：基本原则是需要体温、呼吸及心率保持稳定。2017 年 WHO 建议应在 24 小时后，2018 年 AWHONN 建议第一次沐浴的时间为 6～24 小时。而我国《新生儿皮肤护理指导原则》建议正常新生儿出生后第二天开始沐浴，母亲患传染性疾病的新生儿出生后4～6小时。

<32周的早产儿，在出生后的7天内不建议沐浴；<28周的早产儿，出生后2～3周，不建议进行全身的擦浴。

2）沐浴频率：沐浴的频率和沐浴的时间应根据每个新生儿的个体需要来确定，同时还要结合不同季节和环境洁净程度等综合因素考虑，通常情况下，每天或隔天进行一次即可，不建议洗澡的次数少于每周两次。

（3）胎脂的作用及清洁：WHO建议出生后新生儿体表残留的胎脂不必彻底清除，初生婴儿的第一次洗澡仅是洗掉体表的污秽物，如血污、胎粪等，而将胎脂完整地保留在皮肤表面，随以后的正常护理逐渐干燥、自行消失，有研究指出，没有清除胎脂，24小时后皮肤水合更高，皮肤酸碱度更低，阻止对皮肤水解蛋白的降解，并含有抗炎分子。

2. 皮肤修复

（1）可使用适当配方的润肤剂用于维持或增强皮肤屏障功能，但使用润肤剂也可能增加院内细菌和真菌感染。但涂抹润肤剂不应厚重，避免闭塞效应，应注意避免将润肤剂积在褶皱中，这可能导致皮肤水分失调或热量失调而导致细菌定植。<30周的早产儿早期不建议使用润肤剂，会增加皮肤感染的机会。

（2）元素的补充：脂肪和锌都是保持皮肤完整和健康所必需的，对生长和发育很重要。在妊娠的最后3个月，胎儿体内会出现脂肪和锌储存。但早产儿，尤其是妊娠23～30周的婴儿，无法产生脂肪和锌储备。因此，早产儿出生时缺乏必需脂肪酸和锌。这些必需脂肪酸和锌缺乏会使早产儿面临皮肤并发症及生长发育的风险。最严重的必需脂肪酸缺乏症表现为皮肤表面鳞屑，颈部、腹股沟或肛周区域脱皮和刺激。

3. 皮肤保护/预防

（1）粘贴伤：主要是一般纸胶粘贴时间长，特别是辐射台或暖箱内的新生儿，加热后胶布黏性增加，撕胶布时动作粗暴引起；另外，因电极下的皮肤不透气，水分不易散发，加上汗液刺激皮肤，易引起过敏反应。

处理措施：可以采取更换低敏胶布，每班更换粘贴位置。揭去胶布前先润湿胶布，心电监护的患儿，更换电极后及时用湿纱布擦净粘贴部位皮肤，再次粘贴时，略移动电极黏附的位置。对于经常需粘贴胶布的皮肤处，可预先贴上安普贴等。

（2）压疮：新生儿皮肤娇嫩，因治疗需要局部制动，其活动受限，导致局部长期受压，如机械通气新生儿长期处于仰卧位可引起枕部压疮，使用改良鼻塞持续气道正压通气时，鼻塞对鼻中隔及双侧颞部产生压伤；使用经鼻气管插管，气管插管对鼻中隔产生压伤；使用静脉留置针，肝素帽对皮肤产生压伤；针头帽、棉棒等异物遗留于新生儿衣被内致新生儿皮肤损伤等。

处理措施：使用机械通气的新生儿，在头枕部垫一水垫，可减轻头部的垂直压力，病情允许时，每2~3小时更换体位并按摩皮肤受压处，改善局部血液循环；使用鼻塞持续气道正压通气的新生儿要加强护理，防止鼻中隔病变，保持警觉并检查鼻套管是否处于正确位置，也可用安普贴置于鼻子与鼻套管间作为缓冲，以避免造成鼻中隔坏死等。

（3）擦伤、抓伤：新生儿表皮和真皮间靠弹性纤维连接，皮肤纤维少，皮肤游动大，在摩擦和牵拉作用下易发生部分或全部剥脱。擦浴时护理人员若用力不当，易造成皮肤擦伤，附着于臀部的胎粪不易清洗，若强行擦除，将会使新生儿皮肤角质层破坏，胎脂对新生儿皮肤有保护功能，不宜擦去。临床发现，裸露于箱中的新生儿，因多种原因常哭闹不安，肢体过多活动而造成面部、躯干部皮肤抓痕伤，以及双侧外踝处皮肤摩擦伤。

处理措施：新生儿每天沐浴或擦浴时动作应轻柔，用棉签蘸少许消毒液状石蜡轻擦拭皮肤皱褶处，可有效去除胎脂。对于躁动不安的新生儿应套上手、足棉套，防止其抓破皮肤，将其置于床单制成的"鸟巢"中，使双足处于悬空状态，避免皮肤与外界物体直接接触，减少摩擦力的发生。

（4）药物外渗所致皮肤损伤：①一般轻度改变。局部组织大片红肿，沿血管出现条索状红线。②重度改变。局部肿胀明显，皮肤变白，继而出现水疱，更严重者皮肤直接由红色变成紫黑色，如不及时处理，将会出现皮下组织坏死、溃疡形成。

处理措施：一旦确定药液外渗，应立即停止输液，根据渗出药物或液体特性，进行针对性处理。

（5）尿布皮炎：新生儿科最常见的棘手皮肤护理问题是新生儿臀部受大小便及不洁、潮湿的尿布刺激后，引起臀部皮肤发红，重者可出现皮肤糜烂及表皮剥脱。此外，由于新生儿免疫功能低下，加以应用抗生素，易引起菌群失调，臀部的温度、湿度适宜细菌生长，随着皮损进展，各种细菌大量繁殖，更加重损伤程度，这是新生儿常见的皮肤损伤。

处理措施：勤换尿布，保持臀部清洁干燥是关键。

4. 皮肤感觉护理　新生儿抚触通过抚触者的双手对新生儿全身各部位皮肤进行有顺序、有手法技巧的抚摸和接触，让大量温和的良好刺激通过皮肤传到中枢神经系统以产生积极的生理效应，有效促进新生儿生理和情感健康发育的方法。

作为新生儿医护人员，要能够正确评估新生儿的皮肤状况，识别已存在或有皮肤完整性改变风险的新生儿并采取干预措施来保护和改善，促进皮肤正常完整性的形成，刺激皮肤感觉发展，从而保证新生儿的健康发育。

（吴凤敏）

第四节　新生儿经外周中心静脉导管的建立与管理

　　静脉通路是新生儿重症监护病房（NICU）婴儿的重要生命通道，如何为新生儿提供一条安全、方便、通畅、持久的静脉通路是救治成功的关键。经外周静脉穿刺的中心静脉导管（PICC）是指由外周静脉穿刺插管，其尖端位于上腔静脉中下 1/3 或下腔静脉的导管。新生儿 PICC 由于创伤小、能减轻反复穿刺给新生儿身体和心灵带来的创伤、保护外周血管、降低外渗风险等优点，其已在 NICU 中广泛应用。正确置管、妥善维护是延长 PICC 使用寿命、降低非计划性拔管率的关键所在。

一、PICC 置管适应证

　　1. 需要中长期静脉治疗的新生儿。

　　2. 早产儿尤其是极低出生儿体重和超低出生体重儿。

　　3. 药物 pH 值＜5 或＞9 且渗透压浓度＞900mOsm/L 或糖浓度＞10%。

　　4. 需要长期胃肠外营养的新生儿。

　　5. 缺乏外周静脉通路的新生儿。

二、PICC 置管禁忌证

　　1. 家属不同意置管的新生儿。

　　2. 上腔静脉压迫综合征（上肢禁忌证）。

　　3. 穿刺部位有感染或破损。

　　4. 出凝血时间异常。

三、导管型号

　　导管型号为 1.9F。

四、置 管 部 位

以往推荐最佳 PICC 置管部位为右贵要静脉。新生儿因其特殊性决定了可穿刺置管部位更多。研究证实腋静脉、颞浅静脉、下肢大隐静脉、腘静脉均可进行 PICC 置管，且穿刺成功率高，并发症少，相对安全可靠（表 11-10）。

表 11-10 不同置管部位血管特点及测量方法

置管部位		血管特点	测量方法
上肢	贵要静脉（上肢首选）	血管较粗、直、静脉瓣少、易于送管	从预穿刺点沿静脉走向至右胸锁关节
	肘正中静脉	血管较粗、直、静脉瓣多	
	腋静脉	血管粗大、路径短、易于固定	
下肢	大隐静脉（下肢首选）	血管粗、直、分支少、静脉充盈、显露、置管时不必改变患者体位	从穿刺点量至脐与剑突的中点
	腘静脉		
头部	颞浅静脉	血管表浅、显露充分、直观、浅表、隐约可见，不易滑动	穿刺点沿大致的静脉走向经耳到颈部，转向右胸锁关节

五、PICC 置管方法

1. 物品准备（表 11-11）

表 11-11 PICC 置管物品准备

物品	数量	备注
PICC 导管	1	
PICC 穿刺包	1	
聚维酮碘	1	使用前预热，以免过冷刺激致消毒后静脉显露不明显而影响穿刺
棉签	1	
0.9%的生理盐水	1	
三通管/正压接头	1	根据新生儿输液需要任选其一
透明敷贴	1	
止血带	1	
安抚奶嘴	1	用以安抚新生儿，提供舒适化护理
5%的葡萄糖溶液	1	

2. 患儿准备　有研究表明，疼痛性操作可致新生儿产生一系列生理、行为及激素相关的瀑布样反应，这种反应严重影响新生儿尤其是早产儿的脑发育。因此，实施 PICC 置管时对新生儿镇痛，为患儿提供舒适化护理也是置管者需要关注的问题，可在置管前遵医嘱给予苯巴比妥静脉注射或口服，也可在穿刺时给予 5% 葡萄糖溶液口服或给予安抚奶嘴安抚患儿，以达到镇痛效果。

3. 操作步骤（表 11-12）

表 11-12　新生儿 PICC 置管操作流程

操作步骤	实施要点	注意事项
评估	基本信息：知情同意书、医嘱	
	病情：评估病情，选择最佳穿刺时机	PPHN 发作急性期、出血急性期、血流动力学不稳定暂不穿刺，以免加重病情
	血管：根据患儿血管条件及周围局部皮肤情况，选择≥2 条血管备用，测量预插长度及基础臂/腿/头围	
准备	环境：空气洁净、光线明亮、室温适宜	因新生儿体温调节能力差，置管时注意控制室温，以免引起体温过低
	用物：见表 11-11	
	患者：取仰卧位，适当镇痛镇静	
	护士：洗手、戴口罩	
穿刺	（1）打开 PICC 穿刺包	
	（2）戴无菌手套、穿无菌手术衣	
	（3）所需物品按先后顺序摆放好	
	（4）检查、预冲及裁剪 PICC 导管	预留长度以最长的血管为准，裁剪长度比预留长度多 1～3cm 为宜
	（5）初次消毒	消毒范围：上肢，手腕至肩部锁骨中点；下肢，足踝至腹股沟
	（6）脱手套	
	（7）戴无粉无菌手套	
	（8）再次消毒	

续表

操作步骤	实施要点	注意事项
（9）铺巾		
（10）	助手扎止血带，穿刺者左手绷紧皮肤，右手以 15°～30°角进针，见回血后再进 0.1～0.2cm，送入导入鞘	
（11）	松止血带，退出针芯	
（12）	左手固定导入鞘，右手拿镊子将导管从导入鞘末端缓慢匀速送入静脉，每次送管 0.3～0.5cm，直至送至预插长度	送管体位要求：上肢，送管至肩部时，将患儿头偏向穿刺侧、下颌紧贴肩部，以防导管进入颈静脉。下肢、头部，无特殊要求，摆正体位即可。忌暴力及快速送管
（13）	确认外露长度、抽回血、退出导入鞘	
（14）	再次确认外露长度、抽回血给予 0.9% 生理盐水冲管，接上肝素帽	
（15）	"S" 固定导管	
（16）	填写相关穿刺记录单	

4. 更换敷料　以往推荐置管后 24 小时首次更换，导管使用期间 7 天更换一次，有渗血渗液、敷料卷边、潮湿时更换。近年来，有研究证实新生儿 PICC 置管后透明敷贴按需更换，对新生儿导管相关感染、导管异位及导管寿命方面均无统计学意义。因此，在临床工作中护理人员可根据新生儿尤其是皮肤脆弱的早产儿皮肤情况，权衡利弊后考虑是否按需更换透明敷贴。

5. 更换正压接头/肝素帽　7 天更换一次，污染或有血渍时更换。

6. 冲/封管　每 6～8 小时脉冲式+正压封管一次，注射器规格≥10ml。

六、并发症的预防与处理方法

1. 静脉炎 是 PICC 置管常见并发症之一,其症状包括局部肿胀、发红、硬结、沿静脉走向出现条索,严重者可影响新生儿舒适,甚至拔除 PICC。常见类型为机械性静脉炎和血栓性静脉炎(表 11-13)。因两者产生原因不同且处理方式各异,故临床工作中一旦出现严重静脉炎,建议先行血管超声检查,排除是否存在血栓性静脉炎,然后根据不同类型采取不同措施。

表 11-13　两种不同类型 PICC 静脉炎比较

静脉炎类型	产生原因	预防措施	处理方法
机械性静脉炎	反复穿刺	提高穿刺技巧	严重者暂停输液
		穿刺困难者在超声引导下做可视化穿刺	患肢抬高
	送管过快	缓慢送管	外涂/敷多磺酸黏多糖乳膏(喜辽妥)
	反复送管	多次送管不顺后选择备选血管重新穿刺	局部湿热敷 25%硫酸镁
		定位时借助心电图技术使导管一次性到位,减少置管后因尖端位置不恰当而反复调整位置	
	暴力送管	送管有阻力时适当变换体位	
		血管痉挛时暂停送管,给予热敷	
	患儿哭闹	及时安抚新生儿	
	肢体过度活动	适当约束	
血栓性静脉炎	导管型号过大	选择 1.9F	停止使用但保留导管
	血管内膜损伤	避免反复穿刺、暴力送管损伤静脉内膜	抬高肢体并制动
	患儿血液高凝	选择合适时机,高凝状态时暂不置管	遵医嘱抗凝治疗禁按摩、热敷

2. 导管堵塞　根据产生原因不同分血凝性和非血凝性两种。血凝性导管堵塞是由于导管内回血，血液凝固而致管道堵塞。非血凝性导管堵塞见于药物配伍禁忌沉淀导致导管堵塞。两种导管堵塞原因及预防措施如表 11-14 所示。一旦发生导管堵塞，应先查找原因，切不可暴力封管以免引起导管断裂。应根据患儿凝血相关检查结果、后续输液计划及外周血管条件决定是否采用肝素盐水复通。

表 11-14　PICC 导管堵塞原因及预防措施

堵塞类型	产生原因	预防措施
血凝性	冲封管方法错误	脉冲式+正压方法封管
	输液中断而致输液不连贯	使用正压接头
		及时更换液体且液速≥3ml/h
	患儿哭闹、咳嗽导致静脉内压升高	及时安抚患儿
非血凝性	药物配伍禁忌导致沉淀	两组不同液体之间用 0.9%生理盐水冲管

3. 导管异位　是指 PICC 导管尖端定位不在上腔静脉中下段或下腔静脉中上段，而是位于其他部位。

发生异位的原因：①体位不当，上肢静脉置管送至肩部时，未将患儿头偏向穿刺侧或下颌未紧贴肩部，导致导管进入颈静脉。②测量误差，新生儿上腔静脉较短，0.5～1cm的误差也可能导致异位。这些均属于可控因素，置管时护士应重点监控这些可控因素，以减少异位的发生。③身体长轴的自然生长，新生儿上腔静脉长度为 1.4～2.3cm，而每月身长增加 3～4cm，由于身体长轴的自然生长导致异位。④胸腔内压的突然变化，如咳嗽、俯卧、哭闹等导致异位。③④属于继发性异位，是不可控的，临床工作中应定期检测导管尖端位置，以便尽早发现异位。

4. 胸腔积液　表现为进行性呼吸困难、呼吸暂停，胸部 X 线片显示有胸腔积液，胸腔穿刺可抽出乳糜样液体。发生的原因：①PICC 尖端位置浅，血流速度慢并注射对血管刺激性大的药物如脂肪乳剂；②PICC 导致中心静脉压增高，引起胸导管扩张破裂，导致乳糜胸；③血管内膜破坏及血管壁的破坏导致外渗。因此，要选择合适的导管及血管，正确测量长度及置入长度，防止导管尖端过浅；若尖端过浅应告知医师降低营养液渗透压。

　　PICC 的应用为新生儿尤其是危重新生儿、早产儿的成功救治提供了一条良好的静脉通路。安全快捷的置管、正确规范地维护管道是减少并发症、延长使用寿命、降低非计划性拔管的关键。

（曾　娟）

第五节　新生儿外周动脉置管

一、概　　述

　　外周动脉置管是一种经外周动脉（如桡动脉、足背动脉及股动脉等）插入导管，通过换能器使电生理压力信号转变为电讯号并形成图像反映到监护仪上，供临床监测有创血压（IBP）的技术，它可以反映血压的动态变化，受外界因素干扰少。外周动脉置管在 NICU 的应用非常广泛，除了监测血压外也可用于抽取各种血标本，为及时发现并处理病情提供了可靠的依据，适用于新生儿同步换血，血流动力学不稳定，需要持续监测动脉血压，频繁采血和留取各类动脉血标本，血管造影等患儿。

二、新生儿外周动脉置管的意义

　　1. 研究表明危重新生儿外周动脉置管不仅可以降低穿刺率，还可以避免因患儿哭闹等因素影响动脉血气结果与实际情况的偏差,从而影响对病情的判断,因此在临床工作中可开展留置动脉置管以更好地救治危重新生儿。

2. 动脉置管减少了因反复穿刺引起患儿痛苦及感染概率,可为危重患儿提供简单、安全、有效的采血途径,从而降低血管的损伤,在一定程度上减轻了护师的工作量,对新生儿的治疗起着很重要的作用。

3. 通过外周动脉置管可以连续监测动脉血压,将监测数据反馈性用于对病情的了解和临床治疗指导,可及时发现并解决问题,保证患儿安全。

三、置管理论依据及置管前评估血管的方法

1. 理论依据　动脉血压监测,IBP 能反映每一个心动周期收缩压、舒张压和平均动脉压(mean artery pressure, MAP)的变化。IBP 监测能保证血压值的准确性、动态性,从而为危重患者的抢救与治疗提供重要依据。动脉血气分析是诊断呼吸衰竭和酸碱平衡紊乱最可靠的指标与依据。在危重患者的监护过程中,常根据血气分析结果调整呼吸机参数。

2. 置管前评估血管的方法

(1)Allen 试验(适用于评估桡动脉):桡动脉置管前必须要做 Allen 试验,以了解尺动脉供血是否通畅,预测远端肢体是否会发生缺血。具体操作方法:①专业人员用双手同时按压桡动脉及尺动脉。②帮助患儿反复用力握拳和张开手指 5～7 次至手掌变白。③松开对尺动脉的压迫,继续保持压迫桡动脉,观察手掌颜色的变化。④若手掌颜色 10 秒内迅速变红或恢复正常,即 Allen 试验阴性,表明桡动脉和尺动脉间有良好的侧支循环;若 10 秒内手掌颜色仍为苍白色,Allen 试验阳性,表明手掌侧支循环不良,则该部位不能进行外周动脉置管(图 11-8)。

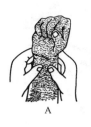 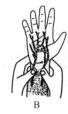 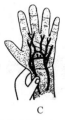 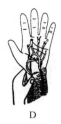

A   B   C   D

图 11-8　Allen 试验步骤

（2）超声检查：具有动态、实时、可重复操作的特点，对组织和血流有较高的分辨率，可以清晰显示血管的位置，有助于血管定位或引导穿刺,高频超声有研究表明在彩色多普勒超声引导下桡动脉穿刺首次成功率及总穿刺成功率高。

（3）通过触摸动脉搏动辅助评估血管。

四、临床实施

1. 新生儿外周动脉置管

（1）置管部位：新生儿外周动脉置管部位一般选择四肢远端的动脉，常用桡动脉、胫后动脉和足背动脉。由于肱动脉和腋动脉都缺乏侧支，通常不采用。

（2）触摸动脉搏动穿刺法：以搏动最明显点开始上下触摸，感觉其血管走向，以增加穿刺成功率。右手持 24G 留置针，针头斜面向上，安尔碘棉签重复消毒 2 次，左手拇指和示指将穿刺区域皮肤绷紧，针头斜面与皮肤一般成 10°～20°角进针，弹性较好的动脉可有明显的落空感，但是新生儿尤其是早产儿因为血管弹性较差，壁薄，穿刺比较困难，见回血后停止进针，先将套管送入血管内，再退出针芯，助手按压动脉穿刺点上部，重新消毒粘敷贴区域，待干后贴好敷贴，固定好后连接三通及换能器。在新生儿实用护理学中有提到，外周动脉置管的进针角度有两种:若针头斜面向上，针头与皮肤角度为 30°～45°（图 11-9A）；若针头斜面向下，针头与皮肤角度为 10°～15°（图 11-9B）。

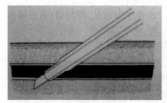 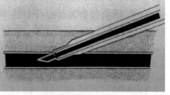

A. 针头斜面向上　　　　　　　　B. 针头斜面向下

图 11-9　外周动脉置管进针角度

（3）彩色多普勒超声下动脉穿刺法：将多普勒彩照探头涂抹上适量耦合剂，放入无菌 B 超套中，操作者左手持探头，用平面内技术于桡骨茎突内侧由远心端向近心端寻找合适穿刺部位，根据多普勒彩超血流信号调整探头位置和角度至动脉显影最佳处，此时右手持用 24G 穿刺针在探头远心端边缘中点处按探头纵轴方向以 15°～30°进针，进针至皮下后观察屏幕，见针尖影像后保持角度不变继续缓慢进针，待动脉上壁出现压迫切迹可判断针尖已抵达动脉上壁边缘，此时稍进针，穿刺针见血后压低针尾，稍进针 0.5～1mm，置入套管。如进针后无法看清针尖影像可微调进针角度或轻压针体判断针尖位置（图 11-10）。

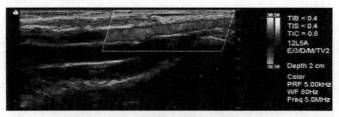

图 11-10　彩色多普勒超声下动脉穿刺法

2. 新生儿外周动脉置管的管理

（1）妥善固定，防松脱、防阻塞，确保管道通畅。在血液循环良好的情况下穿刺，对于红细胞增多症的患儿或其他血液高凝状态的患儿应防止发生堵管现象，应使用 0.5～2.0U/ml 肝素化的留置针进行动脉置管，连接时使用带有螺纹口的安全型延长管。

（2）预防感染。使用一次性物品、三通接头和换能器接头用无菌治疗巾包好，三通接头及肝素稀释液每天更换，进行各项操作时严格执行无菌操作，保持置管周围皮肤清洁、干燥，如有渗血，及时更换无菌透明敷贴。视病情遵医嘱拔除动脉置管，若留置时间超过 7 天以上则需行导管末端培养。

（3）定期观察局部动脉供血情况。局部动脉供血不足时周围皮肤苍白湿冷，与该动脉细小或动脉痉挛有关。可给予局部热敷以缓解动脉痉挛，同时尽量选择较大的外周动脉，留置针以 24G 为宜。如经热敷后仍不缓解，应立即拔管，以防导致组织缺血坏死。观察常见问题：穿刺失败、堵管、感染、局部动脉供血不足、渗出。

（4）正确抽取血气标本。有创监护中在置管处采集血标本进行血气分析等检测时，准备安尔碘消毒三通接头，调节三通开关使测压通路关闭，先用干燥注射器抽血 1～2ml，再用肝素化的注射器缓慢抽取血标本，若抽血过快会导致血管塌陷，局部缺血。

（5）防止意外拔管。夜间是意外拔管的高发时段，由于夜晚治疗少，不易发现一些先兆症状，不能及时制止而导致夜间拔管率高，护理人员须加强责任心，加强夜间高危患儿的病情评估及高危时段的巡视观察等以确保管道的安全留置。

五、并发症及其处理

1. 动脉导管阻塞　及时冲洗管道，使患儿保持安静。穿刺成功后连接 0.5～2U/ml 的肝素稀释液以 0.5～1ml/h 持续静脉滴注，超低出生体重儿选择 0.5ml/h，保持管道通畅，严格执行脉冲式正压封管及冲管流程。当血压波形出现异常时检查导管是否通畅，若导管内出现血凝块应及时抽出，切勿用肝素稀释液或 0.9% 氯化钠溶液强行冲洗。导管阻塞时及时拔管，并监测肢体末梢血供情况。

2. 肢端缺血，发白或发绀（图 11-11）　严禁穿刺侧支循环不良的血管, 操作时动作宜轻柔, 切勿反复穿刺同一根血管。在置管处禁止输注药物、液体和血液, 避免引起血管痉挛。严密观察置管处远端肢体肤温、皮肤颜色及肢体运动情况, 一旦有血管受损或怀疑有血栓形成的迹象时 (出现肢端冰凉或皮肤呈紫色), 应立即拔除动脉导管并抬高患肢, 注意保暖, 可用湿热敷。

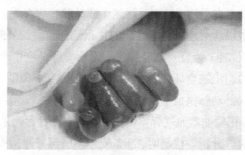

图 11-11　肢端缺血, 发白或发绀

3. **血栓**　将患儿置于辐射台保暖或局部热敷 4~5 分钟, 此时血管较为充盈, 可以减少血的形成, 便于穿刺。若有血栓形成, 遵医嘱使用普通肝素或低分子量肝素钠溶栓, 同时注射低分子量肝素钙, 动态超声检查血栓消失的情况。

4. **感染**　严格无菌操作, 及时更换无菌物品及无菌溶液。遵守洗手原则, 及时进行手卫生消毒。保持穿刺点周围皮肤清洁干燥。加强巡视患儿, 观察置管处周围是否渗血渗液情况, 做到及时更换。患儿血流动力学稳定时, 尽早拔除动脉留置导管。

5. **导管脱落**　导管滑脱若不及时发现会发生急性失血性休克、贫血、血肿等并发症, 所以正确有效固定导管是首位, 同时针对躁动者适当约束患儿肢体, 或遵医嘱给予镇静处理, 充分显露穿刺位置, 避免受压、摩擦和牵拉等。导管滑脱后压迫穿刺点至不出血为止, 并且书面记录导管滑脱时间、原因及有无不良反应发生。

六、注 意 事 项

1. 严格无菌操作，避免反复穿刺，减少动脉损伤。

2. 如果发现穿刺点远端循环不良（表现为远端指掌部位温度凉，颜色苍白或青紫时应立即拔除导管，抬高患肢，患肢每4～6小时给予喜疗妥按摩并保暖，密切观察患肢皮肤颜色），并及时更换穿刺置管部位。

3. 新生儿外周导管留置时间不宜过长，外周动脉一般留置时间小于7天，导管留置时间过长会增加感染机会。

4. 操作时注意观察患儿对疼痛的反应，选择合适的镇痛措施，如给予安抚奶嘴、口服糖盐水或根据医嘱用药物来镇痛。

5. 每班交班后及时校零（要求插管、换能器与心房在同一水平面）。若在屏幕上按 ZERO 键时，按1次表示上次的校零时间；按2次则表示本次校零过程，听到提示音表示校零结束。

6. 各类动脉测压管道持续以肝素溶液 0.5～2U/ml 缓慢泵注，以保持管道通畅。或用 5U/ml 的肝素溶液间歇冲洗，以防管道阻塞；若躁动者，插管处用夹板固定，另一手用约束带或网套固定。

7. 拔除时压迫穿刺点20分钟以上至无出血。

8. 观察动脉波形：正常动脉压力波分为升支、降支和重搏波。升支表示心室快速射血进入主动脉，至顶峰为收缩压，正常值为 100～140mmHg；降支表示血液经大动脉流向外周，当心室内压力低于主动脉时，主动脉瓣关闭与大动脉弹性回缩同时形成重搏波，之后动脉内压力继续下降至最低点，为舒张压，正常值为 60～90mmHg。从主动脉到周围动脉，随着动脉管径和血管弹性的降低，动脉压力波形也随之变化，表现为升支逐渐陡峭，波幅逐渐增加（图11-12）禁忌证：侧支循环不良，有出血倾向，局部感染。

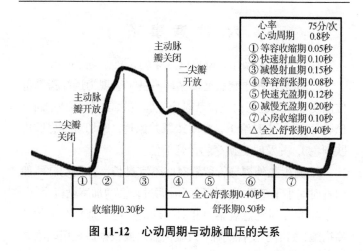

图 11-12　心动周期与动脉血压的关系

（列锦艮）

第六节　新生儿毛细血管动脉化
标本采样

一、概　　述

　　处于危重状态下的新生儿常会出现严重的电解质及酸碱平衡紊乱，因此快捷、准确地提供反映机体酸碱平衡状态下的指标非常重要。而动静脉血采集过程中，新生儿相比成人采血成功率低、并发症发生率更高，末梢血管动脉化采集可以避免反复穿刺，减轻患儿痛苦，减少血量，为患儿的抢救赢取了宝贵的时间，增加了标本采集成功率。与常规动脉采血血气分析结果相比，在创伤小、失血少的情况下，同样可以得到一个满意的血气结果。因此，末梢血动脉化标本采样在新生儿科临床工作中占有不可缺少的地位。

　　动脉化毛细血管血是指局部组织末梢经 40℃温水热敷，使循环加速，血管扩张，局部毛细血管血液中 PO_2 和 PCO_2 值与毛细血管动脉端血液中的数值相近，此过程为毛细血管动脉化（图 11-13）。

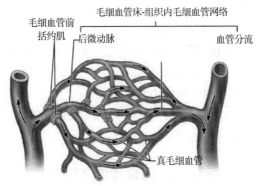

图 11-13　毛细血管流动图

二、适　应　证

1. 只需要少量血标本。

2. 采血困难时需要做动脉血气分析（如 PO_2 和 PCO_2 值、酸碱、钾、钠等），但动脉血采血困难。

3. 无创监护仪读数异常。经皮值、潮气末二氧化碳、脉搏血氧测定。

4. 评估治疗方式（即机械通气）的开始、给药或改变。

5. 通过身体评估检测到患者状态的变化。

6. 监测记录疾病过程的严重性和进展。

三、禁　忌　证

1. 足弓，此位置容易刺伤骨头，还可能导致神经、肌腱和软骨的损伤。

2. 有受伤的患儿的足跟。

3. 发炎、肿胀或水肿的组织。

4. 淤紫或灌注不良的组织。

5. 局部感染区域。

6. 外周动脉。

7. 新穿刺不久的位置。

8. 对于因周围灌注不良且小于 24 小时的患者。

9. 当需要直接分析氧分压时。

10. 当需要直接分析动脉血时。

11. 周围血管收缩。

12. 红细胞增多症（由于凝血时间较短）。

四、采血部位选择

WHO 建议出生 6 个月以内（体质量 3～10kg）的婴儿采用足跟采血（图 11-14）。应选择肤温正常，无水肿、发绀、瘢痕、伤口、皮疹、烧伤或感染的健康皮肤部位穿刺。

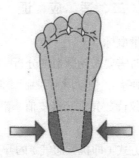

图 11-14　箭头所示阴影区域代表推荐穿刺区域

五、操作流程

操作流程见表 11-15。

表 11-15　新生儿毛细血管动脉化标本采样流程

操作步骤	实施要点	注意事项
评估	评估患儿身体状态，穿刺部位皮肤及血液供应状况	

续表

操作步骤	实施要点	注意事项
评估	了解患儿是否正在接受影响检验结果的相关治疗，安抚患儿情绪	受试者情绪过于激动（如患儿过度哭闹）可能会影响血液某些成分的检测结果，因此对于来自严重哭闹受试者的标本，需特别标注
准备	环境：空气洁净、光线明亮、室温适宜	
	用物：医嘱执行单、消毒液（75%医用乙醇用于患儿采集部位消毒、速干手消毒液用于工作人员的手消毒）、无菌棉签/球、末梢采血器、肝素化的毛细玻璃管）、一次性医用橡胶手套、口罩、试管架、记号笔、条形码、锐器盒、医疗垃圾桶、标本采集信息接收系统（如 LIS），40℃的热毛巾	禁止使用聚维酮碘消毒采血部位，因其可污染血液样本并对血钾、血磷检测结果带来影响
	采血人员：严格要求的七步洗手法洗手，在为每位患儿采血前，应使用快速手消毒剂涂擦双手 1 遍，并戴上一次性医用橡胶手套	
实施	1. 核对床号、姓名、住院号、检验项目	
	2. 定位	
	3. 穿刺部位用 40℃热毛巾包裹足部热敷 5 分钟，使血管局部扩张、充血，同时减轻患儿疼痛	穿刺前不充分加热可能会导致毛细血管值与动脉 pH 值和 PCO_2 值差异较大
	4. 适度的力量握住患儿的足跟，示指放在足弓处，拇指放在足踝穿刺处的下方	
	5. 选择穿刺部位后，用 75%酒精消毒棉签消毒，消毒后使其自然干燥以达到最大的消毒作用（约 30 秒），并防止血液和消毒液混合	
	6. 采血针快速刺入皮内，穿刺深度应控制在 2.0mm 以内，立即出针。第一滴血用棉签擦掉，因为它可能被皮肤细胞、乙醇或过量的组织液污染，影响检验结果	穿刺过深可能会引发小儿神经、肌腱和骨骼的损伤

操作步骤	实施要点	注意事项
7.	用肝素化的毛细玻璃管取血，收集时切忌空气进入毛细血管。足跟固定好，并施加温和的压力按摩以促进血液流动，以增加血量。足跟过度挤压可能导致溶血或由间质液体泄漏和淤伤造成的样本污染 此外，应观察婴儿是否有任何疼痛迹象，如行为（面部表情、哭闹、大动作）和生理反应（心率、呼吸频率、血压变化）。如果观察到其中任何一种情况，应暂停该操作，使患儿变得平静后再执行	注意：采到足够的血后迅速用塑料帽封住毛细管一端，另一端加入一个小金属棒后再用塑料帽封住。用磁铁吸住内部的金属棒，水平来回移动，使标本与抗凝剂充分混匀，上机分析 如患儿出现哭闹，可用安抚奶嘴或口服 10%葡萄糖溶液安抚，减少疼痛感
8.	采集到足够血量，立即用无菌棉签轻轻按压，直到出血停止	
9.	操作完毕，整理用物并做好书写记录，打印血气结果交于管床医师判断分析	

六、并发症及处理

1. 感染　包括蜂窝织炎、软骨膜炎、跟骨骨髓炎和脓肿是本操作的主要并发症。可以通过使用推荐的穿刺区域、避免足跟尖端及使用适当的消毒技术、每次穿刺使用无菌的穿刺针及为每次穿刺选择新的部位来预防。反复足跟刺痛的新生儿应监测感染迹象，如发红、肿胀和压痛。

2. 淤伤　早产儿容易发生淤伤，避免过度或长时间挤压以获得样本和掌握正确的手部定位。

3. 瘢痕　反复穿刺造成新生儿出现钙化结节的瘢痕，熟练掌握穿刺技术，不可在同一位置上重复穿刺，针眼之间至少相距 2mm。

4. 疼痛　使用奶嘴、非营养性吸吮和皮肤与皮肤接触（袋鼠式护理）等舒适措施可减轻穿刺引起的疼痛。

（谢彩璇）

第七节　静脉输液并发症的预防及护理

　　静脉通路是新生儿重症监护病房新生儿重要的生命通道，随着各种高科技、新技术的应用及材料的变革，如超声引导下 PICC 置管、心电图技术在 PICC 定位中的应用、输液港及脐静脉导管（UVC）的使用等，解决了许多输液上的难题，使得静脉输液变得越来越简单快捷。但是，新生儿尤其是危重新生儿及早产儿，由于抵抗力弱、血管细小、角质层发育不成熟、皮下脂肪少等原因，感染、静脉炎、输液外渗等相关并发症也时有发生，如何识别静脉输液潜在的并发症并及时准确地处理各种并发症，将新生儿伤害降至最低，也同样值得我们关注。以下介绍五种常见并发症的预防及处理措施。

一、静　脉　炎

　　1. 分类及分级　静脉炎是静脉输液常见的并发症之一。在静脉输液过程中，不论是外周浅静脉置管还是 PICC 置管，均有可能出现静脉炎。静脉炎不仅可能发生在导管留置期间，也可能发生在导管拔除后 48 小时内。静脉炎根据其发生机制可分为化学性静脉炎、机械性静脉炎、细菌性静脉炎、输注后静脉炎。各类型静脉炎及发生机制如表 11-16所示。静脉炎症状包括局部肿胀、发红、发热、硬结、沿静脉走向出现条索。根据其严重程度分为五级（表 11-17）。

表 11-16　静脉炎分类

类型	发生机制	相关高危因素
化学性静脉炎	药物刺激损伤血管内膜	皮肤消毒剂未干
		高糖浓度药液
		高渗透压溶液
		药液 pH 值<5 或>9
		其他高刺激药物如血管活性药、化疗药物等

续表

类型	发生机制	相关高危因素
机械性静脉炎	导管摩擦静脉内膜引起损伤	留置针型号过大
		穿刺部位在关节处
		静脉导管固定不当
		患儿过度活动
细菌性静脉炎	细菌感染	输液过程未严格遵循无菌技术原则
输注后静脉炎	移除静脉导管/留置针后48小时内发生的静脉炎	拔针时污染穿刺点
		拔针后大力按压，损伤静脉内膜

表 11-17　静脉炎分级标准

等级	临床标准
0	没有症状
1	穿刺部位发红，伴有或不伴有疼痛
2	穿刺部位疼痛伴有发红和（或）水肿
3	穿刺部位疼痛伴有发红
	条索状物形成
	可触摸到条索状的静脉
4	穿刺部位疼痛伴有发红
	条索状物形成
	可触摸到条索状的静脉，长度>2.5cm
	有脓液流出

2. 预防措施

（1）化学性静脉炎：重视静脉输液前评估，有预见性的使用外周静脉导管或中心静脉导管。评估包括药物性质及血管条件两方面。①评估药物性质：药物的 pH 值、渗透压、糖浓度及输注药物的时间和频率。当药液 pH 值<5 或>9 时，将增加血管通透性，干扰静脉内膜的正常代谢和功能，导致静脉炎发生率增加；根据美国输液护士协会（INS），新生儿外周静脉不适宜输注 pH 值<5 或>9,且渗透压浓度>600mOsm/L 的药液。因此，如果输注药物 pH 值<5 或>

9 且渗透压浓度＞600mOsm/L 或需要长期输注，可考虑使用 PICC/UVC。如果渗透压＞900mOsm/L，直接采用中心静脉通路输注；输注特殊药物如氯化钾、抗生素、胺碘酮时尽可能选择血管弹性好、无穿刺史的大静脉进行输注。②评估血管条件：血管粗细、弹性及是否有反复穿刺置管史。穿刺时应注意皮肤消毒需待干后再进行，同时加强巡视，观察穿刺部位，从而尽早发现静脉炎。

（2）机械性静脉炎：新生儿血管细小，如果穿刺时选择的留置针型号过大，则可能在置管过程中损伤静脉内膜，或在新生儿活动时增加对静脉内膜的摩擦（图 11-15），从而增加静脉炎的风险。

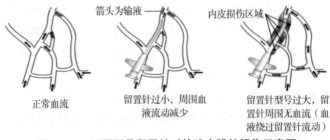

图 11-15　不同型号留置针对静脉内膜的损伤示意图

因此，应尽可能选择最小的静脉留置针进行穿刺（新生儿一般选择 24 号）；选择合适的穿刺部位，有部分研究表明，上肢静脉置管比下肢静脉置管静脉炎的发生率低，但这目前尚缺乏统一论证。应尽量避免在关节处穿刺，因为新生儿无自主意识，无法发生遵护嘱的自主行为，所以护师穿刺后应妥善固定，必要时可使用辅助用具如夹板固定或专门的固定器固定，但固定时不可过紧，以防引起单侧血供障碍或压疮形成。患儿哭闹时及时予以安抚，以减少静脉留置侧肢体过度活动造成对静脉内膜的损伤。留置外周静脉或中心静脉困难时可在超声引导下穿刺，以避免同一条血管反复穿刺损伤静脉内膜，PICC 定位时可借助心电图技术使

PICC 置管一次性到位，以减少反复撕脱敷料及调整导管位置而增加静脉炎发生的风险。

（3）细菌性静脉炎：输液全过程严格执行无菌技术原则。

（4）输注后静脉炎：拔针后注意按压力度，避免损伤静脉内膜，拔针后注意保护穿刺点及周围皮肤，避免污染穿刺点，监测穿刺部位 48 小时或在出院时对患儿看护人员进行有关静脉炎症状、体征的宣教，以便及时发现输液后的静脉炎。

3. 处理方法　新生儿静脉炎如果发现不及时，处理不到位，将有可能导致静脉炎从最初的 1 级迅速发展成为 4 级，甚至导致不良后果。发生静脉炎时，第一步暂停输液、患肢抬高、制动。第二步是在患处外涂多磺酸黏多糖乳膏（喜辽妥）或局部湿热敷 25%硫酸镁。喜疗妥的主要成分为多磺酸黏多糖，皮肤渗透好，具有抗炎、促进局部血液循环的作用并能迅速缓解疼痛，对新生儿静脉炎处理效果显著。PICC 静脉炎常见于机械性静脉炎。PICC 机械性静脉炎一般在置管后 2～3 天出现，1 周内消退，故暂不拔除 PICC、先暂停输液，外涂喜辽妥或局部湿热敷 25%硫酸镁待静脉炎消退后可继续使用 PICC。

二、药 物 外 渗

药物外渗是指药物意外渗入到血管外的周围组织内。据国外相关报道，新生儿外周静脉外渗发生率为 57%～70%，而中心静脉导管外渗发生率则相对较少。在某些情况下，药物通过中心静脉导管外渗会导致胸腔积液、腹水或心包积液。

1. 药物外渗表现　①疼痛和肿胀：与成人不同的是，由于新生儿的特殊性——痛觉不明显且无法发声述痛，导致外渗早期往往容易被忽视。易激惹、哭闹，穿刺肢体的退缩行为是早期预警信号，临床工作中护师应注意观察新生儿有无出现以上早期预警行为。②皮肤发烫、起疱、变色。③溃疡、坏死甚至对周围皮肤结构造成损伤，如局部蜂窝织炎、瘢痕、功能丧失、神经损害。药物外渗时根据其损伤严重程度分为 3 期，如表 11-18 所示。

表 11-18　药物外渗损伤分期

分期	临床表现
Ⅰ期 （局部组织炎性期）	局部皮肤发红、肿胀、发热、刺痛，无水疱和坏死
Ⅱ期 （静脉炎性期）	局部皮下组织出血或皮肤水疱形成，皮肤水疱破溃，组织苍白，形成浅表溃疡
Ⅲ期 （组织坏死期）	局部皮肤变性坏死、形成深部溃疡，肌腱、血管、神经外露或伴感染

2. 预防措施

（1）药物 pH 值＜5 或＞9 且渗透压浓度＞600mOsm/L 或糖浓度＞10%均不适宜外周静脉输注，有条件者优先考虑 PICC/UVC。条件有限无法行 PICC/UVC 情况下，可使用腋静脉。腋静脉是外周静脉中较粗的一条大静脉，其毗邻上腔静脉，且血流速度快，输注高渗性、高刺激药物后可迅速进入心脏，减少了药物对静脉的刺激。

（2）输液过程中至少每小时巡视一次患儿，评估穿刺部位情况。使用透明敷料妥善固定。勿用胶布覆盖穿刺点，以便观察穿刺点及周围皮肤情况。

3. 处理方法

（1）立即停止输液、尽可能抽吸残余液体并拔除外周浅静脉留置针。

（2）在皮肤上画圈做好标记或拍照，以便后续持续评估外渗消退情况。

（3）抬高肢体，避免局部受压。

（4）使用药物治疗。外涂喜辽妥。此外，还可使用透明质酸酶、酚妥拉明等药物。透明质酸酶封闭治疗可使有毒外渗药物的浓度降低，从而达到解毒效果，适用于高渗性全胃肠外营养及钙、青霉素、甲氧西林、苯唑西林、氯化钾、万古霉素等多种药物外渗者。治疗新生儿的标准剂量为 15U, 皮下注射于外渗部位周围, 每天 3～4 次。酚妥拉明主要用于血管活性药物外渗, 如多巴胺、去甲肾上腺素、肾上腺素和多巴酚丁胺等。可将酚妥拉明稀释液 (0.1～0.2mg/kg 加入 0.9%氯化钠注射液 10ml 中, 最多不超过 10mg) 皮下注射到外渗部位以缓解多巴胺等血管活性药的血管收缩作用。据国外报道酚妥拉明对新生儿尤其是早产儿血压有影响, 皮下注射时注意观察新生儿血压情况。也可使用湿敷的方法, 用 2% 的酚妥拉明 1ml 加生理盐水 50ml 稀释后敷于外渗部位。

三、热源样反应

热源样反应是指静脉输入含有致热源、杂质、污染的液体所致。热源样反应发生的早晚及症状的轻重取决于致热源进入体内的量、性质及新生儿机体耐受情况。轻症者仅表现为发冷、寒战、体温升高, 重症者除上述症状外, 还可出现面部和四肢发绀, 甚至出现休克症状, 危及生命。预防措施: 药物配制及输液过程严格执行无菌操作技术、药物现配现用、输液前检查所用物品的包装及有效期。处理方法: 一旦发现或怀疑热源样反应, 暂停所输药液、保留剩余液及输液用具, 更换输液器、改输 0.9% 氯化钠注射液缓慢静脉滴注以保持静脉通畅。针对病症进行对症处理, 如保暖、吸氧、遵医嘱用药、配合医师积极抢救等。

四、空 气 栓 塞

空气无处不在, 任何进入血管系统的置入物如果未排尽气体或者密闭性遭到破坏, 空气可伴随着置入物一起进入血管系统引起空气栓塞, 包括外周和中心静脉导管、动脉导管、骨内输液装置、任何用于诊断或治疗的特殊血管导管。空气栓塞可发生于静脉输液全过程, 如导管置入、使用、维护及拔除过程。空气栓塞发生率较低, 而一旦发生,后果通常比较严重，甚至导致患者死亡。当少量空气进入静脉系统引起栓塞时，症状通常比较轻微而难以发现，当出现大量空气栓塞时，最常见的症状是突然呼吸困难、气促、心动过速、血压下降。

　　主要预防措施（表 11-19）在于在输液全过程包括静脉管道使用过程中及拔除时最大限度地排尽管道的气体。一旦不慎发生空气栓塞，立即采取紧急措施（表 11-20），积极抢救患者生命。

表 11-19　空气栓塞的预防措施

导管使用	输液前排尽空气，检查所有输液装置有无漏气
	接液体时注意排除输液接口位置空气
	输液结束后及时关闭或拔除输液管
导管拔除	体位：新生儿耐受情况下取仰卧位或 Trendelenburg 体位
（中心静脉）	患儿正在接受正压通气，在呼气时拔除
	取出后敷料覆盖密闭，以防空气进入
	保持敷料密闭性，直到上皮化完成（至少 24 小时）

Trendelenburg 体位是指仰卧并取 45°头低足高位

表 11-20　空气栓塞紧急处理措施

1	如无禁忌，立即将新生儿取左侧 Trendelenburg
2	封闭空气进入口
3	给予 100%的氧气吸入
4	如果可以，尝试从导管处抽吸空气
5	通知医师
6	监测患儿生命体征

五、急性非心源性肺水肿

　　急性非心源性肺水肿主要由各种因素引起肺内组织液生成、回流平衡失调，导致短时间内肺内循环血量增多，肺毛细血管通透性增加，从而影响气体交换所致。其主要原因是输液过多或过快，主要表现为突然出现烦躁不安、口唇发绀、心率增快、严重呼吸困难、吸痰时吸出粉红色泡沫痰、听诊双肺布满湿啰音。

预防措施：输液前评估新生儿及输液量、性质。严格控制输液的浓度、速度及总量。可借助但不能完全依靠电子输液设备，如输液泵、推注泵等辅助控制输液速度，保持药液恒定输入，对于一些需要小剂量缓慢输注的药物也可借助电子输液设备做到精准输液。每天或隔天监测体重，如果体重增长过快，则有水钠潴留的可能，输液时应注意调控速度及输液总量并加强巡视，谨防急性非心源性肺水肿出现。及时统计出入量情况，对出入量正平衡过多尤其是心肺功能欠佳新生儿及时上报医师，必要时限液利尿以防急性肺水肿出现。

处理方法：立即停止输液但必须保持有效静脉通路通畅，抬高床头，以减少静脉回流；吸氧，以纠正缺氧，改善通气。遵医嘱给予持续气道正压通气或高流量鼻导管氧疗，不建议湿化瓶内加乙醇，以免引起支气管和肺泡壁损伤。快速利尿，减轻水肿。利尿后注意监测血压及电解质情况，适当补钾，以防低钾血症引起二次打击。

静脉输液是救治新生儿的重要措施，如果输液不到位、并发症处理不及时不恰当，也可能弄巧成拙，对新生儿造成伤害。因此，所有置入新生儿体内的静脉通路，当新生儿不再需要静脉输液时，应尽早拔除以避免发生相关并发症，这也是预防静脉输液并发症的关键措施。

（罗　玲）

第八节　新生儿气道管理

由于新生儿呼吸器官的结构和功能均不成熟，新生儿呼吸系统疾病是目前我国新生儿的首位住院和死亡原因。

一、新生儿呼吸生理特点

新生儿胸壁柔软,功能残气量接近于残气量,肺内氧储备较少,易发生呼吸衰竭。肋骨处于水平位,与脊柱几乎成直角,胸廓前后径约等于横径,因此新生儿吸气时不能通过抬高肋骨增加潮气量。胸部呼吸肌不发达,膈肌呈横位,倾斜度小,收缩时易将下部肋骨拉向内,使胸廓内陷;用力吸气时产生较大负压,在肋间、胸骨上、胸骨下和肋下缘均可引起内陷,导致新生儿肺扩张受限,呼吸效率降低。新生儿耐疲劳的呼吸肌纤维明显少于成人,呼吸道狭窄,故新生儿尤其是早产儿呼吸肌更容易疲劳,从而发生呼吸衰竭。

二、新生儿呼吸系统疾病特点

当病原体感染后,细菌易下行进入肺部引起感染性肺炎。由于气体交换面减少和病原体的作用,可发生不同程度的缺氧,呼吸道充血、水肿、增厚,管腔变小甚至堵塞,引起肺不张和肺气肿,肺通气、换气能障碍引起低氧血症,二氧化碳潴留,气体交换障碍,甚至引发多种并发症,严重者可导致呼吸衰竭,甚至危及生命。主要临床表现为低体温、反应差、口吐泡沫、拒乳、咳嗽,严重者可出现呼吸、循环衰竭,有较高的死亡率。常采用经鼻持续气道正压通气(NCPAP)、加湿高流量鼻导管通气(HHFNC)、机械通气等氧疗方式。除积极的治疗外,给予严密的监护,进行及时、正确、有效的气道管理更是治疗成功的关键。其能够有效提高患儿的治疗效果,预防并发症发生,改善预后情况。

三、新生儿气道管理概述

新生儿气道管理旨在通过一系列护理干预措施,维持患儿呼吸道通畅,改善通气功能的目的。通过改善肺部血液循环及淋巴回流,促进水肿消散,以及炎症产物及细菌毒素的排泄和清除;通过减少炎症介质的释放,并加速分泌物的吸收和啰音的消散;通过改善血管通透性,从而提高局部组织药物浓度,使抗炎药物较易渗入病变组织;增强吞噬功能,激活机体应激反应,提高机体抗病原体的能力,有利于炎症的控制和消散,加速病变组织的修复;直接杀灭或抑制病原微生物。主要的护理措施包括患儿体位管理、呼吸道充分湿化、雾化吸入、拍背、吸痰等。

四、新生儿气道管理的干预措施

1. 体位管理　应根据患儿的病情采取俯卧、侧卧、仰卧等,为患者提供有效、及时、科学的体位护理;体位管理是一种局部治疗,能帮助患者维持氧合,顺利排出痰液;能促进肺部炎症的吸收,可降低感染风险;而且还能减少并发症的发生,提高舒适度,促进机体康复。国外早在20世纪70年代就有报道称,不同的体位对新生儿疾病的影响,以及各种体位的摆放及护理等。因此,合理的体位管理对于气道管理至关重要。

(1)俯卧位:据陆丽荣、梁坚梅的研究,俯卧位可以使膈肌移动,膈肌后部运动不会受到明显限制,肺组织得到充分扩张;胸膜腔内压不会受到影响,腹侧、背侧肺泡可得到扩张;心脏不压迫双肺,背侧萎陷肺泡可明显扩张,使得肺组织 V/Q 值显著性改善;由于重力作用,俯卧位患儿气道内分泌物易于引流,使氧合功能明显改善。

俯卧位的患儿头偏向一侧,双臂屈伸置于头部两侧,两腿屈伸在身体两侧,注意保护受压皮肤及关节处。但俯卧位时,医护人员要勤巡视患儿,注意监测其生命体征,加强气道管理,预防各种管路松脱。

(2)仰卧位:一些研究报道称仰卧位是肺炎发生的高危因素,新生儿时期呼吸肌未发育成熟,主要依靠膈肌进行呼吸运动,当肺部有炎症时取仰卧位,膈肌后部运动容易受限制，肺组织不能充分扩张；心脏也可压迫背侧肺泡组织，使其出现异常萎缩和塌陷等现象；难以维持氧合，都不利于肺炎的恢复，易出现严重并发症。

（3）侧卧位：取头偏一侧的侧卧位时有利于呼吸道分泌物的排出；头低足高的侧卧位则能够使得呼吸道分泌物向上排出，从而有助于肺部分泌物的及时清除，提高患儿的肺部功能。

2. **呼吸道充分湿化**　气道暖化吸入气体至体温（37℃），湿化吸入气体至 100%相对湿度是呼吸道正常的生理功能之一，有效地减少呼吸道黏膜热量及水分的散失，保护黏液纤毛转运功能，降低气道持续气流所致呼吸道黏膜的刺激和损伤，加温湿化的气体可升高肺的顺应性，提高气道的传导性和防御功能，减少气体阻力，减缓机体热量的耗散，有效地维持气道通畅。特别是人工气道建立后，破坏了呼吸道的正常解剖和生理功能，上呼吸道的自主加温、湿化、过滤和咳嗽功能均消失，防御能力减弱，若气道湿化不够，易造成分泌物黏稠不易排出，气道阻塞、缺氧，还可以引起肺不张和继发下呼吸道感染，甚至危及生命。

3. **雾化吸入**　是通过专用的雾化器将药液充分雾化，其喷出的雾化颗粒直径<10μm，它通过患儿自主呼吸即可使药液直接吸入呼吸道，使呼吸道黏膜直接吸收药物。这种给药方式在疗效、安全性、不良反应和患者接受程度上具有明显优势，是目前临床广泛使用的一种给药方法，经该途径用药，药物微粒能够直达支气管，确保了局部病灶的高药物浓度，并达到稀释痰液的目的。

（1）布地奈德：是一种新型的抗炎效果的糖皮质激素药物，能够有效促进微小血管收缩，从而减轻炎症的渗出。不仅能够强化内皮细胞，还能稳定平滑肌，增加血管内通透性，减少黏液分泌量，减轻患儿气管的痉挛和水肿，保持呼吸道畅通，适于刚撤有创呼吸机的新生儿使用。

（2）氨溴索：是一种呼吸道润滑性祛痰药，具有溶解黏痰，稀释痰液，增加排痰作用，降低绒毛的黏性，还具有抗氧化、抑制炎症反应、松弛气道平滑肌、促进肺泡表面活性物质合成等作用，从而使肺泡不易萎陷，改善肺的通换气功能，促进肺炎的恢复。

（3）肾上腺素：可促进呼吸道内分泌物的排除及减少黏液的滞留，可使痰量明显减少，痰液由黏稠转为稀薄，有利于分泌物的排出，从而保障呼吸道畅通。

4. 拍背　方法为五指并拢成空心掌，手指方向与肋间平行，或用专用的拍背工具由下而上、由外向内，叩击速度为 100～120 次/分，每个部位反复 6～7 次，总共时间不超过 10 分钟。同时对患儿脉搏、呼吸、皮肤、口唇等情况进行密切观察，以患儿耐受度为限。也可在患儿呼气时通过腕部力量对肺部轻叩，叩击前胸时外展上臂，叩击腋下时上举上臂，叩击肩胛区和肩胛间区时内收上臂。通过外力的作用，使管壁上附着的痰液松动和脱落，促进肺炎患儿呼吸道分泌物的松动，使小气道分泌物松动易于进入较大气道，有利于吸痰及改善肺循环。

5. 吸痰　新生儿吸痰是通过吸引器清除患儿咽喉部与气管内分泌物，保持呼吸道通畅，有利于气体交换，吸痰过程中应该遵守无菌操作的基本原则，先将口腔分泌物进行吸引，后吸引鼻腔内分泌物，不可在患儿哭闹和喘息时吸引分泌物，吸痰压力维持在 60～100mmHg，每次不可 >15 秒，如果发生发绀，且氧流量增加到 10%～15%，此时需要对分泌物量、颜色及黏稠度进行观察。

对痰液稀薄、量多者，或呼吸机参数过高，如 PIP ≥25cmH$_2$O，或断开呼吸机管道易出现低氧血症者及高频通气患儿，建议采取密闭式吸痰器。与开放式吸痰相比，可预防和降低呼吸机相关性肺炎的发生。并且，因吸痰管上有刻度，可方便行浅层吸痰，减少对患儿的刺激及减少低氧血症的发生。

五、发 展 前 景

随着医学技术的不断进步与发展,肺部超声检查已打破了传统观念中超声对肺部疾病诊断的"禁区",已慢慢地应用于肺部疾病的检查中。依据其特殊的成像原理,准确率高、操作简单、床边开展、随时检测、动态观察、价格低廉,更重要的是能避免 X 线对患儿及操作者的损伤,已逐渐在新生儿病房内广泛开展。

目前循证医学证实适用于超声诊断的新生儿疾病包括肺炎、新生儿暂时性呼吸困难、气胸、肺实变、肺间质综合征、急性肺损伤及呼吸窘迫综合征等。超声仪器的最小分辨率约为 1mm,肺部超声检查可更敏感地检测出胸膜下小范围肺实变,直观地显示出病变的位置及范围,病变周围肺水肿的程度,特别是对胸腔积液的诊断,肺部超声的敏感度优于 X 线检查。

根据床边肺部 B 超检查结果,及时、准确、有效、有针对性地采取护理干预措施。如右侧肺不张,为了防止肺萎缩,将右侧肺置于高位,即取健侧卧位,加强翻身。若床边肺部 B 超显示肺右下肺小实变,可采取头低足高位促进痰液引流,局部拍背改善局部肺通气,改善肺循环。肩胛部肺水肿多采取俯卧位,扩张背侧萎陷肺泡,减轻肺水肿,改善肺组织通气/血流比值等。

新生儿在住院期间还要面临各种有害刺激,如强光和噪声,高频率的非预期侵入性操作,疼痛刺激,作息时间不规律,不舒适体位,亲子分离,可能会对新生儿的生长发育产生直接或潜在的不良影响,在病情稳定情况下,鼓励患儿家属在床旁袋鼠式护理,促进母子感情,减轻患儿不适感,因体位改变可间接促进肺部炎症局限,减轻母亲焦虑等。

新生儿出生后肺尚未发育成熟,毛细支气管径小,极易发生堵塞，气道阻力高，感染后分泌物很难排出，给患儿生命健康造成威胁，因而采取气道管理，通过物理疗法进行干预，有利于排出呼吸道分泌物，改善患儿肺通气功能，降低患儿肺部淤血，对于控制新生儿感染和提升疾病治愈率十分重要。

（王　娟　谢玉婷）

参 考 文 献

陈宝春，陈建荣，蔡映云，等，2007. 动脉血气分析治疗建议和培训软件的开发与临床应用. 中华危重病急救医学，19（9）：528-531.

陈金玉，石兰萍，陈芳，等，2007. 30 例外周动脉短导管留置用于新生儿血气监测的护理. 现代护理，13（26）：2522-2523.

陈锦秀，叶天惠，罗薇，等，2006. 桡动脉留置套管针在 NICU 中的应用及护理. 现代护理，12（20）：1910-1911.

陈晓春，吴益玲，李肖肖，等，2016. 两种透明敷料更换频率对早产儿经外周静脉置入中心静脉导管相关性感染的影响. 中华医院感染学杂志，26（21）：4958-4960.

陈银花，2010. 新生儿致痛性操作现状的调查. 中华护理学会.中华护理学会第 2 届护理学术年会——国际儿科护理学术研讨会暨全国儿科护理学术交流会议论文汇编. 中华护理学会：中华护理会：6.

戴海英，2011. 新生儿疼痛的护理干预研究进展. 全科护理，09（4）：347-349. DOI：10.3969/j.issn.1674-4748.2011.04.045.

高莹，鲁楠，职蕾蕾，等，2015. 婴幼儿皮肤结构和生理特征的研究进展. 中国美容医学，24（03）：77-80.

郭舒文，谢丽琴，许丽萍，等，2012. 早产儿经右下肢静脉留置 PICC 导管的可行性. 中华护理杂志，02：153-156.

胡晓静，张玉侠，姚莉莉，2010. 外周动脉置管在 197 例危重新生儿中的应用研究. 护理研究，24（11）：1003-1004.

金汉珍，官希吉，2004. 实用新生儿学. 第 3 版. 北京：人民卫生出版社：102-103.

李玉侠，2019. 实用新生儿实用护理学. 北京：人民卫生出版社，214-217，627-628.

刘富菁，顾莺，2011. 危重新生儿医源性皮肤损伤的护理进展. 上海护理，11（01）：67-70.

刘敬，黄俊谨，陈颖，等，2014. 肺脏超声对早产儿长期依赖氧肺部原因的鉴别价值. 中国小儿急救医学，21（12）：786-789.

刘文娟，顾婕，余洁，2018. 新生儿外周动脉置管在临床上的应用及护理. 当代护士（中旬刊），25（03）：139-141.

柳国胜，聂川，谌崇峰，2013. 新生儿呼吸生理特点. 中国新生儿科杂志，28（5）：289-291.

戚少丹，陈劼，2015. 新生儿疼痛管理的研究进展. 中国护理管理，（10）：1200-1204，1205.DOI：10.3969/j.issn.1672-1756.2015.10.013.

田鸢英，吴秀娟，陈俊，等 2018. 焦糖镇痛对早产儿痛觉及唾液皮质醇水平的影响. 中华新生儿科杂志，33（6）：433.

王蓓珺，胡晓静，2011. 提高早产儿皮肤屏障功能护理研究. 护理研究，25（23）：2073-2075.

王华，熊英，母得志，2008. 新生儿微量毛细血管血血气分析的临床评价. 中华危重病急救医学，20（8）：500.

王丽娟，杨家翔，赵婧，等，2015. 381 例新生儿心脏彩超结果分析. 四川医学，22（1）：114-117.

魏芳，2014. 动脉置管的临床应用及护理进展. 护理学杂志，29（24）：85-87.

魏克伦，金汉珍，官希吉，2004. 实用新生儿学. 第 3 版. 北京：人民卫生出版社：102-103.

吴玉芬，杨巧芳，2018. 静脉输液治疗专科护士培训教材. 北京：人民卫生出版社：296-298，384-385.

肖秋英，2011. 腋静脉留置针在新生儿输液中的应用. 护士进修杂志，26（4）：370-371.

谢佳安，谭宪湖，2015. 多普勒彩超引导桡动脉穿刺置管术的临床应用. 蛇志，27（04）：354-355.

张丽娟，2017. 新生儿经颞浅静脉与贵要静脉留置 PICC 导管效果比较. 实用临床护理学杂志，26：113-114.

张玉侠，2015. 新生儿感染性肺炎的护理. 使用新生儿护理学，12.

赵倩茹，马红彪，付大鹏，等，2016. 肺超声评估儿童肺炎的研究进展. 临床儿科杂志，（2）：154-157.

赵艳，2016. 酚妥拉明湿敷治疗新生儿静脉输液外渗效果观察. 药物与临床，14：241.

中国医师协会检验医师分会儿科疾病检验医学专家委员会，世界华人检验与病理医师协会，2018. 中国末梢采血操作共识. 中华医学杂志，98（22）：1752-1760.

AARC Clinical Practice GuidelineReprinted the May 2001 issue of RESPIRATORY CARE Respir Care 2001；46（5）：506-513.

Als H,1982. Toward a synactive theory of development：Promise for the assessment of infant individuality In Mental Health，3：229-243.

Als H, 2009. Newborn Individualized Developmental Care and Assessment Program（NIDCAP）：New frontier for neonatal and perinatal medicine. Journal of Neonatal-Perinatal Medicine，2（3）：135-147.

Als H, Gilkerson L, Duffy FH, et al, 2004. A three-center, randomized, controlled trial of individualized developmental care for very low birth weight preterm infants：medical, neurodevelopmental, parenting, and caregiving effects. Journal of Developmental & Behavioral Pediatrics，24（6）：399-408.

Anand KJ, 2001. The International evidence based group for neonatal pain consensus statement for the prevention and management of pain in the newborn.Arch Pediat Adol Med, 155（2）: 173-180.

Association of Women's Health, Obstetric and Neonatal Nurses, 2013. Neonatal skin care: evidence-based clinical practice guideline. 3rd ed.

Aube N, Delaitre C, Jarreau PH, 2005. Peau: soins d'hygiène et techniques de surveillance par voie cutanée en réanimation néonatale. Journal de Gynecologie Obstetrique et Biologie de la Reproduction, 34（1）.

Bellieni CV, Buonocore G, 2018. What we do in neonatal analgesia overshadows how we do it. Acta paediatrica（Oslo, Norway: 1992）, 107（3）: 388-390.

Bellieni CV, Cordelli DM, Caliani C, et al, 2007. Inter-observer reliability of two pain scales for newborns. Early Human Development, 83（8）: 549-552.

Bellieni CV, Johnston CC, 2016. Analgesia, nil or placebo to babies, in trials that test new analgesic treatments for procedural pain. Acta Paediatrica, 105（2）: 129-136.

Bellieni CV, Tei M, Buonocore G, 2015. Should we assess pain in newborn infants using a scoring system or just a detection method? Acta Paediatrica, 104（3）: 221-224.

Bellieni CV, Vannuccini S, Petraglia F, 2018. Is fetal analgesia necessary during prenatal surgery? J Matern Fetal Neonatal Med, 31（9）: 1241-1245.

Brzezinski M, Luisetti T, London MJ, 2009. Radial Artery Cannulation: Comprehensive Review of Recent Anatomic and Physiologic Investigations. Anesthesia & Analgesia, 109（6）: 1763-1781.

Buttner W, Finke W, 2000. Analysis of behavioral and physiological parameters for the assessment of postoperative analgesic demand in newborns, infants and young children: a comprehensive report on seven consecutive studies.Paediatr Anaesth, 10（3）: 303-318.

Carbajal R, Rousset A, Danan C, et al, 2008. Epidemiology and Treatment of Painful Procedures in Neonates in Intensive Care Units. JAMA, 300（1）: 60-70.

Chen K, Jia R, Li L, et al, 2015. The aetiology of community associated pneu-monia in children in Nanjing, China and aetiological patterns associat-ed with age and season. BMC Public Health, 10（15）: 113.

Chen M, Shi X, Chen Y, et al, 2012. A Prospective Study of PainExperience in a Neonatal Intensive Care Unit of China. Clin J Pain, 28（8）: 700-704.

Cong X, McGrath JM, Cusson RM, et al, 2013. Pain assessment and measurement in neonates: an update review. Adv Neonatal Care,（13）: 379-395.

Evans JC, 2001. Physiology of acute pain in preterm infants.Newborn Infant Nurs Rev, 1（2）: 75-84.

Glass P, Avery GB, Subramanian KN, et al, 1986. Effect of bright light in the hospital nursery on the incidence of retinopathy of prematurity. N Engl J Med, 313（7）: 401-404.

Gu W, Tie H, Liu J, et al, 2014. Efficacy of ultrasound-guided radial artery catheterization: a systematic review and meta-analysis of randomized controlled trials. Critical care (London, England), 18 (3): R93.

Hugill, Kevin, 2014. Neonatal skin cleansing revisited: Whether or not to use skin cleansing products. British Journal of Midwifery, 22 (10): 694-698.

Kelly PA, Classen KA, Crandall CG, et al,2018. Effect of Timing of the First Bath on a Healthy Newborn's Temperature. Journal of Obstetric, Gynecologic & Neonatal Nursing: S0884217518302776.

Kusari A, Han AM, Virgen CA, et al, 2019. Evidence-based skin care in preterm infants. Pediatric Dermatology, 36 (1).

Lago P, Garetti E, Boccuzzo G, et al, 2013. Procedural pain in neonates: The state of the art in the implementation of national guidelines in Italy. Paediatr Anaesth, 23 (5): 407-414.

Lee SJ, 2005. Fetal pain: a systematic muhidisciplinary review of the evidence.JAMA, 294 (8): 947-954.

Lowery CL, Hardman MP, Manning N, et al, 2007. Neumdevelopmental changes of fetal pain.Semin Pefin-atol, 31 (5): 275-282.

Maxwell LG, Malavolta CP, Fraga MV, 2013. Assessment of pain in neonate.Clin Perinatol, (40): 457-469.

Mccormick MC, Workman-Daniels K, Brooks-Gunn J, 1996. The behavioral and emotional well-being of school-age children with different birth weights. Pediatrics, 97 (1): 18-25.

Puchalski M, Hummel P, 2002. The reality of neonatal pain, 2 (05): 223-247.

Ramasethu J, 2008. Complications of Vascular Catheters in the Neonatal Intensive Care Unit. Clinics in Perinatology, 35 (1): 199-222.

Scheer B, Perel A, Pfeiffer UJ, 2002. Clinical review: complications and risk factors of peripheral arterial catheters used for haemodynamic monitoring in anaesthesia and intensive care medicine. Critical care (London, England), 6 (3): 199-204.

Sizun J, Westrup B, 2004. Early developmental care for preterm neonates: a call for more research. Archives of Disease in Childhood Fetal & Neonatal Edition, 89 (5): 384-388.

Taddio A, Riddell R P, Ipp M, et al, 2017. Relative effectiveness of additive pain interventions during vaccination in infants. CMAJ, 189 (6): E227-E234.

Thomas KA, 1989. How the NICU environment sounds to preterm infants. Mcn the American Journal of Maternal/child Nursing, 14 (4): 249-251.

Tyebkhan G, 2002. Skin cleansing in neonates and infants-basics of cleansers. Indian journal of pediatrics, 69 (9): 767-769.

Valerio BC, 2016. Sensorial saturation: a new approach to babies' pain. Global Imaging Insights, 1 (1).

Visscher M, Narendran V,2014. Vernix Caseosa: Formation and Functions. Newborn and Infant Nursing Reviews, 14 (4): 142-146.

Volpicelli G, Elbarbary M, Blaivas M, et al, 2012. International evidence -based recommendations for point-of-care lung ultrasound. Intensive Care Med, 38 (4):

577-591.

Walden M, Gibbins S, 2012. Newborn pain assessment and management: Guideline for practice: 3rd ed. Glenview IL, National Association of Neonatal Nurses.

Wu JL, Mu DZ, 2012.Vascular catheter-related complications in newborns. Journal of Paediatrics and Child Health, 48: E91-E95.

Xiaomei, Cong, Jacqueline M, et al,2014.Neonatal nurses'perceptions of pain management: survey of the United States and China. Pain management nursing: official journal of the American Society of Pain Management Nurses, 15（4）: 834-844.

第12章

诊疗技术

第一节 无创通气技术

自20世纪60年代以来，早产儿的生存率稳步提高，其中呼吸管理的发展是关键，特别是机械通气，但随之而来的是由此带来的相关并发症和合并症。因此，减少机械通气对这些婴儿的预后至关重要。1971年，Gregory等首次描述了使用CPAP治疗新生儿呼吸窘迫综合征（RDS），经过多年的不断改进，使用CPAP等形式的无创通气已成为标准，挽救了无数人的生命。

常用的无创通气模式包括经鼻持续气道正压通气（nasal continuous positive airway pressure，NCPAP）、双水平气道正压（bi-level positive airway pressure，BiPAP）、经鼻高流量氧疗（HFNC）、无创间歇正压通气（noninvasive intermittent positive-pressure ventilation，NIPPV）、无创高频通气和无创神经调节通气辅助（NIV-NAVA）。每一种装置的最终目标都是为了防止气压伤、容积伤和萎陷伤，同时保持肺复张、改善气体交换、减少呼吸做功。

一、无创呼吸支持模式

1. 经鼻持续气道正压通气　对有自主呼吸新生儿可使用NCPAP进行气道正压通气。适应证包括可能导致新生儿呼吸窘迫的相关疾病，如新生儿肺表面活性物质缺乏、肺液潴留和肺水肿、不佳的功能残气量、不稳定的高顺应性的胸壁、气道软化或狭窄、喉部张力低等。

（1）NCPAP 的作用：NCPAP 通过增加平均气道压和扩张气道来建立与维持最佳功能残气量，从而缓解许多生理紊乱。通过稳定与开放终末肺泡，增加了气体交换面积，减少了通气/灌注失调，减少肺内分流；NCPAP 还能改善膈肌收缩力，降低肺不同区域间压力梯度，有助于潮气量分布均匀。通过持续维持肺泡的开放，降低肺泡表面张力，防止肺不张和由此引起肺泡萎陷伤。此外，NCPAP 也可通过增加咽部横截面积和降低上气道阻力来减少上气道阻塞。加上稳定的胸壁和改善的顺应性，NCPAP 也减少了呼吸做功。对于有呼吸暂停的早产儿，它可保持上气道开放，从而降低咽或喉阻塞，是一种有效的治疗早产儿呼吸暂停的方法。

（2）NCPAP 送气方式：NCPAP 输送的压力方式有两种：连续气流（continuous flow）和可变气流（variable flow）。

1）连续气流 NCPAP：最常见的方法，常用的有 Bubble 或水封瓶 NCPAP 和呼吸机驱动的 NCPAP。Bubble 或水封瓶 NCPAP 的持续压力产生主要由远端呼气管插入 0.25% 醋酸或无菌水中的深度决定，气流在呼出端产生的气泡可对肺部产生低振幅、高频率的振荡作用，可能会增强气体交换。呼吸机驱动的 NCPAP，其压力的产生主要由呼吸机回路的呼气阀的阻力变化来调节，与 Bubble NCPAP 相比，它受口腔偶尔张开引起的压力变化的影响较小，同时需要时它还可快速和简单地过渡到无创正压通气。

2）可变气流 NCPAP：常见的装置有 Infant Flow 和 Arabella 系统。当新生儿进行自发呼气时，会发生气流翻转，气体的流动被逆转，并允许通过该装置的呼气支排出（图 12-1）。与 Bubble NCPAP 相比，它与新生儿呼吸同步性更好，似乎能够保持更均一的压力水平。

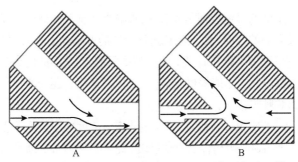

图 12-1　吸气时气流进入吸气支（A）；呼气时气流翻转，
进入呼气支（B）

（3）NCPAP 的应用：确定最佳 NCPAP 水平应根据每个新生儿的病理生理特点进行个体化设置，并应力求在不过度膨胀的情况下获得最佳效果。NCPAP 使用的效果与鼻塞大小是否合适患儿的鼻腔密切相关，必要时还需保持口腔关闭，以尽量减少压力损失。新生儿可从 5~6cmH$_2$O 的压力开始，按需要可增加至 8~10cmH$_2$O。新生儿呼吸暂停（无肺部疾病）时患儿应给予 3~4cmH$_2$O 压力。气体流量应大于静息每分钟通气量的 3 倍，即（6~8）ml/kg×每分钟呼吸次数×3，通常供气流量为 4~8L/min。早产儿应该在产房中即开始使用 NCPAP 以稳定呼吸。此外，NCPAP 一般适用于呼吸功增加（WOB）、三凹征、呻吟和鼻翼扇动的婴儿，胸部 X 线片显示肺模糊或膨胀不良。当新生儿氧合和通气满意，胸部 X 线片显示最佳膨胀，呼吸功最小，血流动力学稳定时，NCPAP 水平被认为是合适的。当 NCPAP 水平过高时，可在胸部 X 线片上看到肺泡过度膨胀的征象，表现为膈变平或心脏过小，气体交换恶化，在严重的情况下，过度膨胀可减少心排血量，导致心动过速和低血压。肺的过度膨胀会导致患儿二氧化碳滞留或气漏、胃泡胀大、腹胀，应使用口胃管减压。婴儿在 NCPAP 治疗过程中可采用鼻胃管喂养，密切监测腹围。

正确的气道管理是改善NCPAP患儿预后和减少并发症的最重要的方面。必须注意选择合适的鼻塞大小。鼻塞接头应该填满整个鼻孔而又不使鼻腔受压缺血。太小的接头会导致鼻部漏气，不能提供有效的NCPAP压力，还会增加气道阻力和呼吸做功，并容易移位。

（4）NCPAP脱机：当新生儿需氧浓度减小、无呼吸困难、无明显呼吸暂停、心动过缓、饱和度下降时，通常可以考虑脱机；也可试着将新生儿间断脱离NCPAP一段时间，每次脱离的时间逐渐延长，直至完全脱离NCPAP。后一种方法实际上可能导致NCPAP脱机失败。大部分矫正胎龄达32～34周的早产儿可以撤离NCPAP。当新生儿有较低的氧气需求时，也可在脱离NCPAP后采取高流量鼻导管给氧。

2. BiPAP或SiPAP BiPAP或SiPAP（sigh intermituent positive airway pressure，双水平正压通气）在整个呼吸周期中交替使用较低和较高的两种CPAP压力，新生儿在两种支持水平上都能自主呼吸，形成两个不同的功能残气量。这种支持方法大多不是同步的，有的设备也可配备同步装置，吸气时同步启动CPAP高水平支持。较高水平的压力一般设置为8～10cmH$_2$O，有时高达15cmH$_2$O。大多数SiPAP设备会有一个安全阀，防止PEEP超过10cmH$_2$O，新生儿呼气时降低压力水平，典型值设定为4～6cmH$_2$O。压力转换频率为10～30次/分，高、低压差距≤4cmH$_2$O。吸气时间通常更长，一些专家提出高达1秒，一般0.5～1.0秒。部分研究发现，使用BiPAP/SiPAP与用CPAP相比，婴儿机械通气时间更短，所需氧气更少，住院时间也更短。

3. 加湿高流量鼻导管通气（humidified high flow nasal cannula，HHFNC）

（1）HHFNC的益处：传统的鼻导管吸氧对新生儿的吸入气体流量限制为2L/min。较高的流速通常导致气道黏膜明显干燥，导致黏膜刺激和损伤。HHFNC输送的气体要经过加热和加湿过程，可以使用更高的流速，常可达 4～8L/min。

HHFNC 的生理机制：①冲洗上气道 CO_2 的无效腔，使肺泡气体更好地交换；②提供足够的气流支持吸气，从而减少吸气做功；③消除干燥/寒冷效应，改善肺气道力学；④提供末梢气道膨胀压力。在使用 HHFNC 时，应允许气体的泄漏，这与 NCPAP 的使用正好相反。研究发现，HHFNC 在 3～6L/min 时的呼吸做功与 NCPAP $6cmH_2O$ 相似。

（2）HHFNC 的应用：一般认为 HHFNC 在防止呼吸机撤机失败方面并不比 CPAP 差，且可减少鼻部和黏膜的损伤。HHFNC 也可用于治疗早产儿呼吸暂停及其他大多数使用 CPAP 有效的新生儿，如早产儿呼吸窘迫、呼吸功增加等。

HHFNC 的缺点是其提供的气道压力不可预测的或出现大幅波动。其压力水平不仅取决于流速，还取决于新生儿的体重和套管的大小。

使用 HHFNC 必须有一个适度的鼻腔气体泄漏，以允许气体排出，并确保不发生不可预测的高压力。一般鼻塞的直径不大于鼻孔直径的 50%，通过 HHFNC 加热的气体温度在 34～37℃。

对于大多数早产儿，HHFNC 的流量从 4～6L/min 开始。建议最大流速为 8L/min，根据患儿呼吸做功或氧气需求情况适当调整。在呼吸功增加、呼吸暂停增加或吸氧浓度超过 0.5 时，考虑从 HHFNC 升级到别的呼吸支持方式。如新生儿在 HHFNC 状态下稳定约 24 小时，且吸氧浓度小于 0.3 的情况下，可以考虑下调流速，每 12 小时流速下调 1L/min。一旦达到 2～4L/min，就可以考虑停止 HHFNC。

HHFNC 在超低出生体重儿和妊娠不足 27 周的婴儿中的应用，以及 HHFNC 在产房复苏和新生儿转运中的应用，目前尚无足够证据，需要更多的研究来比较不同的 HHFNC 设备，套管的类型及基于体重和胎龄的流速建议。

4. 无创间歇正压通气（NIPPV） 也称无创间歇指令通气（NIMV），是指通过常规呼吸机以无创方式进行的通气，一般通过鼻塞或鼻罩连接。NIPPV 的设计目的是在整个呼吸周期内提供正压，并伴有间歇性增加，通常与呼吸同步。

（1）NIPPV 的益处：NIPPV 的生理益处与其他正压通气方式相似，可以是同步（sNIPPV）或非同步（NIPPV）。NIPPV 比 NCPAP 能更有效地降低拔管后 48 小时到 1 周内的拔管失败率。因此，NIPPV 主要用于预防拔管失败、治疗早产儿呼吸暂停和早产儿呼吸窘迫综合征等，对慢性肺疾病或死亡率似乎并无显著影响。

（2）NIPPV 的应用：NIPPV 的初始设置通常与有创机械通气相似。但最大吸气峰压（peak inspiratory pressure, PIP）和吸气时间（inspiratory time, Ti）会稍有不同，NIPPV 的 PIP 通常比通过气管内导管进行机械通气时高 $2\sim4cmH_2O$，然后根据适当的胸廓起伏和血气测量来调整；PEEP 可根据氧气需要量和肺扩张的需要而变化，但理想情况下应 $\leqslant6cmH_2O$；由于鼻式呼吸比气管导管式呼吸需克服更高的呼吸阻力，因此吸气时间通常设置较长，一般为 $0.4\sim0.5$ 秒。频率一般设定在 $15\sim40$ 次/分。

NIPPV 通常用于 NCPAP 失败或有创机械通气拔管后过渡至 NCPAP 的过程，以避免长期气管内插管呼吸机支持所造成的潜在并发症（容量伤、声门下狭窄、感染）。当 FiO_2 <0.30，吸气峰压<$14cmH_2O$，PEEP<$4cmH_2O$，呼吸频率 <15 次/分，在此基础上临床症状和血气结果在可接受范围内，维持病情平稳至少 12 小时，可撤离 NIPPV。

NIPPV 通气失败需要气管插管有创通气标准。满足以下任一标准：①频繁呼吸暂停，即可自行恢复的呼吸暂停 $\geqslant3$ 次/小时，或者 24 小时内出现 1 次需要气囊-面罩正压通气的呼吸暂停，咖啡因治疗不能缓解；②低氧血症，即 FiO_2>0.40 时，动脉血氧分压<50mmHg；③急性进展的

高碳酸血症，即 pH 值＜7.22，二氧化碳分压＞60mmHg；④出现 NIPPV 禁忌证的情况。

5. 经鼻高频通气（nasal high-frequency oscillatory ventilatory，NHFOV）

（1）NHFOV 的益处：NHFOV 是近期出现的一种新兴无创通气模式。它是在 NCPAP 基础上叠加了压力振荡功能，与其他无创通气模式相比 NHFOV 存在以下几个方面的优势：①有利于 CO_2 排出，减少 CO_2 潴留；②减少压力伤、容量伤的发生；③不需同步支持技术。

（2）适应证：①上述无创通气模式失败后的抢救性治疗；②有创机械通气拔出气管导管后出现的明显吸气性凹陷和（或）呼吸窘迫。当有活动性颅内出血禁忌时使用。

（3）NHFOV 的应用：平均气道压（MAP）一般设置为 6～12cmH_2O，振幅通常设置为 MAP 的 2 倍，振幅的设置不需要追求颈部、胸壁出现明显振动，以能观察到患儿下颌抖动即为适宜；HFOV 频率设置一般为 6～12Hz，不应低于 4Hz，否则会有抑制自主呼吸的风险；吸气时间比例 0.33～0.50，FiO_2 根据 $TcSO_2$ 进行调节，为 0.21～0.40。如果 FiO_2 达 0.40 以上方能维持 $TcSO_2$ 稳定，则需考虑 MAP 设置未达到最佳的呼气末肺容积，应进行肺复张策略寻找最佳 MAP。治疗过程中需根据患儿病情的变化随时调整通气参数，提高 MAP 和 FiO_2 可以改善氧合；提高吸气时间、压力振幅或降低频率可以增加潮气量促进二氧化碳排出。当患儿病情趋于稳定后，可逐渐降低参数，当 FiO_2＜0.30，MAP＜6cmH_2O 时，患儿无呼吸暂停及心动过缓，无 $TcSO_2$ 下降可考虑撤离 NHFOV。

如果出现下列任一指征，应及时气管插管进行有创呼吸支持，以免延误救治时机：①严重高碳酸血症（pH 值＜7.22，$PaCO_2$＞60mmHg）；②低氧血症（FiO_2＞0.40 时，PaO_2＜50mmHg）；③频繁呼吸暂停（可自行恢复的呼吸暂停发作＞3 次/小时或 24 小时内出现 1 次需要气囊-面罩正压通气的呼吸暂停发作）；④出现频繁呕吐、消化道大出血；⑤意识恶化或烦躁不安；⑥血流动力学指标不稳定、低血压、严重心律失常。NHFOV 作为一种新兴的无创通气模式，目前临床研究资料有限，且缺乏长期随访。因此，NHFOV 被广泛应用于新生儿呼吸支持前仍需深入探讨其安全性。

6. 神经调节通气辅助（neurally adjusted ventilatory assist，NAVA） 是一种较为独特的辅助通气方法。可用于插管患者和非插管患者。NAVA，主要利用了膈肌电活动（electrical activity of the diaphragm，EAdi）来控制呼吸机，使中枢神经触发和辅助通气保持最大程度同步，通过监测 EAdi 可以了解呼吸中枢对膈肌的呼吸驱动。EAdi 信号是由嵌入在传统鼻/口胃管上的 8 个微型电极获得的。当正确定位于食管下段时，EAdi 信号代表发自中枢的呼吸驱动。方便的是，该管也可以用于喂养。由临床医师设定增益因子（cmH$_2$O/μV），称为 NAVA 水平。当呼吸机压力随着膈肌电活动的增加而成比例增加时，NAVA 可以辅助产生更大 VT。NAVA 是一种很有前途的呼吸支持方式，但它对早产儿短期和长期呼吸结果的影响需要进一步研究。

二、无创支持并发症

1. 鼻塞移位和阻塞 使用无创通气时套管和鼻塞极易错位或移位，确保适当的鼻塞位置是保证无创通气有效的关键。黏液阻塞气道或鼻塞也是无创通气治疗失败的主要原因，应保证最佳的气体加湿，以减轻气道阻塞的发生。

2. 非调定的 PEEP 在经鼻通气时可能会出现非调定的 PEEP。这种机制与快速通气频率和呼气时间不足有关。非调定的 PEEP 可能发生在肺部疾病很轻或无疾病的婴儿，如术后患者（肺有更长的时间常数，因此被动呼气需要更多的时间），胸部 X 线片上表现为肺过度扩张；临床上可表现为气体潴留，出现低氧血症和高碳酸血症。当吸气压力增加，氧合恶化时，临床医师应怀疑此情况。非调定的 PEEP 导致的气体潴留也是气漏的原因之一。此外，气漏（气胸、纵隔气肿和肺间质性肺气肿）可能是 NCPAP/PEEP 的直接并发症，其机制可能与肺顺应性较强区域的过度膨胀有关。

3. **二氧化碳潴留** 较高水平的 NCPAP，特别是肺顺应性高的患者在 $8cmH_2O$ 或以上。肺泡过度膨胀及呼气时间不足可能导致潮气量减少，并导致二氧化碳潴留。肺过度膨胀的其他表现有全身静脉回流受损，心排血量下降，肺血管阻力增加，降低肾小球滤过率和尿量。此外，不适当的 NCPAP 会增加颅内压。虽然当肺顺应性差时可能需要 $8cmH_2O$ 的 CPAP，但一旦顺应性改善，则必须降低 CPAP。

4. **胃肠道血流减少** 应用 NCPAP 可引起肠胀气、胃肠道血流减少，表现为腹胀、腹围增大、肠袢明显扩张。膈肌受压，影响患儿呼吸。因此，应该常规放置胃管。

5. **皮肤黏膜损伤** 鼻塞可能会对鼻黏膜造成轻微（水肿）或严重的创伤，包括鼻子短平而上翘，鼻孔张大，严重者可引起鼻中隔坏死。护理上应经常检查和评估发生损伤的可能性，及时处理，或使用人工皮等屏障材料来保护鼻腔。

（宗海峰 杨传忠）

第二节 新生儿高频通气

高频通气（HFV）在 20 世纪 70 年代首次被描述，是一种特殊机械通气形式，提供快速和非常低的潮气量（Vt）通气。Vt 小于或等于解剖无效腔。频率通常用赫兹（Hz）表示（1Hz 即 60 周期/秒），通气频率 2～20Hz（或 120～1200次/分）。与传统机械通气（conventional mechanical ventilation，CMV）相比，该技术的潜在优势包括使用较低的气道压、非常小的潮气量时能够充分、独立地管理氧合和通气，即使在使用较高的平均气道压时也能维持正常的肺结构。对于脆弱的早产儿肺，HFV 在低于常规机械通气的压力下提供充分氧合和通气，以及肺泡复张和药物吸入（一氧化氮），使得 HFV 成为新生儿呼吸治疗的一个重要组成部分。

HFV 通气下，传统的呼吸机频率与二氧化碳排出之间的线性关系不再有效。事实上，在高频振荡通气（HFOV）过程中，只要吸气-呼气时间比（$I:E$）保持不变，二氧化碳排出就会随着呼吸机频率的降低而增多。这是因为频率的降低增加了潮气量，造成了与频率变化不成比例的分钟通气量的增加。分钟通气量大致等于频率×V_t^2。这种相反的关系反映了随着频率的降低，吸气时间的增加导致更高的通气量。高频喷射通气时，吸气时间通常保持在最小值，因此 $I:E$ 比值随着频率的降低而减小，所以潮氧量保持不变。

所有高频通气均应在训练有素的呼吸治疗师的协助下进行，并对护理人员进行全面培训后开展。此外，由于通气或氧合可能发生快速变化，建议持续监测。另外，呼吸机的最佳使用方式也在不断演变，针对特定的肺部疾病可能需要不同的策略。本节介绍了目前的 HFV 常用技术及其在新生儿肺疾病中的应用。

一、HFV 的类型

HFV 包括高频正压通气（HFPPV）、高频气流阻断通气（HFFI）、高频喷射通气（HFJV）、高频振荡通气（HFOV）。

二、HFV 基本原理

1. 高频正压通气（HFPPV） 一般所有的常频婴儿呼吸机均有该功能，它可以用来产生高频常规通气，也被称为 HFPPV。HFPPV 一词最常指的是机械通气频率在 60～150 次/分（1～2.5Hz），频率最高可达 150 次/分。HFPPV 时尽管潮气量较小，但是仍然大于解剖无效腔。因为呼气时气道阻力大，呼气时间常数长。呼气时间少于 3 个时间常数时肺不能充分排空，最终导致功能残气量增加和气体潴留。由于这些因素存在，HFPPV 送气时气体输送不足，呼气时肺排空不完全，限制了高频正压通气的有效性气体交换。

2. 高频气流阻断通气（high-frequency flow interruption ventilation，HFFI） 气流阻断呼吸机既不是真正的振荡呼吸机，也不是真正的喷射呼吸机。其平均气道压力、频率和流量是连续可调的；呼气是被动的，吸气时间由频率和肺的力学性能决定，容易造成气体潴留而引起气漏。目前的研究发现 HFFI 与常规 CMV 机械通气相比并没有益处，甚至气漏发生有更多的趋势，目前很少使用。

3. 高频喷射通气（high-frequency jet ventilation，HFJV） 是一种独特的高频通气形式，在 20 世纪 80 年代初用于新生儿。最初的应用是针对严重疾病的婴儿，治疗主要针对需要减少气道压力的患儿，因为其吸气时间很短，呼气时间相对较长。HFJV 常与常频呼吸模式结合使用，此时需用特殊的气管插管。它的工作频率为 4～10Hz（240～600 次/分），最常见的速率为 240～420 次/分，低于 HFOV 时通常使用的频率。CMV 可以提供 PEEP 和偶尔的叹息呼吸。HFJV 的潮气量很难测量，但似乎等于或略大于解剖无效腔。平均气道压是氧合的决定因素，二氧化碳的消除与频率×Vt^2 成正比。

图 12-2 示 HFFI 模式下气流在气道内的流动，中央高速吸气射流过主要气道的气体输送原理，以及围绕中央

吸气射流反向旋转的呼气气体。这种独特的气体尖峰穿透上气道的无效腔，而不是像传统的低速气流那样将无效腔向前推。

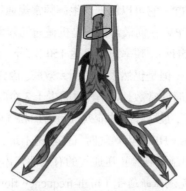

图 12-2　气体输运示意图

双向气流的机制提高了上呼吸道的胎粪清除能力，即面对大气道的阻塞也能实现有效的肺泡通气，以及更快地解决肺间质性肺气肿的能力。气管内导管的位置和弯曲度对尖峰形成和气体混合的效率有重要影响。其他影响尖峰形成和影响通气的因素包括气道中存在大量分泌物和残骸。

4. 高频振荡通气（high-frequency oscillation ventilation，HFOV）　高频振荡是高频通气中最为人熟知和使用的一种形式。HFOV 是目前新生儿 HFV 中临床采用最多的方式。目前临床有多种 HFO 呼吸机可选择，包括 SenorMedics 3100A、SLE5000、Fabian、Stephan Sophie、Drager VN500 等。

与其他高频通气模式不同，HFOV 吸气和呼气都是主动的（呼气时近端气道压力为负）。HFOV 通气时的潮气量一般小于解剖无效腔。在 HFOV 过程中，气道压力通常在气管插管的近端或呼吸机内测量，它与 CMV 的肺内压力的关系难以准确评估。这取决于肺的大小和共振频率，肺泡压力可能是相同的、更低的，甚至高于在气管测量的。

三、HFV适应证

当常规通气不能产生足够的氧合、需要使用非常高的气道压时或有某些并发症时（如气漏综合征），可考虑 HFV。一般认为常频呼吸机吸气峰压（PiP）>25cmH$_2$O，FiO$_2$>0.6，可考虑应用 HFV；另外是选择性使用，即预计使用 HFV 比不使用 HFV 可改善总体预后，如有些单位将 HFOV 作为早产儿 RDS 的首选。

HFV 有以下几种典型适应证。

1. 均质性肺不张 新生儿 RDS、ARDS、弥漫性肺炎、肺出血表面活性剂失活。

2. 气漏综合征 间质性肺气肿、气胸、支气管胸膜瘘、气管食管瘘。

3. 非均质肺疾病 MAS、其他吸入性综合征、局部肺不张、大叶性肺炎、BPD。

4. 符合 ECMO/体外生命支持条件的患者 新生儿肺动脉高压伴或不伴实质肺疾病（如胎粪吸入、肺炎、肺发育不良或膈疝）可导致顽固性呼吸衰竭和高死亡率，除非患者接受 ECMO 治疗。开始 ECMO 之前使用高频通气可以使先前需要接受 ECMO 的患儿降低 25%～45%。

5. 阻塞性疾病 如 MAS（早期）、BPD 等，表现为气道阻力较高、不均匀的通气分布、具有气体潴留倾向和可变时间常数。

6. 肺发育不良 膈疝、长时间的羊膜早破、羊水过少等造成胎儿肺发育障碍，主要以控制 PPHN 为主要治疗目标。

7. 限制性疾病 严重腹胀、严重胸壁水肿、弥漫性间质性肺气肿、胸腔积液等。

8. 血流动力学不稳定者 这些婴儿尽管有适当的肺膨胀和正性肌力支持，但仍表现出静脉回流和心排血量受损的迹象。在这种情况下，利用 HFV 在较低 MAP 下实现良好气体交换的能力，可能比常规通气更合适。

9. 腹部手术后患儿　腹部术后可使横膈抬高，降低呼吸系统的顺应性，而常频通气时较大的潮气量可进一步影响血流动力学，所以对腹胀患儿采用 HFV 可改善气体交换和血流动力学。

四、HFV 参数设置

由于新生儿主要使用的 HFV 通气为 HFOV，因此主要讨论 HFOV 通气时的参数设置。

早产儿的初始 HFOV 频率通常设置在 10～15Hz。一般来说，很少需要改变频率；呼吸机气道压力振荡的振幅是二氧化碳的主要决定因素，初始振幅设置为可产生胸壁振动或胸腹颤动的水平即可，也可使用约是平均气道压两倍数值的振幅值作为起始点；后续可根据血气分析结果调整，随着振幅的增加，增大了胸壁的运动，可降低 $PaCO_2$；降低振幅，减小胸壁运动，$PaCO_2$ 值升高。

在 HFOV 期间，平均气道压是肺容积的主要决定因素。平均气道压的微小变化可引起肺容积的较大变化、过度膨胀或肺不张。压力限制策略下 HFOV 初始平均气道压可设置为与常频机械通气的 MAP 相同，一旦患者稳定或开始好转，只要 FiO_2 低于 0.30，$PaCO_2$ 值正常，平均气道压应下调。如果 $PaCO_2$ 水平低于目标应该降低振幅。在下调 HFOV 参数期间，如果 FiO_2 增加，可以考虑平均气道压增加 1～2cmH_2O 以稳定肺容积。如果情况没有改善或恶化，可能需要参考胸部 X 线片。当 FiO_2 低于 0.3～0.4 时，胸部 X 线片表现明显改善，平均气道压为 7～9cmH_2O，可拔管进行无创通气。在某些情况下，对于重度镇静的婴儿可能需要过渡至 CMV。

最佳肺容积策略：肺容积的充分复张是保护肺结构及增强内源性和外源性表面活性物质的关键。由于肺容积难以在床边评估，临床主要通过 SaO_2（结合 FiO_2）和胸部 X 线检查结果来评估肺容积的改变，如图 12-3 所示。以 SaO_2 作为肺容积标志物，采用逐步增加压力的方法，平均气道压以 $1\sim2cmH_2O$ 的增量增加，直到动脉血氧水平开始下降。以 $1\sim2cmH_2O$ 下调平均气道压直到动脉血氧水平开始再次下降，在此基础上上调以 $2cmH_2O$ 维持。HFV 时肺容量测量也可通过胸部 X 线片辅助估计，通过评价横膈位置、肺的透光度来进行估计。理想的肺充气应使右横膈顶位于第 8 后肋下缘，不超过第 $9\sim10$ 肋间。如患者有 PIE、支气管胸膜瘘，所判断的肋间隙位置应比无并发症者高一肋间隙（压力限制策略）。

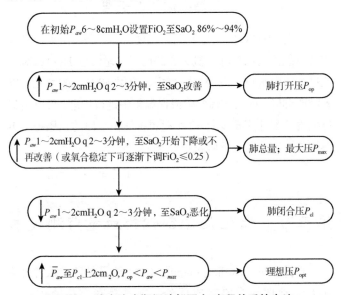

图 12-3 确定治疗期间肺部压力-容积关系的方法

通过系统地逐步增加和减少平均气道压值，临床医师可以找到每个患者的肺打开压、最大压（肺总容积）和肺闭合压，并确定最佳通气压

五、参数调整和拔管

当患儿肺功能恢复，氧合改善，平均气道压力应逐渐降

低。可先将 FiO_2 降低到小于 $0.30\sim0.40$，结合胸部 X 线片下调平均气道压，每次降 $1\sim2cmH_2O$，间隔观察 30 分钟，以便在新的 MAP 上达到稳定。如果有肺过度膨胀的证据，如膈变平或胸部 X 线片上的心脏变小，应积极下调 MAP。振幅应根据胸廓运动、经皮 PCO_2 及血气分析值结果进行调整。最佳频率取决于患儿的大小和潜在的肺部状况。年龄较大的患儿或阻塞性肺病患儿需要较低的频率，年龄较小的患儿或限制性疾病患儿需要较高的频率。当平均气道压力降至 $7\sim9cmH_2O$ 时，胸部 X 线片透光度相对清晰，可考虑调回 CMV 过渡，或直接拔管至无创通气。

六、高频通气的护理

接受 HFOV 的新生儿无须常规增加镇静，出现呼吸困难时可能需要调整呼吸机参数的设置。建议在 HFOV 对患儿进行密闭吸痰，以保持肺容积，使用 HFOV 的婴儿可以俯卧或仰卧，可以在辐射台或保温箱中进行护理。可以由父母抱着。婴儿应至少每 12 小时更换体位，以防止压疮。更换体位不需要断开呼吸机。

（宗海峰　杨传忠）

第三节　新生儿无创心排血量监测技术

心排血量（cardiac output，CO）测量是危重患者血流动力学管理的重要组成部分，尤其是在重症监护病房（ICU）。心排血量指单侧心室每分钟射出的总血量，为心率（heart rate，HR）与每搏输出量（stroke volume，SV）的乘积。心排血量监测是危重患儿尤其血流动力学不稳定患儿（如新生儿重症感染、败血症休克、多器官功能衰竭、先天性心脏病等）抢救管理中非常重要的内容，通过监测心排血量,可较准确地判断心功能及体循环灌注的情况,对评估病情、指导临床用药及判断预后有重要的意义。热稀释法是目前国内外公认的监测血流动力学的"金标准"。热稀释法可准确、综合监测多项血流动力学指标,但存在容量超负荷、低温、导管相关感染、出血、气胸和大动脉意外穿刺等并发症的风险,因此可靠、无创、容易获得、可靠且持续的心排血量监测技术引起人们的关注。目前常用无创检测方法包括阻抗心动描记法、多普勒超声法、部分 CO_2 重吸收法。

一、生物阻抗法

生物阻抗法是根据阻抗变化测定血流动力学参数的无创测量技术。其基本原理为当心脏收缩时,血容量的增加、血流速度的加快及血红细胞的有序排列等均会降低阻抗,反之亦然。因此,连续测量心动周期中由血流量变化引起的阻抗变化,可用于实现心排血量等心血管参数的连续监测。生物阻抗法根据监测阻抗部位可分为胸腔阻抗法和全身阻抗法。胸腔阻抗法是计算胸腔阻抗,全身阻抗法是计算全身阻抗。在新生儿的应用中全身阻抗法较胸腔阻抗法可靠,在成人的临床试验中全身阻抗法与 Swan-Ganz 导管热稀释相关性良好($r=0.96$,$P=0.982$)。吴文燊等对 30 例新生儿进行全身阻抗法与多普勒超声法(ECHO)比较,发现两者的一致性良好[LoA 95%CI(-0.33,0.31)L/min,精准度 28.3%]。

二、多普勒超声法

心排血量等于 SV 乘以 HR,SV 的测量在重症临床工作中,特别在血流动力学不稳定患者中尤为重要。每搏量的测量方法很多,应用最广泛、最容易接受的还是通过二维及脉冲多普勒超声技术测量左心室流出道直径和血流速度来得到。

多普勒超声法(ECHO)是利用超声和多普勒效应测量心排血量的一种微创技术,是血流动力学参数床边监测的重要手段之一。测量的原理为将一定频率（4MHz 或 5MHz）的超声置于胸部正中位置，调整探头方向使其正对主动脉，使信号质量达到最好。根据多普勒效应原理，由于血液具有一定流速，经其反射返回探头的反射波频率较入射波频率会发生改变，得到血流速度-时间图像。然后计算图像中显示的波形面积即速度与时间的积分，并将其与血管横截面积相乘，即可得到每搏输出量，最后乘以心率计算心排血量。

由于是无创测量心排血量的方法之一，所以是监测新生儿心排血量的主要方法，目前作为评估其他测量心排血量方法的标准。与热稀释法比较准确性高。通过对比观察 ECHO 和热稀释法检测先天性心脏病小儿心排血量的差异，结果显示两种方法的一致性良好，提示 ECHO 能较准确测量≤18 岁先天性心脏病患儿的心排血量。

心排血量检测仪（USCOM）是一种新型的采用连续多普勒超声技术的血流动力学监测设备。USCOM 是操作者通过超声探头探测出主动脉瓣处或肺动脉瓣处的血流速度，设备程序自动计算出速度时间积分，同时通过患者的身高、体重自动估算其主动脉瓣或肺动脉瓣的直径并得出相应的截面面积，然后用两者的乘积得出 SV，心排血量则是 SV 和 HR 的乘积。USCOM 监测心排血量具有以下特点：①安全无创性；②检测准确；③重复性好；④实时连续监测；⑤方便床边操作；⑥价格便宜，是监测新生儿心排血量的一种较好的方法。

三、部分 CO_2 重吸入法

部分 CO_2 重吸入法是根据 Fick 原理，利用 CO_2 弥散能力强的特点作为指示剂，测定肺毛细血管血流量，从而得出心排血量。此监测方法只适用于呼吸机辅助通气的患儿，只需在插管患儿的气管导管和呼吸机 Y 型环路之间加上一个装置（包括一个 CO_2 分析仪、三向活瓣及无效腔环路），输入患儿的性别、身高、体重和动脉血气分析主要结果等参数，即可连续自动监测心排血量。该方法也有其不足的方面，影响测定准确性的因素也较多，主要包括：①在没有肺内分流时，本法是可靠、实用的监测方法，但有肺内分流时，误差较大；存在高肺分流量时，此法监测的心排血量是偏低的。②对操作者要求较高，操作方法对测定准确性影响很大。③患儿的年龄、体表面积、体重和机械通气的潮气量大小都会影响测定结果的准确性。

（吴文燊）

第四节　脐血管置入方法

一、目　的

1. 脐动脉置管　持续动态监测动脉血压、血气；换血（抽血）；紧急情况下（非首选，脐静脉更优）输液或扩容或输血制品或给药；血管造影等。

2. 脐静脉置管　出生后最直接、最主要静脉输液或使用抢救药物的通道；换血（输血）；快速、大量或高浓度输液而周围静脉置管无法承受或置管失败；极低、超低出生体重儿长期中心静脉输液；辅助诊断等。

二、并　发　症

1. 脐动脉置管（并发症发生率为 5%～32%）　感染、血管事故（血管痉挛、血栓形成、栓塞和梗死）、出血、血管穿孔、胃肠道并发症、血尿、继发性高血压、膀胱损伤破裂等。

2. 脐静脉置管（并发症发生率为 10%～50%）　感染、出血、心脏并发症（心包积液、心律失常、心脏穿孔、血栓性心内膜炎)、肺水肿/出血/梗死、胸腔积液、坏死性小肠结肠炎、门静脉高压、肝并发症(坏死、钙化、撕裂、脓肿、胆静脉瘘形成、包膜下积液)、腹膜后液体外渗、腹膜穿孔、脐静脉穿孔、腹腔积液、持续新生儿低血糖等。

三、禁 忌 证

脐血管置入方法的禁忌证包括脐炎、脐膨出、腹膜炎、坏死性小肠结肠炎。

四、物 品 准 备

1. 约束带、手术衣、手术帽、口罩、无菌手套、聚维酮碘、11 号手术刀片、1U/ml 肝素生理盐水、10ml 注射器、无针输液接头、测量软尺、脐圈、敷贴、输液泵、监护仪。

2. 脐血管置管包:托盘 1 个、药杯 2 个、无菌巾 3 块、孔巾 1 块、脐带结扎丝带 1 根、棉球 10 个、巾钳 3 把、直蚊式止血钳 1 把、弯蚊式止血钳 2 把、眼科弯镊 2 把、持针器 1 把、有齿镊子 1 把、三角缝合针 1 个、3-0 丝线 2 根、剪刀 1 把、探针 1 枚。

3. 脐动脉血管导管:体重小于 1000g 超低出生体重儿选择 2.5F 导管,体重在 1000~2500g 早产儿选择 3.5F 导管,体重大于 2500g 足月儿选择 5F 导管。建议使用单腔导管,不建议使用多腔导管。

4. 脐静脉导管:早产儿选择 3.5F 导管;足月或晚期早产儿选择 5.0F 导管;足月儿换血术时选择 8.0F 导管。双腔导管推荐用于胎龄<28 周或出生体重<1000g 或需要使用胰岛素或持续性肺动脉高压、胎粪吸入综合征等危重的新生儿。

五、置管计算长度

1. 脐动脉置管长度

(1) 邓恩(Dunn)标准图表法(图 12-4):先测量肩峰

到脐水平的垂直长度，肩-脐关系图的长度加脐部残端长度才是导管插入长度。低位置管对应于腹主动脉分叉处（$L_3 \sim L_4$），高位置管对应于横膈（$T_6 \sim T_9$）。腹主动脉分支与膈肌之间为危险区。

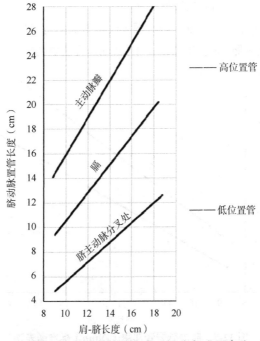

图12-4　脐动脉置管邓恩（Dunn）标准图表法

（2）按出生体重计算公式

1）低位置管长度：导管长度（cm）=出生体重（kg）+7cm+脐部残端长度（cm）。

2）高位置管长度（Shukla法）：比Dunn法更精准。

A. 粗略出生体重方程：导管长度（cm）=出生体重（kg）×3+9cm+脐带残端长度（cm）。

B. 精准出生体重方程：导管长度（cm）=出生体重（kg）×2.5+9.7cm+脐带残端长度（cm）。

C. 赖特公式（Wright法）：适用于低出生体重儿（＜

1500g），导管长度（cm）=出生体重（kg）×4+7cm。

注意：出生体重计算公式对于小于胎龄儿或大于胎龄儿可能不适应。

2. 脐静脉置管长度

（1）高位脐静脉置管长度

1）邓恩（Dunn）标准图表法（图12-5）：肩-脐关系图的长度加脐部残端的长度。比Shukla方法更精确。

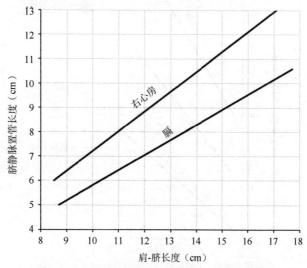

图12-5　脐静脉置管邓恩（Dunn）标准图表法

2）按出生体重计算公式（Shukla法）

A. 改良出生体重计算公式：脐动脉置管计算长度除以2，加1cm[脐动脉置管：出生体重（kg）×3+9cm]。

B. 精确的出生体重计算公式：1.5×出生体重（kg）+5.6cm。

C. 从剑突测量到脐，加0.5～1.0cm。这个数字表明脐静脉导管应该插入多远。

D. 脐静脉置管长度（cm）=肩-脐长度（cm）×0.66。

（2）低位脐静脉置管长度：插入2～4cm（回抽有回血

即可，早产儿注意避免插入过深入肝而导致并发症）。

六、插管操作步骤

1. 插管前准备

（1）个人准备：七步洗手法进行手卫生，戴口罩、帽子。

（2）患儿准备：仰卧在暖箱内或操作台上，注意保暖维持体温正常，约束带固定四肢，接好指脉氧监护仪。

（3）测量或计算插入导管长度。

（4）物品准备：把用物放置在治疗车上，推至床旁；穿手术衣服、戴手套，术者打开第 2 层的脐血管置管包，助手协助把手术刀片、脐血管导管等物品放在置管包中，注射器抽取肝素生理盐水 10ml，冲管确保脐血管导管没有气泡、通畅。

（5）消毒、铺巾、断脐：助手使用直蚊式止血钳夹住脐带夹，术者严格消毒脐部及周围皮肤；铺无菌巾、巾钳固定，用脐带结扎丝带扎住脐带的基底部；用手术刀在距脐带根部 1cm 处将脐带切断，助手丢弃脐带夹和直蚊式止血钳，铺无菌洞巾。

（6）分辨脐动静脉：站在宝宝足侧，宽大、壁薄的脐静脉一条，通常在 12：00 方向；凸出、细圆、壁厚的脐动脉是 2 条，通常在 4：00 和 7：00 方向。

2. 插入导管操作　若脐动静脉都需要置管，先插脐动脉，后插脐静脉。

（1）脐动脉置管：脐动脉通常在出生后数秒内收缩，可以在出生后前 3～4 天扩张和使用，第 1 天置管最容易；若出生后 1 天后再置管，应在脐带上放置盐水纱布 45～60 分钟，然后再进行置管操作。

将脐带拉直，术者用眼科弯镊扩充脐动脉，使动脉开放，然后用另一把眼科弯镊夹住导管头上 1.0cm 处，将充满肝素水的脐导管插入脐动脉，插入 1～2cm 后，当感觉轻微的抵抗时助手将脐带向头侧牵位使导管与水平成45°角，向足侧推进；插入 2～3cm，回抽是否有血，有血说明在血管内继续前进（若无回血可能插入的是假通道，拔出换另一条动脉）；插入 5～6cm，到髂内动脉交汇处时需要通过髂内动脉向上进入髂总动脉，此时会感觉较大的抵抗，如果前进受阻，用螺旋方式插入，也可以后退 1～2cm，然后再试。进管达到预定长度，回抽是否有回血，把回血脉冲式打回去。

如果置管中股动脉痉挛，大腿出现发绀、发白，将插管退出一定长度，热敷大腿，颜色恢复正常后再次插管，若30 分钟颜色无好转，拔管后插另一条脐动脉。

（2）脐静脉置管：出生后 1 周内可以脐静脉置管，若脐带残端已干结，切去干结部分残端。

1）高位脐静脉置管：如果是出生后比较晚才置管，取出管腔中的血栓；将脐带拉直，导管沿脐静脉旋转缓慢插入，插至脐轮时，把脐带拉向下腹壁倾斜成 50°左右，导管向患儿头方向插入，如遇阻力，应稍退出再插入。插到腹壁内后，脐静脉是向肝脏方向走行的，经过静脉导管进入下腔静脉，送达预定的深度；脐静脉、静脉导管及门静脉三者解剖结构存在个体差异性，导管有时会进入门静脉，如果插管时遇到阻力，导管未能进入到预定的深度，或者感觉到导管"摆动"，可能进入了门静脉。这时可将导管稍退出 2～3cm，然后一边注射液体，一边推进导管，同时用手在右上腹部轻压肝区，这样可能比较容易使导管进入静脉导管；通过上述方法重插1～2 次，如仍不能将导管送达预定的深度，可以尝试从同一个开口再插一根导管，当第一条导管进入了错误的血管，错误的那条血管已经被堵塞，第二条导管进入静脉导管可能性加大，但这个技术有脐静脉穿孔的风险；若仍不能通过静脉导管则为个体解剖结构的原因，导管不能进入静脉导管，为减少损伤和感染，退出到距脐根部 2～4cm 处。

2）低位脐静脉置管：上述插管未能通过静脉导管者或新生儿复苏等紧急情况下才选择低位置管，将导管插入或退出至 2～4cm 处，回抽有血液顺利回流。

3. 导管定位

（1）X 线拍片定位：根据婴儿前后位或侧位胸腹片来确定导管位置。

脐动脉置管位置最好在高位，即管端在膈肌之上第 8～10 胸椎；如为低位应在第 4 与第 5 腰椎之间；在腹主动脉与膈肌之间是危险区。

脐静脉置管位置最好在高位，即心房与膈之间的下腔静脉内，膈上 0.5～1cm。低位脐静脉置管在腹腔外段脐静脉内；肝影区是危险区。

（2）超声引导及定位：相比于 X 线片，超声更能准确定位导管管端的位置，并且减少电离辐射的暴露；用小儿专用心脏探头（频率 10Hz），找到肝左叶门静脉左支的"工"字形结构，缓慢引导导管通过脐静脉肝内段进入门静脉左支囊部，向上移动探头，稍侧动旋转探头即可清楚显示静脉导管长轴切面（此切面常可同时显示脐静脉与静脉导管间的门静脉左支、静脉导管与右心房间的下腔静脉及下腔静脉汇入右心房处），缓慢引导导管顺利通过门静脉左支囊部进入静脉导管，继续引导当导管到达静脉导管汇入下腔静脉处时，嘱术者将导管再插入 5～8mm，使导管顶端置于下腔静脉内，而未进入右心房内，回抽血顺利。

4. 导管固定　在固定前要再次确认导管插入长度及管端位置，固定后一旦脱离无菌环境，导管只能向外拔出，不能向内送入。脐血管导管固定分为两级：第一级固定是把脐血管导管固定在脐带残端上；第二级固定是将脐血管导管固定在腹部皮肤上。

（1）第一级固定有三种方法：荷包缝合法、丝线捆绑法和脐圈-丝法捆绑法。

荷包缝合的优点是固定稳，不受脐部残根长短限制，但耗时长；丝线捆绑，操作方便，但对出生 24 小时内置管者，特别有脐带水肿者，可能固定稳，但有增加感染和渗液风险；脐圈-丝线捆绑法（图 12-6）操作简单，固定稳，脐圈套在或捆绑在脐带残端上，有 2 个作用：一是有效防止脐带残端出血、渗液；二是作为固定的支点，丝线一端捆绑在脐圈上，另外一端捆绑脐血管，将脐血导管牢固地固定在脐带残端上，防止脐血导管移动。

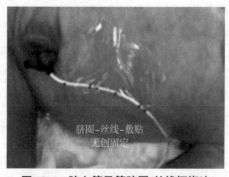

图 12-6　脐血管导管脐圈-丝线捆绑法

（2）第二级固定也有三种方法：胶布桥接固定、方纱包扎固定和敷贴固定，最方便的是敷贴固定。

七、并发症预防及处理

1. 感染　严格无菌操作，导管脱离无菌环境后不能向内推进；使用无输液接头；每天脐部消毒 2 次；可疑感染尽早拔除导管将管端送检做细菌培养，必要时使用抗生素行抗感染治疗。

2. 导管尖端位置不正确相关性并发症　导管是一端固定，尖端游离，固定后导管尖端的位置仍可发生改变；导管尖端的位置异常可导致心律失常、胸腔积液、心包积液、腹水、肝坏死、高血压等并发症。当腹围增加可导致尖端位置向外迁移，当体重减轻、肺扩张和膈肌下降时导管尖端向内迁移；当患儿出现病情变化时，需根据 X 线片或超声来判别或定期监测、调整导管尖端位置。导管尖端位置不正确的相关性并发症的处理关键是及时停止输液并拔除导管，严重胸腔、心包、腹腔的积液常使病情急剧恶化，需要及时穿刺抽液减压行对症支持处理。

3. 血管穿孔　多由操作太过用力引起，插管时避免强迫用力插入，脐动脉置管如果推进有困难时应该尝试换另外一根脐动脉。血管穿孔需要手术治疗。

八、脐血管导管的拔除

1. 留置时间　脐动脉置管不宜超过 5 天，脐静脉置管不宜超过 2 周。出现高度可疑脐血管导管相关并发症时，在建立其他静脉通路后应及时拔除插管。

2. 导管拔除　先把结扎线轻轻地绑在脐带残端上，消毒后剪掉所有的捆绑线，缓慢拔出导管直到 5cm 刻度处，停止输液，再缓慢拔出导管（速度 1cm/min）。如果出血，扎紧结扎线。确认导管完全拔出，送检导管头，无菌纱布覆盖脐部。

（蒋永江　黄雪美）

第五节　新生儿肺部疾病的超声诊断

肺部疾病是新生儿最常见的疾病之一，及时准确的诊断对于治疗及预后至关重要。在过去，肺部疾病的诊断主要依靠胸部 X 线和 CT 扫描。然而，由于危重患儿转运的限制和不可避免的辐射，X 线和 CT 的使用被限制。随着技术的发展，目前超声已成为肺部疾病诊断和监测的重要手段。与 X 线和 CT 扫描相比，肺部超声检查简单便捷，成本较低，结果准确、可靠，同时超声不存在辐射损伤的风险。本节就新生儿常见肺部疾病的超声表现进行阐述，相关疾病临床表现见本书其他章节。

一、肺部超声常用术语

1. **胸膜线**　由脏胸膜和壁胸膜形成的回声反射，呈光滑、规则的线性高回声。

2. **肺滑**　在超声下于胸膜线处可以见到的脏胸膜与壁胸膜随肺脏呼吸运动而产生的一种水平方向的相对滑动。

3. **A 线**　因胸膜-肺界面声阻抗差异产生多重反射而形成的水平伪像，超声下呈一系列与胸膜线平行的线状高回声，位于胸膜线下方，彼此间距相等。正常情况下，A 线存在的意义是肺充气良好。当气胸时，A 线存在代表胸腔内存在气体。

4. **B 线**　超声波遇到肺泡气液界面产生的反射所形成的伪像，超声下表现为一系列起源于胸膜线并与之垂直，呈放射状发散至肺野深部并直达扫描屏幕边缘的线样高回声。B 线存在的意义是肺间质或肺泡水肿。

5. **肺间质综合征（AIS）**　当探头与肋骨垂直扫描时，如整个肋间隙内表现为密集存在的 B 线（B 线相互融合难以区分计数）而肋骨声影仍清晰显示，这种密集的 B 线称为融合 B 线。当任一扫描区域内有连续 2 个以上肋间隙存在融合 B 线时称为 AIS。

6. **双肺点**　由于病变程度或性质不同，在肺脏超声影像的上下肺野之间可形成一明显的分界点，称为双肺点。

7. **肺实变**　当任何因素致肺泡萎陷时，在超声影像上呈"肝样变"的肺组织称为肺实变。可伴有支气管充气征或支气管充液征，严重者在实时超声下可见动态支气管充气征。肺实变是多种肺疾病的主要声像图表现之一。

8. **正常肺部的超声声像**　胸膜线光滑、规则，有肺滑，

A 线等间距平行排列，出生后 3 天内因肺液未完全吸收可有少量 B 线，无实变，无肺点（图 12-7）。

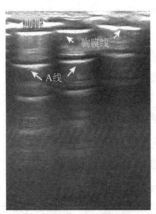

图 12-7 正常肺部的超声声像

二、新生儿呼吸窘迫综合征

新生儿呼吸窘迫综合征（neonatal respiratory distress syndrome，NRDS）是指由于各种原因引起肺表面活性物质的原发或继发性缺乏，导致由肺泡壁至终末细支气管壁嗜伊红透明膜形成和肺不张，以至新生儿出生后不久出现以进行性呼吸困难、呼气性呻吟和呼吸衰竭为主要临床表现的严重肺部疾病，多见于早产儿。病理上主要表现为广泛性肺泡萎陷和嗜伊红透明膜形成。

1. X 线表现　按病情严重程度，胸部 X 线片分为 4 级。

Ⅰ级：两肺普遍透亮度降低，可见散在细小颗粒（肺泡萎陷）和网状阴影（细支气管过度充气）。

Ⅱ级：可见支气管充气征（支气管过度充气），延伸至肺野中外带。

Ⅲ级：肺野透亮度进一步下降，心缘、膈缘模糊。

Ⅳ级：整个肺野呈白肺，支气管充气征更加明显，似树枝状。

2. 肺部超声表现

（1）肺实变伴支气管充气征：是 NRDS 最重要的超声影像学表现，其特点为：①实变的程度和范围与疾病程度有关，轻度 RDS 实变可仅限于胸膜下，呈小范围、局灶性（图 12-8、图 12-9）；而重度 RDS 则实变范围扩大并可扩展至肺野深部（图 12-10）。②实变可见于两侧肺脏的不同肺野，也可仅限于一侧肺脏的某些肋间。③支气管充气征呈密集的斑点状，实变区呈不均质低回声。

（2）胸膜线异常与 A 线消失。

（3）非实变区表现为肺水肿声像，呈肺间质综合征（AIS）改变（图 12-11、图 12-12）。

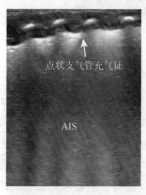

图 12-8　点状支气管充气征（一）

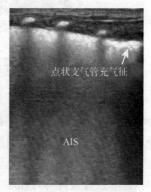

图 12-9　点状支气管充气征（二）

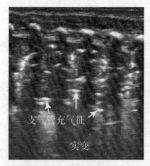

图 12-10　重度 RDS 实变

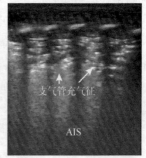

图 12-11　支气管充气征

（4）双肺点：在轻度 RDS 急性期或重度 RDS 恢复期可有双肺点（图 12-13）。

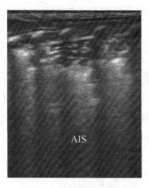

图 12-12　肺间质综合征　　　图 12-13　双肺点

（5）胸腔积液：15%～20% 的患儿可有不同程度的单侧或双侧胸腔积液。需要注意的是，在 RDS 时不但双侧肺脏的病变程度与性质可不一致（如一侧肺脏有实变、而另一侧无实变）；同一侧肺脏不同肺区的病变程度与性质也可不同（如某一肺区表现为实变，而另一肺区表现为水肿或胸腔积液等）。

随着 RDS 病情的好转，肺泡充气改善，肺泡及肺间质水肿逐渐消退，肺部超声可表现为胸膜线与 A 线逐渐清晰，A 线逐渐增多；随着肺间质综合征好转，B 线逐渐减少，恢复期可有双肺点；实变减少至消失（图 12-11～图 12-13 示 RDS 的恢复过程）。

肺部超声对新生儿 RDS 的诊断准确、可靠，且敏感度和特异度均较高；具有简便、无创、可在床边开展、可随时检测、便于疾病的动态观察等优点，并可防止被检查者本人与同病室其他患儿及医务人员的射线损伤。

三、新生儿感染性肺炎

新生儿感染性肺炎（neonatal infectious pneumonia，NIP）是新生儿期的常见病，由于新生儿呼吸器官和功能不成熟，呼吸道的抵抗力差,病原体极易侵入呼吸道。特别是早产儿,机体抵抗力低下,炎症不能局限,容易向下蔓延,播散于两肺或融合成片,形成肺炎。如不及时治疗,容易引起呼吸衰竭、心力衰竭、脓毒症乃至死亡。目前,对 NIP 的治疗主要是气道管理、抗感染及呼吸支持治疗。

病理上肺炎是由病原体感染或理化因素所致的包括终末气道、肺泡腔和肺间质在内的肺实质炎症,可为感染性(包括呼吸机相关性)或吸入性。临床主要表现为肺泡的炎性渗出、充血和水肿,可累及支气管-细支气管壁和肺泡壁的间质;当细支气管壁上皮细胞坏死,管腔被黏液、纤维素和细胞碎片堵塞后,可发生局限性肺气肿和肺不张。

1. X 线表现　肺炎的 X 线影像表现具有多样性,且变化较快,各种表现可合并存在。常见 X 线表现如下:

(1)肺纹理增粗:以两下肺野内带最为明显,尤以右侧为著,且增粗的肺纹理边缘较模糊,此征是 NIP 早期的一个重要的 X 线征象。

(2)局限性小病灶影:以右肺中下野内带最为多见,表现为颗粒状阴影,边缘较模糊,此征也是最常见的 X 线表现。

(3)单发性大病灶影:表现为肺部可见单发斑片状模糊影,右侧多见。

(4)少见 X 线表现:支气管充气征、肺气肿征。

2. 肺部超声表现　肺部超声对肺炎具有确诊价值,且超声影像学改变甚至可早于其他影像学检查和实验室检查,主要诊断依据如下:

(1)肺实变伴支气管充气征或支气管充液征:是肺炎最主要的超声影像学改变。其特点:①实变的程度和范围与疾病程度有关。重症肺炎实变区范围较大、边界不规则或呈锯齿状,实变区边缘可见碎片征,在实时超声下可见动态支气管充气征;轻度肺炎或肺炎早期可仅见累及一个肋间的胸膜下小范围实变区。②实变可位于肺野的任何一个或多个部位，在同一肺区内可存在大小和形状不同的实变区。

（2）实变区胸膜线异常、A线消失。

（3）非实变区可见较多B线或呈肺间质综合征改变。

（4）胸腔积液：少数患儿可有不同程度的单侧或双侧胸腔积液。

（5）轻度患儿急性期或重度患儿恢复期偶可见双肺点。

随着肺部炎症吸收，通气改善，肺泡渗出及水肿减轻，超声上可见实变的数量及面积变小，B线减少，A线逐渐增多、清晰，胸膜线恢复光滑、规则（图12-14～图12-16示肺部炎症、实变恢复过程）。

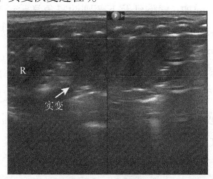

图12-14 肺突变

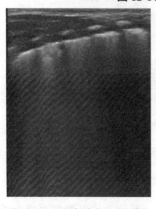
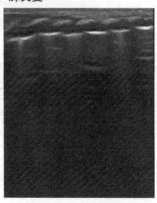

图12-15 突变减少，B线减少　　**图12-16 胸膜线恢复光滑、规则，A线增多**

四、气　胸

气胸（pneumothorax，PTX）是指肺泡内气体由于各种原因外漏至胸膜腔，多发生于胎粪吸入综合征、呼吸窘迫综合征、肺出血等严重肺部疾病。气胸是新生儿监护室常见的急症，进展快，若不及时有效处理，病死率高。

1. X线表现　胸部X线片是传统的检查方法。多通过头高仰卧位前后位片可诊断，必要时可加拍侧卧位片。气胸的X线表现为外凸弧形的细条形阴影，是肺组织和胸膜腔内气体的交界线，线内为压缩的肺组织，线外见不到肺纹理，透亮度明显增加。气胸延及下部则肋膈角显示锐利。根据病情动态随访胸部X线片，监测肺压缩程度变化及有无纵隔气肿、心包积气。

2. 肺部超声表现　近年来，肺部超声已成功应用于急诊及重症监护中的气胸诊断（图12-17），肺部超声在诊断气胸的敏感度、准确性及阴性预计值远高于胸部X线片，与CT接近。气胸的超声特点如下：

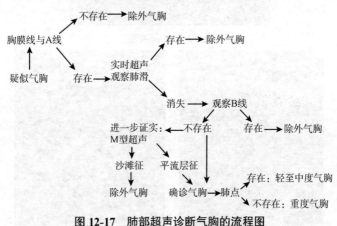

图 12-17　肺部超声诊断气胸的流程图

（1）实时超声下肺滑消失：是超声诊断气胸最重要的征象，如存在可基本除外气胸。

（2）存在胸膜线与 A 线：如消失，可基本除外气胸。

（3）无 B 线：如存在，也可基本排除气胸。

（4）明确存在的肺点：是轻主中度气胸的特异性征象，但在重度气胸时无肺点。B 型与 M 型超声均可发现肺点（图 12-18、图 12-19）。

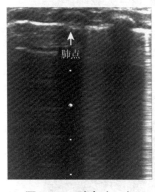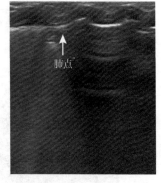

図 12-18　肺点（一）　　　　図 12-19　肺点（二）

（5）在 M 型超声下，气体所在部位呈平流层征（图 12-20）。

对临床怀疑气胸者，可采取如下诊断步骤：

（1）首先观察胸膜线与 A 线：如不存在、除外气胸。

（2）如胸膜线与 A 线存在：实时超声下观察肺滑，如存在，除外气胸。

（3）如胸膜线与 A 线存在，而肺滑消失：进一步观察 B 线，如存在，除外气胸；如不存在，可确诊气胸。

（4）在上述基础上观察肺点，如存在，则基本肯定轻至中度气胸；如不存在，则可能为重度气胸。

（5）通常情况下，B 型超声就可对气胸做出比较明确的诊断，必要时可做 M 型超声进一步确认，如呈沙滩征（图 12-21），除外气胸；如呈平流层征或发现肺点，则可确诊气胸（图 12-18～图 12-20）。

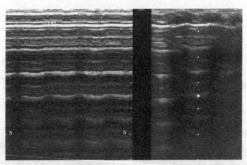

图 12-20　平流层征

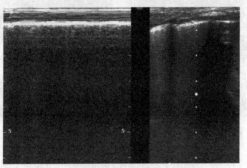

图 12-21　沙滩征

3. 胸部 CT　目前仍是诊断气胸的金标准。由于 CT 有较强的辐射，而且不能在床旁检查，故不能作为常规的检查手段。然而，对于复杂性气胸或需要精准评估肺部病变情况时，可酌情选择 CT 检查（图 12-22）。

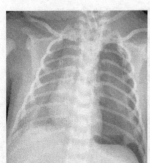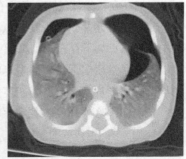

图 12-22　胸部 CT

五、暂时性呼吸增快症

暂时性呼吸增快症（transient tachypnea of the newborn，TTN）也称为新生儿湿肺，是引起新生儿呼吸窘迫的最常见原因之一。一般认为 TTN 是一种自限性疾病，临床表现比较轻，预后良好。但近年重症 TTN 较前增多，有些病例呼吸困难比较严重、持续时间比较长，常合并气漏、持续性肺动脉高压，甚至发生呼吸窘迫综合征等，需要机械通气的病例有所增加。

以往认为 TTN 主要发生在足月剖宫产儿，而近年研究显示，早产儿 TTN 发生率明显高于足月儿。择期剖宫产更因缺乏产程发动，胎儿体内应急激素如儿茶酚胺类等分泌不足，肺泡上皮 ENaC 活性较弱，对 Na^+ 重吸收减少，减少肺液吸收，增加发生 TTN 风险；剖宫产儿血浆蛋白水平比阴道分娩儿低，血浆胶体渗透压相对较低，使肺液脉管系统吸收障碍，引起肺液清除障碍，亦增加发生 TTN 风险。

1. X 线表现

（1）肺泡积液征，肺野呈斑片状，面纱或云雾状密度增深，或呈小结节影，直径 2～4mm，或呈面纱、磨玻璃样、片絮状阴影，呈白肺表现。

（2）间质积液 X 线呈网状条纹影。

（3）叶间胸膜（多在右肺上、中叶间）和胸腔积液，量少。

（4）其他征象：肺门血管淤血扩张，呈肺纹理影增粗，且边缘清楚。自肺门呈放射状向外周伸展。

（5）肺气肿征，透光度增加（图 12-23）。

2. 肺部超声表现 TTN 的超声诊断依据主要是不同程度的肺水肿，但无肺实变。

（1）轻度 TTN 主要表现为 AIS 或双肺点；重度 TTN

在急性期主要表现为致密 B 线、白肺或程度较重的 AIS，随病情恢复亦可出现双肺点（图 12-24）。

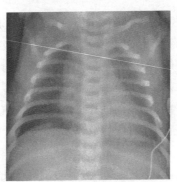

图 12-23　肺气肿征

（2）轻或重度 TTN 均可有胸膜线异常、A 线消失。

（3）胸腔积液：无论轻或重度 TTN 均可有不同程度的单侧或双侧胸腔积液。

（4）无肺实变。

随着肺液的吸收，肺间质及肺泡水肿好转，肺部超声表现为双肺回声减低，A 线逐渐增多、清晰，胸膜线规则，B 线减少至接近正常肺部声像（图 12-25）。

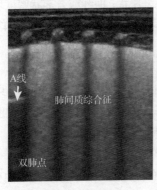

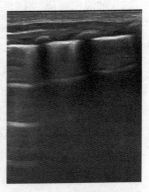

图 12-24　双肺点　　**图 12-25　A 线增多，B 线减少，胸膜线规则**

虽然 TTN 在临床上很常见，但如欲与其他疾病正确鉴别则有困难，常被误诊为其他肺疾病尤其是 RDS。据估计，在临床上被诊断为 RDS 的患儿中有 77%实际上是 TTN，而超声检查则有助于 TTN 与 RDS 的鉴别诊断。肺实变及支气管充气征存在与否对 TTN 与 RDS 的鉴别诊断具有决定性意义。

六、胎粪吸入综合征

胎粪吸入综合征（meconium aspiration syndrome, MAS）多发生于足月儿和过期产儿，是指胎儿由于宫内窘迫，在宫内排出胎粪，在分娩前或分娩时吸入混有胎粪的羊水，引起呼吸道机械性阻塞、化学性炎症而导致一系列全身症状的综合征。

1. X 线表现　MAS 因胎粪阻塞支气管与肺泡腔，胸部 X 线表现为较高密度的阴影，常见广泛分布但不均匀的斑片状高密度影；支气管不完全阻塞致气肿，多见普遍性及局灶性肺充气过多，伴间质气肿，肺透亮度增高（图 12-26）。

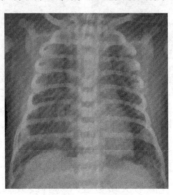

图 12-26　肺气肿

2. 肺部超声表现　胎粪吸入综合征病理上可因胎粪颗粒的机械性梗阻而引起肺泡萎陷、肺不张或肺气肿，胎粪颗粒刺激肺泡和小气道而引起化学性炎症与间质性肺水肿。

MAS 的主要超声声像图特点包括以下几点：

（1）广泛多处的肺实变是 MAS 的首要特征，也是 MAS 最重要的超声声像改变。实变的位置分布不均，且背侧多较前侧严重。实变区边界不规则或呈锯齿状，肺部病变越严重，实变范围越大。实变范围较大者可见碎片征及支气管充气征（图 12-27、图 12-28 的箭头所示）。实变程度严重的可表现为局部肺不张，边缘相对规则，呈肝样回声，其内可见支气管充气征及充液征。小范围的实变则表现为局灶性的低回声，边缘不规则，范围 1～2 个肋间，伴或不伴支气管充气征。因 MAS 肺部病变不均匀，故两侧肺脏实变程度可以不同，同一侧肺脏内也可存在数目不等、大小不同的实变区。

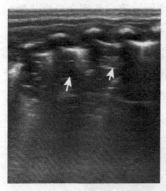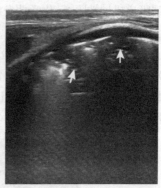

图 12-27　碎片征和支气管充气征（一）　图 12-28　碎片征和支气管充气征（二）

（2）实变区域因炎症渗出，肺泡充气差，胸膜线异常，表现为胸膜线大部分消失、不连续、增粗、模糊，A 线消失，实变区下方及周围可见致密 B 线（图 12-27～图 12-30）。

（3）非实变区域大多数表现为 B 线或肺间质综合征改变，重症 MAS 肺水肿程度更严重，表现为致密 B 线，甚至白肺；少数可见局部 A 线，考虑为肺部病变不均匀，有局灶性肺气肿。

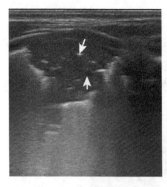
图 12-29　实变区域（一）

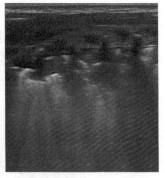
图 12-30　实变区域（二）

（4）其他：重症 MAS 患儿因肺部炎症渗出程度较重，可有胸腔积液（图 12-31 的箭头所示）。

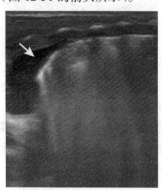
图 12-31　胸腔积液

七、新生儿肺出血

新生儿肺出血（pulmonary hemorrhage of the newborn, PHN）不是一个独立的疾病，通常是其他疾病的并发症，其病因复杂、起病凶险、病情进展快，是导致新生儿死亡最常见肺疾病之一。病理上可表现为点状出血、局灶性出血和弥散性出血，以肺泡出血和肺泡结构破坏为主，也可累及肺间质。

1. X 线表现

（1）两肺透亮度突发性降低，出现广泛性、斑片状、均匀无结构的密度增高影。

（2）肺血管淤血影：两肺门血管影增多。

（3）心影轻度增大，以左心室增大为主。

（4）大量肺出血时，两肺透亮度严重降低，呈白肺表现（图 12-32）。

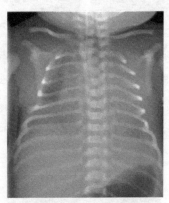

图 12-32 白肺表现

2. 肺部超声表现

（1）碎片征：是 PHN 最常见的超声征象（图 12-33）。

（2）肺实变伴支气管充气征：肺实变的程度和范围与原发病和出血程度有关（图 12-34）。

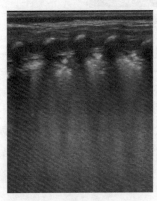
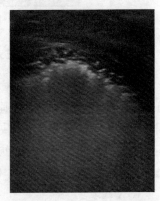

图 12-33 肺部超声碎片征 图 12-34 肺实变伴支气管充气征

（3）胸腔积液：80%以上的 PHN 患儿有不同程度的单侧或双侧胸腔积液，胸腔穿刺可证实积液为血性；出血严重者在积液内可见纤维蛋白变性形成的纤维条索状漂浮物，实时超声下可见此纤维条索状物随积液的运动而漂浮于其中。

（4）可有原发肺疾病的超声表现。

（5）其他：如胸膜线异常、A 线消失和肺间质综合征等。

（邓碧滢）

第六节　新生儿亚低温疗法

一、概　　述

医学上低温分为轻度低温（33～35℃）、中度低温（28～32℃）、深低温（17～27℃）和超深低温（0～16℃），其中轻度和中度低温（28～35℃）又称为亚低温。亚低温疗法是指用人工方法将患儿体温降低 2～5℃（即体温降至 33～35℃），以达到改善神经病理学、能量代谢、电生理及功能预后的治疗目的。在新生儿期主要用于足月或近足月儿围生期窒息缺氧引起的脑损害。

二、低温疗法作用机制

1. 窒息是指在分娩过程中，急性或慢性的胎盘血流中断，严重影响胎儿大脑和全身血液循环灌注，造成多器官功能实质性损害，缺氧缺血性脑病即是其严重后果之一。尽管围生期复苏和护理方面持续改进，但脑瘫等长期神经后遗症的发生率仍然居高不下。大量的证据表明，新生儿大脑的损伤并不仅仅发生在其受到打击的即刻；相反，它是一个不断进展的过程，最终导致细胞凋亡。

（1）原发能量衰竭阶段[原发性神经元死亡（坏死）]。大脑缺氧缺血后即时发生 ATP 缺失、细胞毒性水肿、兴奋性氨基酸积累。

（2）再灌注损伤（潜伏阶段）。脑循环恢复，组织氧化代谢逐渐正常，细胞毒性脑水肿可能会在30～60分钟消退；动物实验数据表明潜伏期持续约数小时。

（3）二次能量衰竭阶段（继发性神经元死亡）。发病6～15小时后，病情可能会出现恶化，如氧自由基形成，兴奋性氨基酸进一步释放，脑细胞乳酸升高，诱导细胞凋亡，激活炎症，导致迟发性癫痫（次级细胞毒性水肿）。本阶段可持续数天。

2. 潜伏阶段的存在促使复苏后新的干预手段（即低温治疗）的出现，其目的在于减少急性缺血性事件后的二次能量衰竭。但对于慢性产前缺氧缺血导致的脑损伤，低温疗法是否有效尚不明确。

在评估新生动物研究和多项人类临床随机对照研究结果的基础上，美国国家儿童保健和人类发育研究院（NICHD）在2005年提出将亚低温治疗作为新生儿 HIE 的治疗模式，可以降低神经系统发育障碍后遗症而无明显不良反应；2010年美国儿科学会将亚低温治疗作为新生儿窒息复苏后的常规管理方法。亚低温疗法作为一种非特异性的神经保护疗法，主要作用机制如下：

（1）降低脑细胞代谢水平，减少氧和能量的消耗。

（2）减少细胞外谷氨酸积累。

（3）减少再灌注期间充血。

（4）抑制缺氧缺血后细胞因子的释放。

（5）抑制氧自由基的释放，以及细胞膜的脂质过氧化反应。

（6）抑制 caspase 酶，阻止程序性细胞死亡。

（7）减少癫痫发作。

三、亚低温的临床措施

实施亚低温的方法主要有3种：全身亚低温、头部亚低温和头部亚低温联合全身轻度降温。全身性亚低温不仅降低脑部细胞的基础代谢水平，全身基础代谢率也同时下降，对各系统的损伤恢复可能更好。但随着全身温度的下降，低温带来的全身不良反应也相应增多。目前的研究显示全身亚低温、头部亚低温对脑性瘫痪、神经运动发育障碍的发生差异无统计学意义。目前临床上选择哪种方法效果更好尚有争论。

1. 时间窗

（1）在确定纳入标准前，在产房或转运途中即开始对婴儿降温（≥35℃且＜36℃）。

（2）必须在6小时内启动降温，越早越好。

（3）最初的几个小时至关重要。有研究显示，更早的实施低温（出生后3～4小时）有更好的预后。

2. 纳入标准　不同的地区和医疗单位对新生儿急性脑病实施亚低温治疗纳入标准有所差异，目前我国大部分单位仍然遵循《亚低温治疗新生儿缺氧缺血性脑病方案（2011）》（卫生部新生儿疾病重点实验室/复旦大学附属儿科医院）：胎龄≥36周、出生体重≥2500g，并且同时满足下列三项条件。

（1）胎儿宫内窘迫的证据

1）急性围生期事件，如胎盘早剥、脐带脱垂、严重胎心异常变异或迟发减速。

2）脐血pH值＜7.0或BE＞16mmol/L。

（2）新生儿窒息的证据

1）5分钟Apgar评分＜5分。

2）脐带血或出生后1小时内动脉血气分析pH值＜7.0或BE＞16mmol/L。

3）需正压通气至少10分钟。

（3）新生儿 HIE 或 aEEG 脑功能监测异常的证据

1）HIE 的诊断依据中华医学会儿科学分会新生儿学组制定的新生儿 HIE 诊断标准。

2）aEEG 脑功能监测异常的证据，至少描计 20 分钟并存在以下任意 1 项：①严重异常，上边界电压≤10μV；②中度异常，上边界电压>10μV 和下边界电压<5μV；③惊厥。

3. 排除标准　新生儿 HIE 出现以下情况之一则不宜进行亚低温治疗。

（1）出生 12 小时以后。

（2）存在严重的先天畸形，特别是复杂青紫型先天性心脏病，复杂神经系统畸形，存在 21、13 或 18-三体等染色体异常等。

（3）颅脑创伤或中、重度颅内出血。

（4）全身性先天性病毒或细菌感染。

（5）临床有自发性出血倾向或血小板计数<50×10⁹/L。

4. 温度目标

（1）选择性头部亚低温鼻咽部温度维持在 33.5～34℃（目标温度），可接受温度为 33～34.5℃，同时直肠温度维持在 34.5～35℃。

（2）全身亚低温直肠温度维持在 33.5～34℃（目标温度），可接受温度为 33～34.5℃。

5. 临床管理重点

（1）避免高温，关掉任何暖气装置。

（2）持续直肠温度监测，注意过度冷却，避免复温过程中体温过高。

（3）每天进行神经系统评估；持续进行脑电图、生命体征监测。

（4）每天进行血常规、生化、凝血功能及代谢参数检测。

（5）每天行头颅超声检查。

（6）避免不必要的刺激，提供足够的镇静；及时控制惊厥。

（7）注意低温后期的并发症，包括肺部感染、免疫抑制等。

（8）复温过程可能出现并发症如惊厥复发，注意监测。

四、亚低温治疗的监护

低温的副作用与围生期窒息本身的表现有时很难区分，尽管目前的对照研究罕见有副作用，除原发病的综合监护外，亚低温实施过程中仍需要密切监护。

1. 循环系统 心排血量下降、心动过缓、低血压、心律失常、出现 Osborn 波（J 波）。

2. 血液系统 血小板减少、血液黏滞度增加。血小板减少症（<150×10^9/L）可能在体温降低时出现，然而严重的凝血障碍和出血并没有更多的报道。

3. 代谢指标 维持电解质平衡，注意低血糖、代谢性酸中毒。

4. 肝肾功能 防止液体过载；注意低温下药物（吗啡、抗惊厥剂和氨基糖苷类药物等）的代谢时间的改变。

5. 脑电图监测

（1）所有罹患脑病和（或）惊厥的新生儿，都应该进行至少 24 小时的常规脑电图监测。

（2）aEEG 不能够检测到所有的惊厥发作。

（3）新生儿常见临床症状不明显的惊厥，尤其是在应用了 Luminal 后，因此需要脑电图监测。

（4）复温过程中惊厥发作可能复发，建议继续脑电图监测。

五、亚低温治疗的管理

1. 体温管理 一旦患儿家属签署知情同意书，护师应立即关闭辐射台或温箱等加温设备，而不必等待相关物品准备到位；当然，更加理想的是患儿原本就处于被动低温状态。待物品准备到位后立即实施亚低温治疗。实施亚低温期间，严密监控体温情况。

（1）诱导阶段：一般要求在 1~2 小时达到目标温度。

（2）维持阶段：要求体核温度恒定或小范围波动（不超过 0.2~0.5℃），一般维持 72 小时。

（3）复温阶段：强调缓慢复温，复温过度（＞38.0℃）或过快均可能对 HIE 患儿造成不利影响，削弱低温治疗的效果、降低神经保护效应，应避免。复温速度一般为每 2 小时升高 0.5℃。建议在复温后的 24 小时内继续保留直肠温度探头，目标温度为 36.0~36.5℃，确保婴儿头部无覆盖物，自然冷却。

（4）具体实施方法

1）婴儿放置于远红外辐射式抢救台或暖箱中，优先选择远红外辐射式抢救台。

2）关闭远红外辐射式抢救台或暖箱电源。

3）新生儿尽量裸露，除去身体部位一切可能的加温设施。

4）选择合适的冰帽或冰毯。冰帽覆盖头部，但不遮盖眼睛；冰毯覆盖躯干和大腿。

5）婴儿的体温对环境的热变化非常敏感，塑料薄膜覆盖有助于避免温度的波动。

（5）亚低温治疗中，持续的直肠温度监测是必需的，因为在不监测核心温度的情况下主动冷却可能会导致婴儿过度冷却。皮肤温度不应被使用，由于皮肤血管收缩和环境温度改变，皮肤和直肠温度之间可能存在很大的差异。温度探头放置的具体要求如下：

1）直肠温度探头：插入直肠 5cm 左右，并固定于大腿一侧。

2）鼻咽部温度探头：放置长度相当于鼻孔至耳垂的距

离，用蝶形胶布固定。

3）食管温度探头：放置长度相当于鼻孔至耳垂，然后向下至剑突的距离再减4cm，用蝶形胶布固定。

4）温度探头放置后应标记位置，以防滑脱。

2. 呼吸系统管理 低温可导致呼吸变浅、频率减慢，潮气量和换气量减少，出现二氧化碳潴留，甚至呼吸抑制，护师应密切观察婴儿呼吸频率、节律、呼吸动度及血氧饱和度变化情况。有条件可监测经皮氧分压（$TcPO_2$）及经皮二氧化碳分压（$TcPCO_2$）；避免低PCO_2，因为会减少脑灌注（PCO_2值为40~55mmHg）；避免高PO_2，因为会增加氧化应激（PO_2值为50~100mmHg）。$TcPO_2$/$TcPCO_2$作为无创血气分析的监测技术，具有连续、无创的优点，可避免反复采血，减少刺激。

低温时，咳嗽反射和吞咽反射被抑制，呼吸道分泌物容易积聚。必须重点关注气道管理，做好气道加温、加湿；机械通气时湿化器温度按常规设置为37℃，必要时吸痰。由于患儿处于抑制状态，容易并发肺不张，有条件可进行床旁肺部B超检查，根据肺部具体情况针对性进行排痰和肺复张。

3. 循环系统管理

（1）低温状态下常见心动过缓，甚至心律失常，严重时可出现心室颤动，因此治疗过程中要求严密观察心率变化情况。低温时心率通常会低至90~100次/分，监护仪报警值可设置为80次/分，如果心率持续降低或出现心律失常，应及时报告医师，必要时停止亚低温治疗。

低温治疗过程中通常会观察到窦性心动过缓和QT间期延长，因此在正常范围内的心率可能表明婴儿正承受压力应激，提示可能需要进行更深层的镇静。

（2）心排血量可能会有暂时性下降，复温后可恢复。低血压常见，建议留置动脉留置针持续监测有创血压，维持MAP＞40mmHg，治疗上根据血流动力学监测结果酌情选择多巴胺和（或）多巴酚丁胺。

（3）低温下肺血管阻力可能增加，但未见因持续的肺动脉高压而增加死亡的报道。如果发生肺动脉高压，可以使用一氧化氮，但应避免高氧。

4. 神经系统管理　亚低温本身对脑组织无损伤，但低温可能会掩盖颅内出血的症状，应警惕。复温过快可导致颅内压增高。因此，应注意颅内压的监测，严密观察意识、前囟、瞳孔及四肢肌张力情况，必要时给予镇静、脱水等治疗。

5. 动静脉通路管理

（1）亚低温治疗期间患儿多数需禁食，需要静脉输入全胃肠外营养，由于全胃肠外营养为高渗液体，外周静脉输入易发生外渗，同时，由于患儿体温过低，血管收缩，穿刺难度大，故亚低温期间首选中心静脉（PICC 或脐静脉）置管或腋静脉。腋静脉属于大静脉，其具有易穿刺、留置时间长、可耐受较高渗透压等特点，可作为亚低温治疗期间的主要静脉通路。

（2）为方便血流动力学管理，亚低温期间常需要留置动脉留置针行有创血压监测，由于低温状态下末梢循环较差，容易导致血栓形成，应密切观察动脉留置针侧肢体的血供情况。观察局部皮肤颜色有无发白、花纹、留意肢端温度、血管搏动等情况。同时亚低温下婴儿皮肤可能发暗发灰，影响护师对动脉栓塞的观察及判断，护师在护理过程中应特别注意。

6. 皮肤管理　亚低温治疗下皮肤血管收缩易发生冻伤、硬肿及压疮，特别是皮肤的低位（如骶尾部和耳朵等）。治疗过程中，护师要及时评估患儿的全身皮肤情况，做好皮肤护理，每 1～2 小时变动一次体位及按摩背部受压皮肤，使用纱块保护患儿双耳以防冻伤；每 4 小时检查全身皮肤一次，每班交接患儿皮肤完整性，一旦出现并发症，尽快给予局部保暖等处理。

7. 发展性照护　保持病房安静、光线幽暗，控制噪声

≤55dB。

在低温治疗过程中婴儿应避免压力,因为它可能会削减亚低温治疗的神经保护作用。患儿置于舒适体位,模拟宫腔环境,使用鸟巢式护理。不舒适会引起患儿躁动,进而导致体温上升而影响降温,护师应结合心率加快、血压增高等生命征的变化及时评估,并采取适当的药物和非药物(如给予安抚奶嘴、少量口服蔗糖等)干预措施缓解婴儿不适感。

(何晓光)

第七节　新生儿肾脏替代疗法

肾脏替代治疗(renal replacement therapy,RRT)是利用血液净化技术清除溶质,以替代受损肾功能及对脏器功能起保护支持作用的治疗方法。新生儿常用的肾脏替代治疗方法包括以下 3 类:腹膜透析(peritoneal dialysis,PD)、连续性血液净化(continuous blood purification,CBP)及间断血液透析(intermittent hemodialysis,IHD)。其中最常用的是腹膜透析和连续性血液净化。

一、腹 膜 透 析

腹膜透析是新生儿危重临床急救中常应用的肾替代疗法,其特点是设备与操作简单,通路可迅速且安全地建立,不需要采用血管穿刺与体外循环,因此即使是在血流动力学不稳定的新生儿上使用也可以迅速开始治疗。其治疗过程中仅为高渗性透析盐溶液沿管道反复进入与流出腹腔,通过弥散和超滤方式逐步、连续地清除溶质和水,完成超滤与透析的两种作用。因此,腹膜透析液在腹腔循环路径的长度、透析液的容量及渗透压浓度的大小决定了腹膜透析的效果。在高危新生儿身上通常存在有严液体过剩、低血压、低体温和乳酸酸中毒等情况，这时使用腹膜透析时，这些高危新生儿可能并不能达到充分腹膜透析所需的腹膜血流量，从而不能有效地去除溶质和液体。特别是需要使用升压药维持的脓毒症新生儿，升压药能减少脓毒症患儿的腹膜血流，从而进一步削弱腹膜透析的效果，限制了其在危重症新生儿中的使用。

二、连续性血液净化

1. 分类　连续性血液净化（CBP）又称为连续性肾脏替代治疗（continuous renal replacement therapy，CRRT），是指每天连续24小时或接近24小时的连续性血液净化治疗以替代受损肾脏的功能，其具有血流动力学稳定，能持续稳定地控制氮质血症、平衡水电解质代谢，连续清除血中的毒素、炎症与致炎因子等中小分子物质的特点。

CRRT 包括连续静脉-静脉血液滤过（CVVH）、连续动静脉血液滤过（CAVH）、动静脉连续缓慢滤过（SCUF）、连续动脉-静脉血液透析（CAVHD）、连续静脉-静脉血液透析（CVVHD）、连续动脉-静脉血液透析滤过（CAVHDF）、连续静脉-静脉血液透析滤过（CVVHDF）、连续静脉-静脉血液透析和（或）滤过-体外膜氧合（CVVH/DF-ECMO）、连续静脉-静脉血液透析和（或）滤过静脉-静脉旁路（CVVH/DF- VVBP）等模式。

2. CRRT 机制　CRRT 通过模仿肾小球的滤过原理采用对流和弥散来达到清除溶质的目的,将动脉血或静脉血引入具有良好通透性的半透膜滤过器中,血浆内的水分和溶于其中的毒素、炎症与致炎因子等中小分子量的溶质通过溶剂的拖拽及对流的方式被清除,也就是靠半透膜两侧的压力梯度（跨膜压力）达到清除水分及溶质的目的, 也可通过透析弥散原理清除血中的小分子溶质。小于滤过膜孔的物质被滤出，同时又以置换液的形式将机体需要的物质输入体内，以维持内环境的稳定。

3. 新生儿CRRT应用现状　Ronco等于1986年在全世界范围内首次报道了使用连续动静脉血液滤过（CAVH）成功救治新生儿急性肾损伤的病例，开启了CRRT技术在危重症新生儿应用的新纪元。随着血液净化技术的不断提高和完善，经过30多年的临床实践与研究，CRRT在新生儿中的应用已经不仅仅局限于溶质交换和水分清除，其在清除炎症递质、免疫复合物、毒素方面，以及在稳定血流动力学、保证营养补充等方面都展现了越来越重要的作用。目前新生儿CRRT的治疗应用已在各种疾病中得到应用，从急性肾损伤、多脏器功能障碍综合征（MODS）到新生儿败血症、液体超载、肺水肿、围生期重度窒息、脑水肿、急性肝衰竭、遗传代谢疾病和各种内分泌危象等。

在安全性方面，国内外多项报道均提示，在体重3.0kg以上的新生儿身上行CRRT治疗是安全有效的，其治疗效果及预后与年长儿相似，对于早产儿、低出生体重儿的应用，研究提示CRRT仍然适合应用于低体重新生儿，低体重并不是CRRT的反指征，但相较体重正常新生儿其治疗风险亦相对较大，但目前有报道称国外CRRT治疗最小体重为1.5kg，国内报道最小体重为1.8kg。其最终安全性方面目前尚缺乏多中心、大样本的临床研究数据。

4. CRRT优势　CRRT是一种连续、缓慢清除溶质和水分，具有良好的血流动力学稳定性，能准确地控制水电解质平衡的肾替代治疗模式。CRRT的优势主要体现在以下方面：首先，CRRT通过连续、缓慢清除溶质和水分，避免了快速改变血液的渗透质量，降低血液净化过程中的全身血管的阻力，维持了血流动力学的稳定，能较好地精确控制液体和机体的代谢情况，同时又降低了血流动力学的不稳定性；其次，CRRT 可连续治疗，稳定体液的量和成分，避免电解质水平的快速变化，持续、缓慢控制患儿体内液体和溶质的清除，逐渐纠正液体和电解质的异常；最后，CRRT 能较好地清除脓毒症或多器官功能衰竭患者血液中的各种中小分子量的毒素、炎性介质和促炎因子等，有助于全身炎症反应综合征和多器官功能不全的控制，对脏器功能起到支持作用。

5. 新生儿 CRRT 的展望与未来　2016 年急性透析质量倡议（acute dialysis quality initiative，ADQI）会议上，首次提出了精准 CRRT 的口号，呼吁 CRRT 需在个体化基础上进行应用。大会达成了 4 个方面的共识：①患者的选择和 CRRT 开始时机；②CRRT 治疗过程中液体的精准管理；③精准 CRRT 和溶质控制；④AKI 管理的相关技术所起到的作用。这些个体化的方案组成了一个动态的个体化 CRRT，其要求应根据患者的肾储备能力与需求之间的平衡，而不是仅考虑肾功能损害的程度或 AKI 的分期来决定 CRRT 的内容，要我们通过不断评估患者的病情，调整 CRRT 的内容以适应治疗病情不断变化的危重症患儿。这种精准的 CRRT 内容包括了溶质负荷、液体平衡、残存肾功能、血流动力学情况及并发症，并包括了患者正在治疗的药物，也包括了机体的炎症反应、氧化应激，甚至患者的基因构成信息等。这些内容的大部分会随时间的推移而变化，因此要求临床医师在行 CRRT 过程中必须保持对患者病情的动态评估，甚至需要对某些变量进行连续监测，随时调整包括溶质清除率、给药/处方剂量、有效治疗时间、溶质控制指标、回路/过滤器压力趋势、液体和血流动力学管理及抗凝方案等在内的 CRRT 内容。

精准 CRRT 的提出为新生儿 CRRT 治疗提供了指导的方向及治疗的要求，同时通过个体化的治疗方案和质控体系，能进一步保证新生儿 CRRT 治疗过程的安全性及准确性，为新生儿危重症治疗带来了更多的希望。

（赖志君）

参 考 文 献

蔡成，2017. 新生儿急性肾衰竭的连续性肾脏替代治疗. 中华实用儿科临床杂志，32（2）：84-87. DOI：10.3760/cma.j.issn.2095-428X.2017.02.002.

蔡成，裴刚，龚小慧，等，2018. 新生儿连续肾脏替代治疗的应用现状和精准化方向. 临床儿科杂志，36（7）：553-556. DOI：10.3969/j.issn.1000-3606.2018.07.019.

杜立中，2016. 新生儿高频机械通气. 中国实用儿科杂志，31（2）：99-103.

封志纯，祝益民，肖昕，2012. 实用儿童重症医学. 北京：人民卫生出版社：167-169.

龚小慧，颜崇兵，裴刚，等，2015. 床旁连续性血液净化在新生儿多脏器功能衰竭救治中的应用. 中国小儿急救医学，22（1）：5-8. DOI：10.3760/cma.j.issn.1673-4912.2015.01.002.

黄爱群，林立，叶润娣，等，2015. 70例新生儿脐静脉置管术异位的临床分析. 中国医药科学，5（14）：54-56.

黄东胜，杨向红，2017. 危急重症急救技术规范和实践. 杭州：浙江大学出版社：281-284.

李玲，2012. 新生儿气胸病因及防治. 中国实用医刊，39（3）：95-96.

刘敬，曹海英，陈水文，等，2016. 肺脏超声诊断新生儿胎粪吸入综合征. 中华实用儿科临床杂志，31（16）：1227-1230.

刘敬，曹海英，李静雅，等，2013. 新生儿肺部疾病的超声诊断. 中华围产医学杂志，16（1）：51-56.

刘敬，曹海英，刘颖，2013. 肺脏超声对新生儿呼吸窘迫综合征的诊断价值. 中华儿科杂志，51（3）：205-210.

刘敬，曹海英，王华伟，等，2013. 肺脏超声诊断新生儿暂时性呼吸增快症. 中华实用儿科临床杂志，28（11）：846-849.

刘敬，付薇，陈水文，等，2017. 新生儿肺出血的超声诊断. 中华儿科杂志，55（1）：46-49.

刘敬，刘颖，王华伟，等，2013. 肺脏超声对新生儿肺不张的诊断价值. 中华儿科杂志，51（9）：644-648.

陆国平，陆铸今，陈超，等，2005. 持续血液净化技术在新生儿脓毒症中应用. 临床儿科杂志，23（6）：356-358.

邵肖梅，2011. 亚低温治疗新生儿缺氧缺血性脑病方案（2011）. 中国循证儿科杂志，6（5）：337-339.

邵肖梅，叶鸿瑁，丘小汕，2011. 实用新生儿学. 北京：人民卫生出版社：921-923.

申春花，蒋永江，蒋健穗，等，2017. 实时超声引导在60例早产儿脐静脉置管术中的应用研究. 中国儿童保健杂志，（05）：507-510.

申春花，李丽菊，蒋永江，等，2017. 新生儿脐静脉置管实时超声引导法的探讨. 临床超声医学杂志，（05）：335-337.

王六超，农绍汉，2014. 新生儿胎粪吸入综合征的治疗进展. 医学综述，20（22）：4160-4162.

王铭杰，岳少杰，2019. 胎粪吸入对新生儿的影响与临床管理. 发育医学电子杂志，7（01）：13-18.

王庭锋，于兰仓，魏彦萍，等，2014. 肺脏超声诊断新生儿暂时性呼吸增快症的价值. 中国妇幼保健，29（34）：5689-5690.

王艳，丁传刚，2010. 新生儿感染性肺炎的诊治进展. 医学综述，16（22）：3460-3462.

吴文燊，何晓光，林淑莲，等，2018. 阻抗法与多普勒超声心动图法测量新生儿心输出量一致性研究. 实用休克杂志（中英文），2（3）：166-168.

肖波涛，邹晓情，梅进华，等，2013. 胎粪吸入综合征的 X 线胸片分析. 现代医用影像学，22（03）：204-205.

肖甜甜，金梅，巨容，等，2018. 床旁肺部超声在新生儿肺炎中的诊断价值. 中国当代儿科杂志，20（06）：444-448.

余鸿进，陈超，2014. 新生儿湿肺研究进展. 中华实用儿科临床杂志，29（9）：713-715.

张金晶，沈颖，王亚娟，2017. 连续肾替代疗法在新生儿中的临床应用. 中国实用儿科杂志，32（5）：341-344. DOI：10.19538/j.ek2017050606.

郑曼利，孙新，钟劲，等，2013. 无创性新生儿心输出量测定方法的临床研究. 中华儿科杂志，51（1）：58-63.

中国医师协会新生儿科医师分会，2018. 早产儿呼吸窘迫综合征早期防治专家共识. 中华实用儿科临床杂志，33（6）：438-440.

中国医师协会新生儿科医师分会中华儿科杂志编辑委员会，2019. 早产儿经鼻间歇正压通气临床应用指南（2019 年版）. 中华儿科杂志，57（4）：248-251.

中华医学会儿科学分会围产医学专业委员会，中国医师协会新生儿科医师分会超声专业委员会，中国医药教育协会超声医学专业委员会重症超声学组，等，2018. 新生儿肺脏疾病超声诊断指南. 中华实用儿科临床杂志，33（14）：1057-1064.

周伟，2017. 无创心输出量监测在新生儿中的应用. 中国实用儿科杂志，32（5）：345-348.

Abreu-Pereira S, Pinto-Lopes R, Flôr-de-Lima F, et al, 2018. Ventilatory practices in extremely low birth weight infants in a level Ⅲ neonatal intensive care unit. Pulmonol. 24（6）：337-344.

Alexiou S, Panitch HB, 2016. Physiology of non-invasive respiratory support. Seminars in Fetal & Neonatal Medicine, 21（3）：174-180. DOI：10.1016/j.siny.2016.02.007.

Anochie IC, Eke FU, 2006. Paediatric acute peritoneal dialysis in southern Nigeria. Postgraduate Medical Journal, 82（965）：228.

Bagshaw SM, Chakravarthi MR, Ricci Z, et al, 2016. Precision continuous renal replacement therapy and solute control. Blood Purif, 42（3）：238-247.

Cools F, Offringa M, Askie LM, 2015. Elective high-frequency oscillatory ventilation versus conventional ventilation for acute pulmonary dysfunction in preterm infants. Cochrane Database Syst Rev, 3: CD000104.

Cummings JJ, Polin RA, Committee on Fetus and Newborn, et al, 2016. Noninvasive respiratory support. Pediatrics, 137（1）.

David GS, Virgilio C, Gorm G, et al, 2017. 欧洲新生儿呼吸窘迫综合征防治共识指南：2016 版. 中华儿科杂志, 55（3）: 169-176.

Donn SM, Sinha SK, 2017. Manual of Neonatal Respiratory Care. 4th ed. Cham, Switzerland: Springer International Publishing AG. DOI: 10.1007/978-3-319-39839-6.

Elbadawy A, Makar S, Abdelrazek AR, et al, 2015. Incidence and risk factors of acute kidney injury among the critically-ill neonates. Saudi Journal of Kidney Diseases & Transplantation An Official Publication of the Saudi Center for Organ Transplantation Saudi Arabia, 26（3）: 549.

Ethawi YH, Abou MA, Minski J, et al, 2016. High frequency jet ventilation versus high frequency oscillatory ventilation for pulmonary dysfunction in preterm infants. Cochrane Database of Systematic Reviews. DOI: 10.1002/14651858. CD010548.pub2.

Goel D, Oei JL, SmythJ, et al, 2018. Diaphragm-triggered non-invasive respiratory support for preventing respiratory failure in preterm infants. Cochrane Database of Systematic Reviews. DOI: 10.1002/14651858.CD012935.

Goldsmith JP, Karotkin E, Keszler M, et al, 2017. Assisted Ventilation of the Neonate: An Evidence-Based Approach to Newborn Respiratory Care. 6th ed.Philadelphia: Elsevier.

Gomella TL, Cunningham MD, Eyal FG, 2013. Neonatology. United States of America: Minion Pro by Cenveo: 236-243, 316-323.

Haryadi DG, Orr JA, Kuck K, et al, 2000. Partial CO_2 rebreathing indirect Fick technique for non-invasive measurement of cardiac output. J Clin Monit Comput, 16（5-6）: 361-374.

Heulitt M, Courtney S, 2015. Pediatric and Neonatal Mechanical Ventilation: From Basics to Clinical Practice.Heidelberg: Springer: 338-340.

J López-Herce Cid, Alvarez AC, Carlavilla EP, et al, 1998. Continuous veno-venous renal replacement therapies in critically ill neonates and children. Anales espanoles de pediatria, 49（1）: 39-45.

Jing Liu, 2014. Lung ultrasonography for the diagnosis of neonatal lung disease. The Journal of Maternal-Fetal & Neonatal Medicine, 27（8）: 856-861.

Kaddourah A, Goldstein SL, 2014. Renal Replacement Therapy in Neonates. Clinics in Perinatology, 41（3）: 517-527.

Kellum JA, Mehta RL, Angus DC, et al, 2002. The first international consensus conference on continuous renal replacement therapy. Kidney International, 62（5）: 1855-1863.

Kellum JA, Ronco C, 2016. The 17th Acute disease quality initiative international consensus conference: introducing precision continuous renal replacement therapy. Blood Purif, 42（3）: 221-223.

Lebiedz P, Meiners J, Samol A, et al, 2012. Electrocardiographic changes during therapeutic hypothermia. Resuscitation, 83（5）: 602-606.

Lee ST, Cho H, 2016. Fluid overload and outcomes in neonates receiving continuous renal replacement therapy. Pediatric Nephrology, 31（11）: 2145-2152.

Lemyre B, Davis PG, de Paoli AG, et al, 2017. Nasal intermittent positive pressure ventilation（NIPPV）versus nasal continuous positive airway pressure（NCPAP）for preterm neonates after extubation. Cochrane Database of Systematic Reviews. DOI: 10.1002/14651858.CD003212.pub3.

Liu J, 2013. Lung ultrasonography for the diagnosis of neonatal lung disease. The Journal of Maternal-Fetal & Neonatal Medicine, 27（8）: 856-861.

Liu J, Chi JH, Ren XL, et al, 2017. Lung ultrasonography to diagnose pneumothorax of the newborn. The American journal of emergency medicine, 35（9）: 1298-1302.

Liu J, Copetti R, Sorantin E, et al, 2019. Protocol and Guidelines for Point-of-Care Lung Ultrasound in Diagnosing Neonatal Pulmonary Diseases Based on International Expert Consensus. Journal of visualized experiments: JoVE（145）.

Liu L, Yenari MA, 2007. Therapeutic hypothermia: neuroprotective mechanisms. Frontiers in Bioscience A Journal & Virtual Library, 12（3）: 816.

Nguyen LS, Squara P, 2017. Non-Invasive Monitoring of Cardiac Output in Critical Care Medicine. Front Med（Lausanne）, 4: 200.

Piastra M, Yousef N, Brat R, et al, 2014. Lung ultrasound findings in meconium aspiration syndrome. Early Human Development, 90（2）: S41-S43.

Pichler G, Rödl S, Mache C, et al, 2007. Two decades'experience of renal replacement therapy in paediatric patients with acute renal failure. European Journal of Pediatrics, 166（2）: 139-144.

Rajadurai VS, 2010. Therapeutic hypothermia for neonatal hypoxic-ischaemic encephalopathy. Early Human Development, 86（6）: 361-367.

Ricci Z, Goldstein SL, 2016. Pediatric Continuous Renal Replacement Therapy// Acute Kidney Injury-From Diagnosis to Care. Springer International Publishing.

Ronco C, Brendolan A, Bragantini L, et al, 1986. Treatment of acute renal failure in newborns by continuous arterio–venous hemofiltration. Kidney International, 29（4）: 908-915.

Sharma A, 2015. Provision of Therapeutic Hypothermia in Neonatal Transport: a longitudinal study and review of literature. Curēus, 7（5）: 270.

Sohn YB, Paik KH, Cho HY, et al, 2012. Continuous renal replacement therapy in neonates weighing less than 3 kg. Korean Journal of Pediatrics, 55（8）: 286-292.

Symons JM, Brophy PD, Gregory MJ, et al, 2003. Continuous renal replacement therapy in children up to 10 kg. American Journal of Kidney Diseases, 41（5）: 984-989.

Takenouchi T, Iwata O, Nabetani M, et al, 2012. Therapeutic hypothermia for neonatal encephalopathy: JSPNM & MHLW Japan Working Group Practice

Guidelines Consensus Statement from the Working Group on Therapeutic Hypothermia for Neonatal Encephalopathy, Ministry of Health, Labor and Welfare (MHLW), Japan. Brain & Development, 34 (2): 165-170.

Tschudy MM, Arcara KM, 2017. The Johns Hopkins Hospital The Harriet Lane Handbook. 申昆玲译. 北京: 科学出版社: 55-58.

Tugcu AU, Kantar A, Abbasoglu A, et al, 2014. Experience with continuous venovenous hemodiafiltration in four newborns: A case series and review of the literature. Hemodialysis International.

Veneroni C, Tossici M, Zannin E, et al, 2018. Accuracy of oscillatory pressure measured by mechanical ventilators during high frequency oscillatory ventilation in newborns. Pediatr Pulmonol, 53 (7): 901-906.

Yoder BA, Albertine KH, Null DM, 2016. High frequency ventilation for non-invasive respiratory support of neonates. Semin Fetal Neonatal Med, 21 (3): 162-173.

Yoder BA, Kirpalani H, et al, 2016. Non-Invasive Ventilation, an Issue of. Clinics in Perinatology. 1st ed. Philadelpha, PA: Elsevier.

Zhang Y, Hu W, Zhou L, et al, 2014. Continuous renal replacement therapy in children with multiple organ dysfunction syndrome: a case series. International Braz J Urol Official Journal of the Brazilian Society of Urology, 40(6): 846-852.

附录：新生儿疾病指南